심혈관계 건강을 위한 힐링 스포츠

심혈관계 건강을 위한
힐링 스포츠

2013년 8월 1일 초판 인쇄
2013년 8월 5일 초판 발행

지은이 | 김기영
펴낸이 | 이찬규
펴낸곳 | 북코리아
등록번호 | 제03-01240호
주소 | 462-807 경기도 성남시 중원구 상대원동 146-8
우림2차 A동 1007호
전화 | 02-704-7840
팩스 | 02-704-7848
이메일 | sunhaksa@korea.com
홈페이지 | www.bookorea.co.kr
ISBN | 978-89-6324-239-2 (03690)

값 20,000원

* 이 도서의 국립중앙도서관 출판시도서목록(CIP)은 서지정보유통지원시스템 홈페이지(http://seoji.nl.go.kr)와 국가자료공동목록시스템(http://www.nl.go.kr/kolisnet)에서 이용하실 수 있습니다.
(CIP제어번호: CIP2013012238)

Healing Sports

심혈관계
건강을 위한

힐링 스포츠

김기영 지음

북코리아

머리말

심혈관계 체력이 건강과 수명을 좌우한다

우리 몸에 혈액을 공급하는 심장과 혈관으로 구성된 심혈관계(cardio-vascular system)가 건강하지 않으면 동맥경화증, 뇌혈관 질환, 고혈압은 물론 협심증과 심근경색이 발병한다.

세계보건기구(WHO)는 매년 질병 사망자의 30%에 해당하는 1,700만 명 이상이 심혈관계 질환으로 사망한다고 발표하였다. 우리나라는 2012년 성인 인구 중 60세 이상이 841만 명으로 전체 인구의 21%를 차지하여 고령인구 증가폭이 가속화되고 있으며, 이 같은 고령화 현상은 심혈관계 질환 사망자를 점차 증가시키고 있다.

심혈관계는 심폐지구력, 근력 및 유연성과 같은 체력에 많은 영향을 받기 때문에 이들 체력을 향상시키는 운동을 실시하면 심혈관계를 튼튼하게 유지하여 건강하게 장수를 누릴 수 있다.

최근 회복과 치유를 뜻하는 힐링(healing)이라는 용어가 사회 각 분야에서 화두가 되고 있다. 우리 몸의 자연치유력을 증진시켜 질병을 치유하고 건강을 회복하는 힐링이야말로 스포츠가 갖고 있는 중요한 역할 중 하나이다.

필자는 누구나 쉽고 간편하게 심혈관계 체력을 향상시켜 심혈관계 질병을 예방하고 치유할 수 있는 운동방법을 소개하기 위해 『심혈관계 건강을 위한 힐링 스포츠』를 집필하였다. 아무쪼록 이 책이 심혈관계 체력을 향상시켜 심혈관계 질병이 예방하고 치유하기를 희망하는 모든 사람들에게 도움이 되기를 기대한다.

지난 여름 긴 장마와 폭염 속에서 사진 촬영에 협조해준 강릉원주대학교 체육학과 학생들에게 깊은 고마움을 전하며, 특히 김의진, 김성진 성생님과 북코리아 출판사 이찬규 사장님께 감사드린다.

2013년 7월

대관령 알펜시아에서 김기영

이 책을 사용하기 전 일러두기

❶ 이 책은 모든 운동 초보자로부터 단련자에 이르기까지 심혈관계(심장과 혈관) 체력을 향상시키기 위하여 어떤 운동을 어떻게 해야 하는지를 쉽고 간편하게 구성하였다.

❷ 제1부는 심혈관계가 건강에 미치는 영향을, 제2부는 심혈관계 체력 향상을 위한 운동종목, 제3부는 앞에서 제시된 운동종목을 중심으로 운동자를 위한 맞춤운동 프로그램의 구성 절차와 방법, 마지막 제4부에서는 운동 중 섭취하는 열량과 영양에 대한 권장 가이드라인을 제시하였다.

❸ 제2부의 모든 운동은 1세트 기준으로 설명하였으며, 운동 실시자의 체력에 따라 1~3세트 반복할 것을 권장한다.

❹ 제2부의 운동종목별 준비운동은 '팔, 다리 → 가슴, 몸통' 순으로, 정리운동은 '가슴, 몸통 → 팔, 다리' 순으로 실시할 것을 권장한다.

❺ 제3부의 심혈관계 및 체력평가 종목과 수치는 운동자 스스로 쉽고 간편하게 측정 평가할 수 있도록 구성하였으며, 체력평가 항목과 수치는 1998년 문화관광부에서 발표한 〈나의 체력 수준은?〉과 2007년, 2009년 국민체육진흥공단 체육과학 연구원에서 발표한 〈국민체력 기준치〉를 중심으로 구성하였다.

❻ 심혈관계 체력은 체력 수준에 따라 생활체력 단계, 기초체력 단계 그리고 운동체력 단계로 구분하고 단계별 권장 운동목표와 운동종목을 그림과 같이 구성하였다.

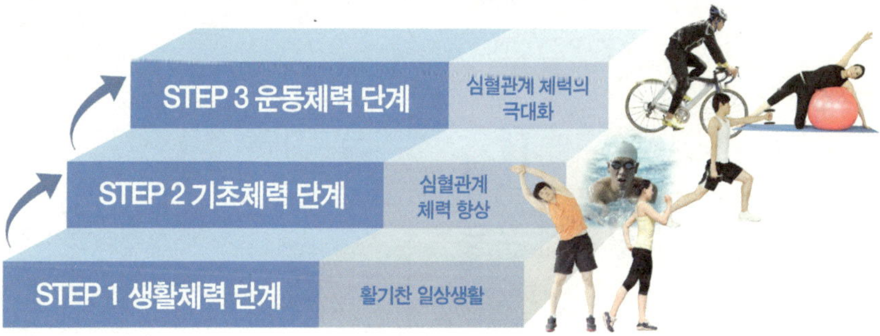

❼ 운동 관련 용어는 별도의 'Tip'에서 쉽게 설명하였다.

❽ 운동강도(운동의 세기)는 최대맥박수(최대심박수)와 최내근력에 대한 비율(%)로 통일하였다.

❾ 종목별 운동 실시요령에서 일부 종목을 QR코드에 동영상을 담아 독자들의 이해를 돕도록 하였다.

CONTENTS

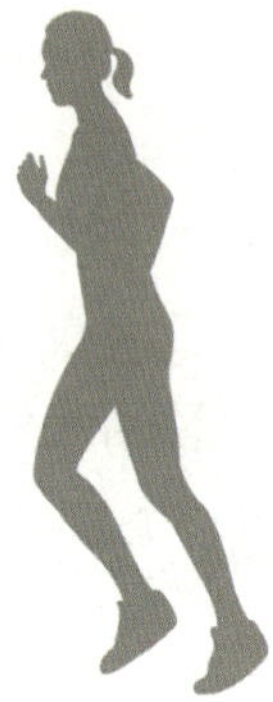

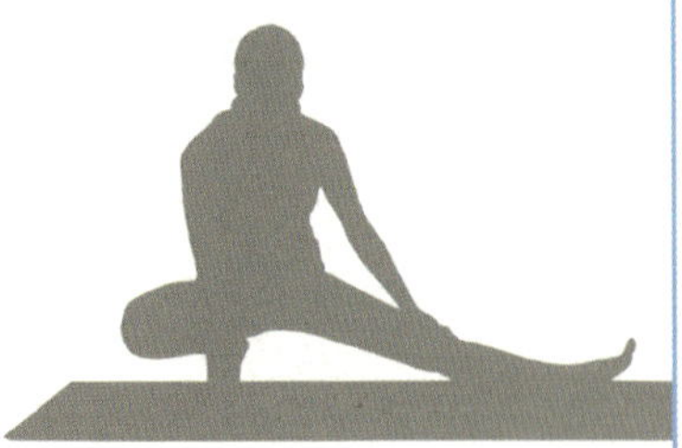

CONTENTS

III부 힐링 스포츠 프로그램 만들기 / 244

IV부 열량과 영양 / 294

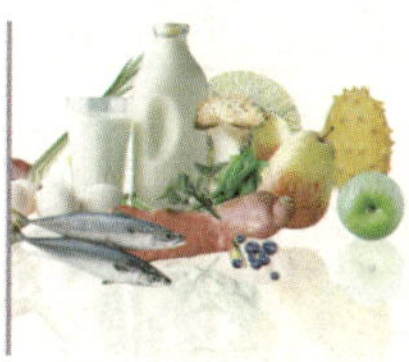

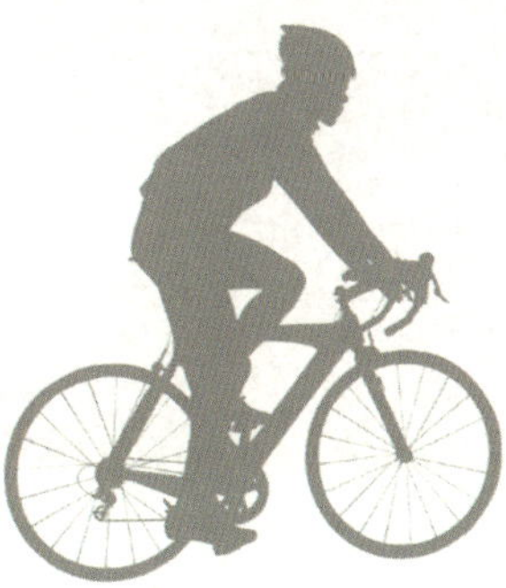

I부
심혈관계와 건강

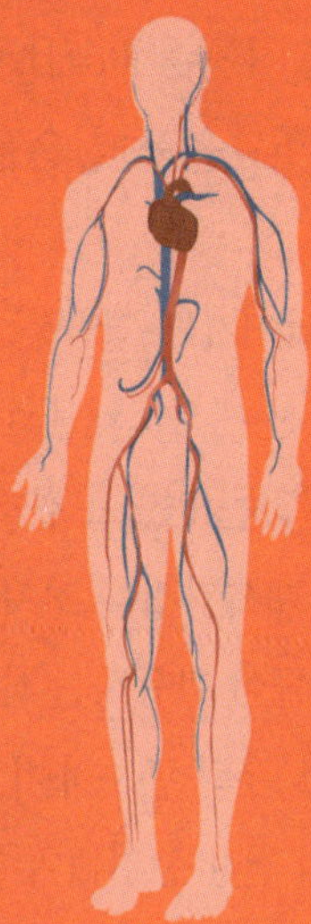

심혈관계는 인체에 혈액을 공급하는 **심장과 혈관으로 구성**되며 **건강과 장수**에 가장 중요한 영향을 미친다

01 심혈관계

우리가 흡입한 산소는 폐로 흡수되어 혈액과 함께 심장으로 전달되고 심장은 순환계(동맥, 정맥, 모세혈관)를 통해 혈액을 온몸 각 기관과 조직에 전달하므로 심장과 혈관은 우리 건강에 가장 중요한 영향을 미친다.

심장과 혈관으로 이루어진 순환계를 심혈관계(cardiovascular system)라 하며 심장에서 혈액을 인체 각 기관에 공급하는 혈관을 동맥, 온몸을 순환한 혈액이 다시 심장으로 돌아오는 혈관을 정맥이라 한다.

특히 심혈관계는 외부에서 몸으로 들어가는 영양분, 물, 기체와 체내 세포 사이의 물질 이동뿐 아니라 세포에서 만들어진 대사노폐물과 탄산가스를 신장(콩팥)으로 운반하거나 대소변을 통해 체외로 배설하는 역할을 한다.

혈관을 통해 세포로 전달된 산소는 대사과정을 거쳐 에너지를 만들며, 이 에너지는 우리의 신체활동과 체내 모든 기관들이 활동하는 데 이용되기 때문에 심장과 폐 그리고 혈관이 보다 많은 산소를 외부로부터 흡수하여 인체 각 기관에 공급할 수 있도록 심혈관계 기능을 향상시키는 것이 건강 증진에 무엇보다 중요하다.

02 심혈관계 질환

심혈관계 질환은 심장과 주요 동맥에 발생하는 질병이다. 지방의 과다 섭취와 운동 부족으로 혈액에 지방이 증가하고 혈관에 지방이 두텁게 끼어 혈관이 좁아지거나 혈관 속에 콜레스테롤과 지방 성분이 과다하게 쌓여 고지혈증이 나타나거나, 혈관에 기름이 끼고 딱딱해지는 죽상경화증(동맥경화증), 뇌에 혈액을 공급하는 혈관이 막히는 뇌혈관 질환, 심장 수축과 이완과정에서 압력이 높아져 나타나는 고혈압, 심장 주위 관상동맥 이상으로 생기는 협심증과 심근경색 등이 심혈관계에 발생되는 질병이다.

표 1-1. 심혈관계 질환의 일반적 원인과 증상

질환 분류	원 인	증 상	기 타
고혈압	• 소금의 과다 섭취 • 유전 • 체중 증가 • 스트레스 • 운동 부족	• 혈압 90~150mmHg 이상 • 두통, 후두통, 시력장애 • 협심증, 심근경색 및 심혈관계 질환과 합병증	완치보다는 조절
고지혈증	• 유전 • 동물성 지방 및 탄수화물의 과다 섭취 • 갑상선 기능 저하	• 콜레스테롤 240mg/dL 이상 • 동맥경화, 당뇨 유발	하루 콜레스테롤 섭취량 300mg/dL 이하
뇌졸중	뇌혈관이 막히거나 터짐	• 혼수상태 • 언어장애, 반신불수 • 갑자기 혈압이 오르고 두통 발생	원인에 따라 뇌출혈, 뇌색전 및 뇌혈전증으로 분류
동맥경화증	• 동맥의 손상과 변성 • 고혈압, 고지혈 • 흡연	• 동맥이 막힘 • 심한 피로, 피부가 차고 얼굴 창백	걷거나 달리기 중 가끔 통증이 나타남
허혈성 심질환	• 산소 공급과 수요의 불균형으로 심장에 이상 • 관상동맥이 좁아져 혈류량 감소	흉골(갈비뼈) 아래부터 왼쪽 어깨, 양쪽 팔, 등, 목, 턱 통증이 1~5분 지속	증상에 따라 협심증, 급성 심근경색증, 돌연사로 분류(우리나라 40대 남자 사망자 세계 최고 수준)

우리나라에서는 고혈압성 질환, 허혈성 심장 질환, 뇌혈관 질환을 포함한 심혈관계 질환으로 인한 사망자가 악성 종양(암) 다음으로 높은 순위를 차지하고 있으며, 남성은 55세, 여성은 65세 이상에서 심혈관계 질환의 사망률이 크게 증가하고 있다. 특히 죽상동맥경화와 관련된 위험인자는 연령(중년 이상), 성별(남성), 고혈압, 고지혈증, 당뇨병, 흡연, 운동 부족과 비만이 주요 원인이다.

세계보건기구(WHO)에 의하면 2008년 심혈관계 질환은 전 세계에서 1,700만 명 이상이 사망하여 전체 병사자의 30%로 세계 1위의 치명적인 질병으로서, 허혈성 심질환, 뇌졸중 및 뇌혈관 질환 등이 뒤를 이었다. 우리나라도 2009년 10대 사망원인 중 암(10만 명당 140.5명)에 이어 두 번째(10만 명당 106.6명)로 사망자가 많다.

통계청이 발표한 2010년도 우리나라 인구조사에서는 65세 이상 인구가 542만 명으로 전체 인구의 11.3%를 차지하여 고령인구 증가폭이 가속화되고 있는 추세이다. 한편 심혈관계 질환 사망자는 2009년 기준으로 40대에서 10만 명당 27명, 50대에서 68명, 60대에서 196명으로 집계되었다. 이처럼 인구 고령화 추세와 연령에 따른 심혈관계 질환 사망자 증가율을 고려할 때 40대 이후 연령층의 심혈관계 질환에 대한 예방대책이 중요하다.

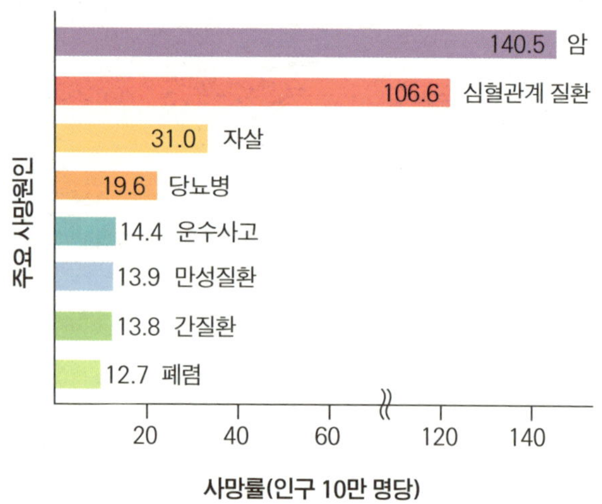

그림 1-1. 우리나라 사람의 주요 질병과 사망률

03 심혈관계 체력

심혈관계는 심장과 혈관을 형성하고 있는 근육에 적절한 자극을 줌으로써 근력과 탄력을 강화하여 기능을 향상시켜야 하는데, 이와 같은 체력을 심혈관계 체력이라 한다.

심혈관계 체력은 심혈관계를 구성하고 있는 기관들이 지속적으로 에너지원을 축적하고 회수하며, 혈관이 영양소와 산소를 세포와 조직에 운반하고 산소 섭취를 효율적으로 할 수 있도록 근육에 산소와 영양소를 효과적으로 전달하는 호흡 · 순환계의 능력에 직접 영향을 미치는 심폐지구력(전신지구력)과 이 같은 심폐지구력 기능을 효과적으로 발휘하도록 도와주는 근력 및 유연성으로 구성된다.

심폐지구력은 호흡 · 순환기 대사기능을 향상시키는 심혈관계 체력의 대표 체력으로서 혈액순환의 개선, 심장과 혈관 기능 향상은 물론 콜레스테롤 수치를 낮추고 좋은 콜레스테롤(HDL: 고밀도 콜레스테롤)을 증가시킬 뿐 아니라 혈관 내 노폐물과

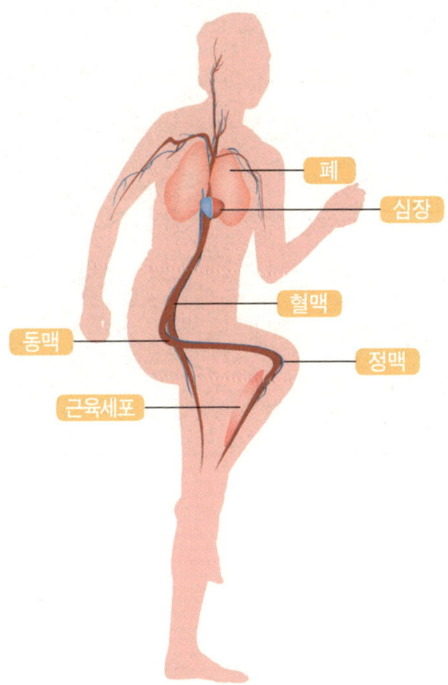

그림 1-2. 우리 몸의 심혈관계

찌꺼기를 체외로 운반하여 심장병과 고혈압 및 뇌졸중의 발생 위험도를 낮추고 비만과 당뇨병을 예방한다.

근력은 대사기능을 향상시키고 몸의 탄력과 균형을 유지하며 근육의 이완과 수축으로 혈관의 수축과 확장을 반복하여 심장에서 온몸으로 혈액을 보내고 다시 심장으로 되돌아오는 혈액순환을 원활하게 한다.

유연성은 관절과 근육의 가동성(움직일 수 있는 범위)을 높여 심혈관계 기능과 효율성을 높이고 안정성을 향상시키기 때문에 근력 운동과 유연성 운동을 심폐지구력 운동과 병행하여야 심혈관계 체력을 향상시킬 수 있다.

표 1-2. 운동에 따른 심혈관계의 기능 변화

심혈관계	기능 변화
심장	• 심근 강화 • 심장의 1회 혈액 박출량은 증가, 심박수는 감소 • 운동부하에 대한 적응력 향상
혈관	• 혈관의 탄력이 향상되어 혈액과 산소 공급량 증가 • 혈압 감소 • 혈관이 길어지고 혈근이 강화 • 동맥경화증, 심장마비 위험 감소
혈액	• 나쁜 콜레스테롤(LDL)과 혈액 내 지방 감소, 좋은 콜레스테롤(HDL) 증가 • 체내 혈액량 증가 • 혈액을 응고시키는 물질 감소
폐	• 폐의 기능 향상 • 혈액에 산소 공급 증가 • 최대산소섭취량 증가
세포	• 산소 이용 능률 향상 • 노폐물을 효율적으로 제거 • 혈당과 인슐린의 효율적 사용

04 심혈관계 운동

걷기, 조깅, 수영, 등산 또는 사이클과 같이 호흡하면서 운동하는 유산소운동이 심혈관계 체력을 향상시키는 대표적 운동이다.

유산소운동은 운동 중 필요한 에너지를 생산하고 이용하는 운동으로서 인체 모든 부위가 함께 실시하는 온몸운동이란 특징을 갖으며 체력에 무리가 없는 수준에서 근력 운동과 유연성 운동을 함께 하면 심혈관계 체력을 효과적으로 향상시킬 수 있다.

따라서 심혈관계 체력 향상을 위한 운동은 걷기, 조깅, 수영, 자전거 타기 및 줄넘기와 같은 심폐지구력 운동을 기본으로, 근력과 유연성 운동을 병행하여야 한다.

✔ check

운동강도(맥박수)가 심혈관계 질환에 미치는 영향

운동을 하면 심혈관계 질환이 예방되는데, 이와 같은 예방효과의 약 60%는 기존 위험인자에 운동이 좋은 효과를 미치기 때문이다.

브리검 여성병원 예방의학 · 심혈관의학 사미아 모라(Samia Mora) 교수팀은 심혈관 질환 예방에 효과적인 운동량과 운동이 위험인자에 미치는 영향에 대한 연구결과를 《서큘레이션(Circulation)》지에 발표하였다.

평균 연령 55세 여성들에게 다양한 운동강도의 운동을 실시한 후 심혈관 관련 위험인자의 변화를 평가한 결과 운동량이 가장 적었던 집단보다 운동량이 많았던 집단에서 심근경색과 뇌졸중 발병률이 약 40% 감소된 사실을 발견하였다.

모라 교수는 "정기적인 운동은 심근경색과 뇌졸중 예방에 매우 효과적이며, 심장질환과 뇌졸중 위험인자, 특히 염증 · 지혈과 혈압과 관련한 위험인자는 적은 개선이지만, 질환 예방에 많은 영향을 준다"는 사실을 확인하였다.

연구대상은 운동량에 따라 4개 집단으로 나누어 실시하였다. 운동량이 가장 많은 1집단은 1주에 1,500kcal(1주 5시간 이상 빠른 걸음), 2집단은 1주에 600~

1,499kcal(주 2~5시간 운동), 3집단은 1주에 200~599kcal(주 1~2시간 량), 4집단은 1주에 200kcal(주 1시간 미만)를 소비하였다.

1집단, 2집단 그리고 3집단의 상대위험 감소율은 각각 41%, 32%, 27%로, 4집단보다 높게 나타났다. 즉, 운동강도를 높여 운동한 집단의 심혈관계 질환 발병위험이 낮았다.

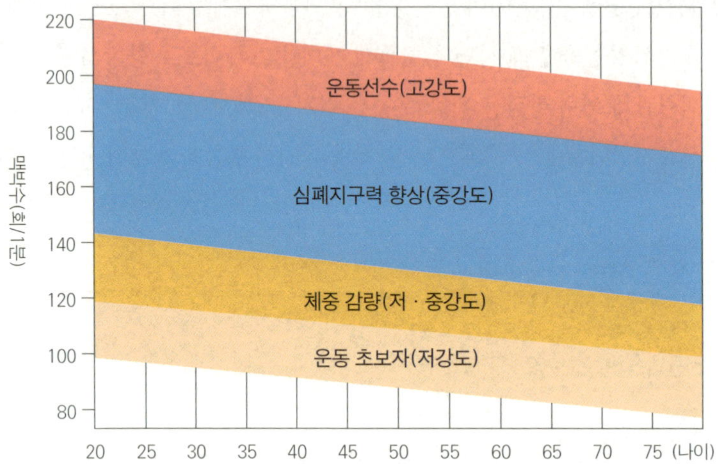

그림 1-3. 운동 목적에 따른 운동강도

표 1-3. 운동강도에 따른 최대맥박수 %

운동 목적	운동강도 (최대맥박수 %)	맥박수 범위
운동선수(스피드지구력)	고강도(85% 이상)	분홍색
심폐지구력 향상	중강도(70~85%)	파란색
체중 감량	저 · 중강도(60~70%)	노랑색
운동 초보자(일반지구력)	저강도(50~60%)	살구색

05 운동 전 확인사항

안정 시 평균혈압

잠에서 막 깨어났을 때 잠자리에서 혈압을 바로 5회 측정하고, 그 합을 5로 나눈 값이 이상적인 안정 시 평균혈압이다.

안정 시 평균혈압보다 20mmHg 이상 높거나 혈압이 180mmHg 이상인 경우 운동을 중지하거나 운동량과 강도를 평소보다 낮추어 실시한다.

고혈압인 경우에는 운동 중에 두통 또는 현기증이 나거나 호흡이 빨라지며, 저혈압인 경우에는 혈액순환이 순조롭지 못하여 평형성을 잃어 정신을 잃거나 운동기능이 저하될 수 있다. 따라서 고혈압이나 저혈압과 같이 순환계에 이상이 있는 환자는 운동 시 혈압 변화에 특별한 주의가 필요하다.

평균체온

체온은 36℃ 선이 정상치이지만 개인차가 있으므로 평소에 체온을 점검하여 자신의 평균체온을 알아두는 것이 바람직하다.

여성의 경우 배란이나 월경 등에 따른 체온 변화가 있으므로 운동 초기에는 매일 아침 자신의 체온을 점검하는 습관을 갖는다. 평균체온보다 0.5℃ 이상 높을 경우 과격한 운동을 삼가고 평소보다 강도와 양을 낮추어 운동한다.

저체온으로 분류되는 35℃ 이하는 병적 상태이므로 36.2℃ 이하에서는 운동을 중지한다.

날씨

운동하기에 적합한 기온은 10~15℃ 정도이다. 날씨가 추우면 연령이 많거나 혈압이 높은 사람은 협심증이나 뇌출혈과 같은 심장 질환이 수반될 위험이 높다. 따라서 추운 날 이른 아침에는 운동을 피하고 준비운동과 정리운동을 평소보다 충분히 실시하는 것이 운동상해 예방에 효과적이다. 겨울철에는 오전 10시~오후 2시가 운동하기에 적당하다.

운동에 적합한 온도는 개인에 따라 다르기 때문에 특정 온도를 권장할 수는 없지만 따뜻한 곳에서 추운 곳으로 이동할 때에는 옷을 두껍게 입고 운동 후 체온이 상승하면 가벼운 옷을 입고 운동한다.

무더운 날씨에 운동을 하는 것은 탈수, 탈진 또는 일사병과 같은 치명적인 사고의 위험이 있기 때문에 30℃를 넘거나 불쾌지수가 70~80% 이상인 경우, 과격한 운동이나 장시간 계속되는 지구성 운동은 가급적 하지 않는다.

06 운동 실시 시간과 운동효과

편리한 시간에 운동하는 것이 일반적이지만 운동 목적에 따라 운동시간 선택이 달라야 운동 효과를 높일 수 있다.

오전 6~8시 사이에 맨손체조나 스트레칭 또는 가볍게 걷는 것은 몸의 근육과 관절을 효과적으로 움직일 수 있고 전신에 혈액을 충분히 공급하여 산소와 영양분을 체내 고루고루 운반하는 데 도움을 준다. 아침에 부담이 큰 근육 운동이나 힘든 운동을 하면 온종일 몸이 뻐근하거나 피곤해서 일상생활에 지장을 주므로 무리하지 않는 것이 좋다.

아침식사 이전 공복 상태에서 하는 운동은 피하지방이나 내장지방을 에너지로 연소시키는 효과가 높기 때문에 체중을 줄여야 하는 사람이나, 지방간 · 고지혈증 환자에게 효과적이지만, 천식과 같은 기관지 또는 알레르기 환자에게는 아침운동이 권장되지 않는다.

오후 3~6시경에는 체온이 높고 신진대사와 근육활동이 활발해서 근육의 수축력, 근력 성취도가 높아 근력 운동에는 이상적이지만 바쁜 일상생활 때문에 운동하기가 쉽지 않다.

오후 7시 이후에 실시하는 운동은 부신피질과 갑상선 호르몬이 많이 분비되고 신진대사가 왕성하게 이뤄지기 때문에 유산소운동, 근력 운동 또는 유연성 운동의 운동 효과가 높아 성장기 어린이는 물론 노화 방지와 면역력 강화에 도움이 되며 자율신경을 안정시켜 불면증, 변비, 설사 및 소화불량을 완화시키는 효과가 있다.

이 같은 점들을 고려하여, 시간대에 맞춰 적절하게 운동하는 것이 운동 효과를 높이는 데 바람직하지만 시간을 많이 낼 수 없는 사람들은 시간을 가리지 말고 자신이 편리한 시간대에 운동 습관을 갖는 것이 중요하다.

식사 직후 운동을 하면, 위가 흔들려 위 속 음식물 소화에 방해가 되고 위액 분비와 같은 대사기능에 혼선이 생겨 구토를 일으키거나 위와 장에 공급되는 혈액 부족으로 소화기 질환이 초래될 수 있다. 또한 식사 직후 교감신경의 긴장도가 저하된 상태에서 운동을 하면 기대한 만큼 운동 효과가 나타나지 않기 때문에 식사 후 최소한 2시간 후 운동하는 것이 바람직하다.

반대로 운동 직후 식사를 하면 운동 중 항진된 대사기능과 신경계의 불안정 등으

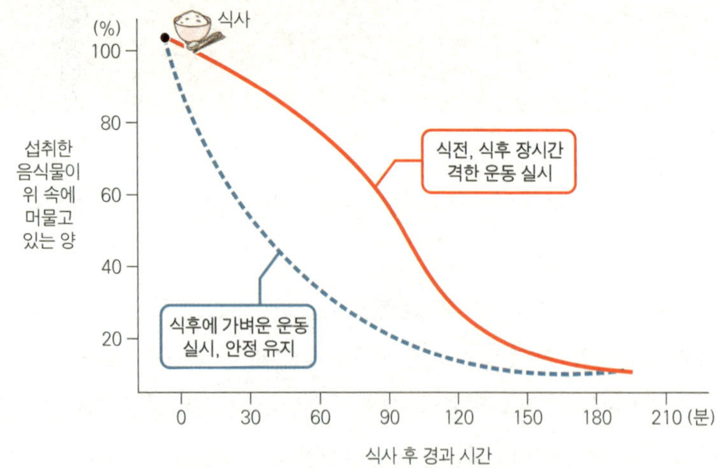

그림 1-4. 식사 전후 운동이 위 속 음식물 머무는 시간에 미치는 영향

로 소화기관이 정상적으로 기능을 발휘하기 어렵다. 따라서 격한 운동은 2시간 후에 가벼운 운동은 1시간 후에 식사하는 것이 바람직하다.

식사 2~3시간 후 실시하는 유산소 운동은 지방을 연소시켜 체중이 감소되지만, 공복상태에서 20분 내외 유산소 운동만으로 지방연소가 가능하기 때문에 체중감량을 위해서는 식사 전 공복상태에서 운동 하는 것이 보다 효과적이다.

운동 후 우리 몸은 활동 에너지로 사용한 탄수화물을 다시 체내에 흡수해야 하기 때문에 운동 후 바로 식사를 하면 많은 탄수화물이 우리 몸에 제공되어 체중이 증가된다. 따라서 체중을 줄이기 위해서는 운동 후 2시간 경과 후 식사를 하는 것이 효과적이지만, 체중을 늘리려면 운동 후 1시간 이내에 양질의 탄수화물이 많이 함유된 곡물, 감자, 고구마 또는 빵을 섭취하는 것이 효과적이다.

표 1-4. 운동 실시시간에 따른 운동 효과

구분 \ 운동시간	아침운동	야간운동
알맞은 시간	06~08시	19~22시
식사와의 관계	식전	식후
대상자	일찍 자고 일찍 일어나는 사람	늦게 자고 늦게 일어나는 사람
적합한 운동종목	구기운동, 달리기, 걷기, 아령운동	걷기, 맨손체조, 가벼운 조깅
운동 효과	심폐지구력 · 근력 향상, 체중 감량	혈액순환, 신진대사 촉진, 긴장 완화, 체중 감량
주의사항	가시거리 확인 (안개 낀 거리에서 운동 자제)	수면 1시간 전 운동 종료

tip 심혈관계 이상자 또는 고령자 운동 시 주의사항

- 운동강도를 지나치게 높이거나 경쟁적 경기는 심장에 위험 부담이 있다.
- 준비운동과 정리운동은 필수, 특히 겨울철 준비운동은 충분히 실시한다.
- 심혈관계 질환자는 새벽운동이나 겨울철 야외운동을 중단한다.
- 맥박수는 운동강도를 나타내므로 정확한 맥박 측정법을 알고 운동 중 또는 운동 후 맥박수를 측정하여 자신에게 적합한 강도로 운동한다.
- 숨을 멈추고 운동을 하거나 무거운 물건을 들 때, 정확한 호흡법을 실시하면 갑작스러운 혈압 상승을 예방할 수 있다.
- 격하게 스트레스를 받고 있거나 피로를 느낄 때는 운동을 중단한다.
- 가슴 통증, 호흡곤란, 무력감 또는 탈진 상태가 오면 즉시 운동을 중단하고 전문의사와 상담한다.

II부
심혈관계 운동

1. 심폐지구력 운동
2. 근력 운동
3. 유연성 운동

1

심폐지구력 운동

심폐지구력은 운동이나
활동 중인 근육에 산소와 영양소를
지속적으로 전달할 수 있는
호흡 · 순환계의 능력이다

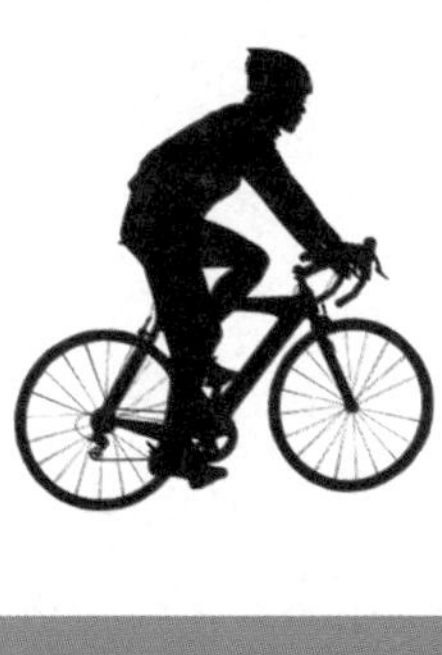

운동원칙

- 심폐지구력 운동 초보자는 하루 20~30분, 1주에 3~4일 운동하다가, 운동에 적응(일반적으로 운동시작 4~5주 이후)되면 운동횟수를 1주에 4~5일 이상으로 늘리고, 운동시간도 하루 40~60분으로 증가시킨다[운동 증가원칙: 운동 실시횟수 또는 운동량(거리) 증가 → 운동강도(빠르기) 증가 → 운동 실시횟수, 운동량 및 운동강도 함께 증가].

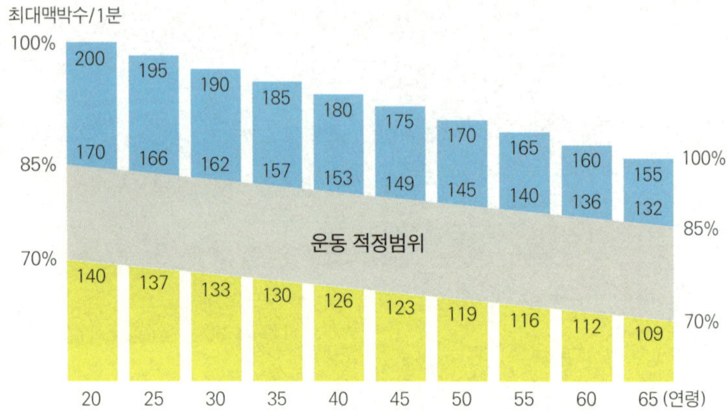

그림 2-1. 연령에 따른 심폐지구력 운동 실시의 적정 범위

- 준비운동과 정리운동에서 유연성 운동(맨손체조, 스트레칭)을 충분히 실시한다.

표 2-1. 심폐지구력 운동의 단계별 운동부하 및 운동목표

종목	구분 / 단계	운동부하		운동목표
		운동강도	운동량	
걷기	생활체력	숨이 약간 차는 수준(최대 운동능력의 50~60%)	20~30분/1일, 3~4일/1주	• 올바른 걷기 자세 습득 • 1시간에 3~4km (1차 목표)
	기초체력	땀이 나고 숨이 많이 차는 수준(최대 운동능력의 60~80%)	30~40분/1일, 3~4일/1주	

조깅 및 달리기	기초체력	• 옆 사람과 대화하면서 달리는 운동강도로 6~7km/1시간(조깅) • 8~10km/1시간 (달리기)	• 20~40분/1일, 3~5일/1주(조깅) • 20~40분/1일, 3~4일/1주(달리기)	• 올바른 조깅(달리기) 자세 습득 • 조깅/5km를 40~50분(1차 목표) • 달리기/3km를 15~20분(1차 목표)
	운동체력	• 최대 운동능력의 80% 이상으로 20~30분 달리기 • 5km/30~35분 달리기	30~60분/1일, 4~5일/1주(달리기)	• 60분 이상 계속 달리기 • 스피드지구력 향상 • 단축 마라톤 대회 참가
줄넘기	기초체력	최대 운동능력의 60% → 70% → 80%로 증가	20~40분/1일, 3~5일/1주	• 올바른 줄넘기 자세 습득 • 20~30분 계속 줄넘기
	운동체력	최대 운동능력의 80% 이상	30~60분/1일, 3~5일/1주	여러 동작을 혼합하여 30~40분 계속 줄넘기
자전거 타기	기초체력	최대 운동능력의 60% → 70% → 80%로 증가	30~40분/1일, 3~4일/1주	• 올바른 자전거 타기 자세 습득 • 최대 운동능력의 60~70%에서 6~8km를 30분 내외 주파
	운동체력	• 10~14km를 35~45분 내외 주파 • 최대 운동능력의 80% 이상	50~60분/1일, 4~5일/1주	산악자전거 타기 시도
수중운동	생활체력	숨이 약간 차는 수준 (최대 운동능력의 50~60%)	20~30분/1일, 3~4일/1주	수중걷기와 발차기의 올바른 자세 습득
수영	기초체력	최대 운동능력의 60% → 70% → 80%로 증가	30~40분/1일, 3~4일/1주	• 올바른 수영 자세 습득 • 100m를 10분 내외로 자유 수영
	운동체력	최대 운동능력의 70% → 80% → 90% (30~40분)	60~80분/1일, 4~5일/1주	동호인 수영대회 참가

운동 효과

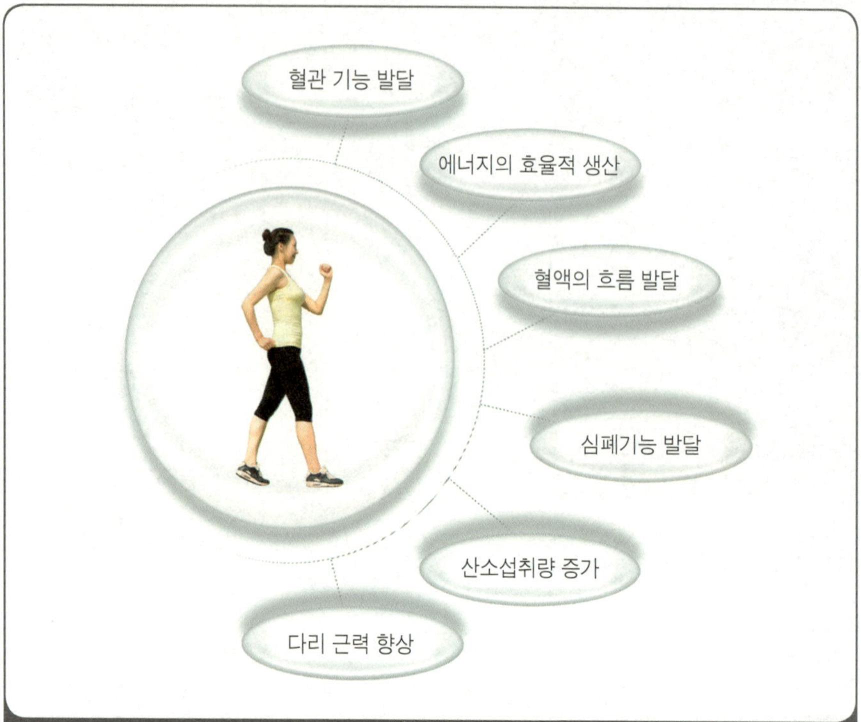

그림 2-2. 심폐지구력 운동의 효과

유의사항

- 운동 중 가슴 통증이나 압박감을 느끼는 경우, 또는 조금만 걷거나 달려도 숨이 많이 차고 가슴이 뛰며 어지러울 경우 운동을 즉시 중단한다.
- 관절염 또는 심혈관계 환자는 의사와 상의 후 운동 여부를 결정한다.
- 고혈압 환자는 최고혈압이 180mmHg 이상이면 운동을 중단한다.
- 오디오 북이나 라디오를 들으면서 운동하면 주의력과 집중력이 향상된다.

tip 생활체력, 기초체력 및 운동체력

생활체력

질병 없이 일상생활을 활기차게 영위하는 데 필요한 체력

기초체력

활기찬 일상생활은 물론 적극적으로 건강을 증진하고 특정 운동을 하는 데 필요한 기본 체력

운동체력

특정 종목의 운동 기능이 일정 수준에 이르고 운동을 생활화하여 건강과 여가활동을 극대화하는 데 필요한 체력

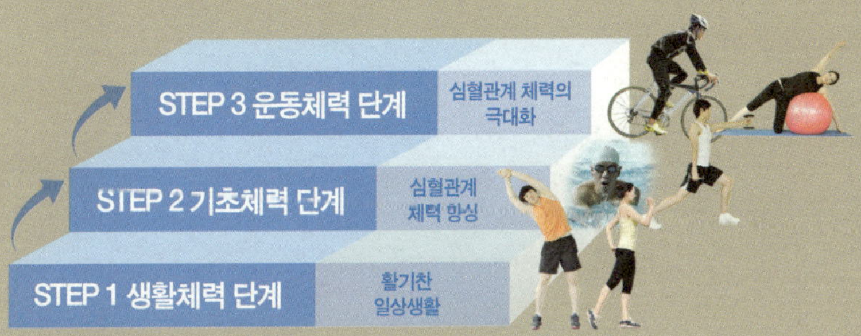

그림 2-3. 단계별 체력과 운동목표

check

심폐지구력 운동 용어 및 맥박 측정요령

맥박수와 심박수

심장이 뛰는 횟수를 나타내는 용어. 왼쪽 가슴에서 심장의 뛰는 횟수를 측정한 경우를 '심박수', 손목의 요골동맥 또는 목의 경동맥에서 맥박이 뛰는 횟수를 측정한 수치를 '맥박수'라 하는데, 심박수와 맥박수는 동일하다. 정상인은 1분에 약 70회 내외이지만, 개인마다 차이가 커서 50~100회 정도가 정상 범위이다.

일반지구력과 스피드지구력

일반지구력은 최대 운동능력의 50~80% 범위에서 걷거나 달리는 데 필요한 심폐지구력을 말하며, 호흡이 중간 정도로 빠르고 거칠지만 달리기에 큰 지장은 없다. 스피드지구력은 최대 운동능력의 90% 이상으로 빨리 달리는 심폐지구력으로 중·장거리 또는 마라톤 선수들의 달리기에 필요하다.

운동부하

운동의 강도(세기)와 운동량의 합(운동강도+운동량)

운동강도

단위시간에 실시된 운동거리(m, km/분) 또는 소비열량(kcal/분)에 따른 운동의 질(강도, 세기)

운동량

단위시간에 실시된 운동 반복횟수(예: 회/분, 시간), 거리

최대 운동능력(최대맥박수)

최대로 운동을 수행할 수 있는 능력이며, 보통 '220-자신의 연령' 수치를 맥박수로 나타낸다(예: 30세인 사람의 최대 운동능력은 220-30=190).

안정 시 맥박수(안정 시 심박수)

휴식(안정) 상태에서 1분간 맥박수(심박수)

맥박수를 활용한 운동강도 산출 공식

[최대 운동능력(220-실시자의 연령)-안정 시 맥박수] × 0.5(운동자가 필요한 운동강도/목표심박수)+안정 시 맥박수 = 운동 중 실시자가 설정한 적정 맥박수(운동강도)

운동 중 맥박수(심박수) 측정 방법

사진 ❶과 같이 손목 위의 바깥쪽 요골동맥 부위, 또는 사진 ❷와 같이 목 부위 경동맥의 맥박수를 10초간 측정하여 6을 곱한 값, 또는 6초간 측정하여 10을 곱한 값이 운동 중 1분간 맥박수이다. 이때 가만히 서 있지 말고 움직이면서 맥박수를 측정해야 정확하며, 격렬한 운동 중일 때는 잠시 정지한 상태에서 측정한다.

❶ ❷

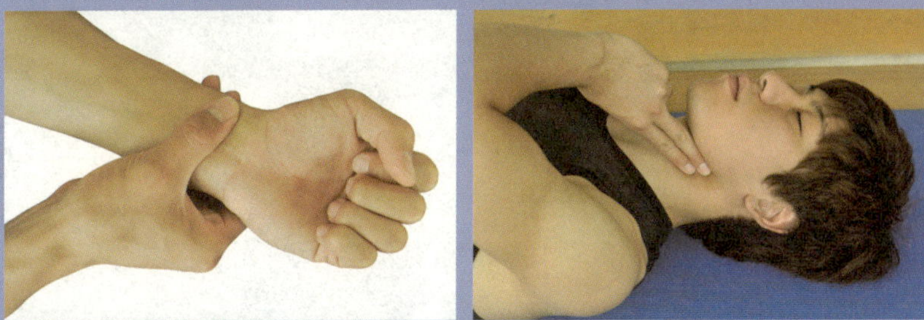

그림 2-4. 맥박 측정부위 및 측정요령

표 2-2. 심폐지구력 운동 운동부하에 따른 기대효과

기대효과	운동 중 맥박수(최대맥박수 %)
체중 감량 (체지방 분해)	60~70
심폐지구력 향상 (일반지구력)	70~85
심폐지구력 운동기능 향상 (스피드지구력)	85 이상

01

walking

걷기

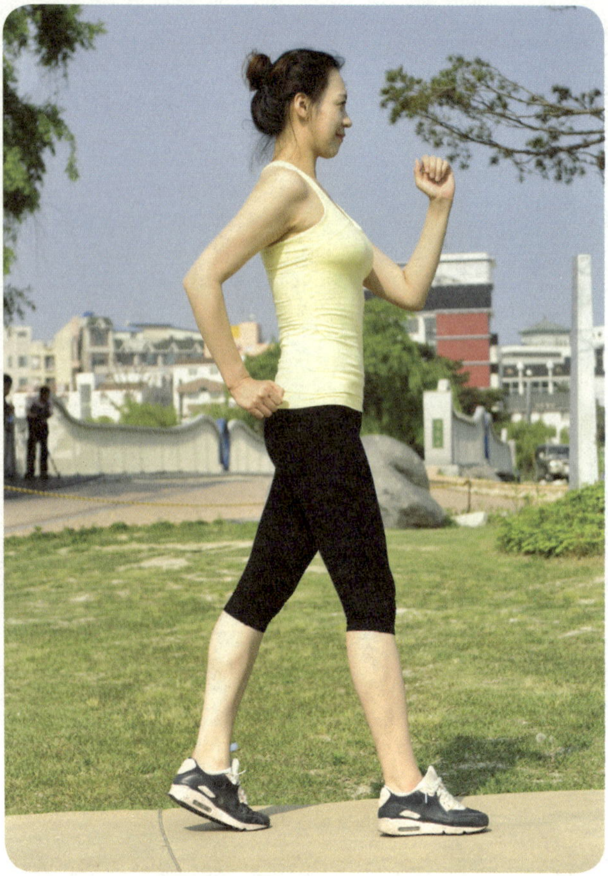

운동방법

- 허리와 어깨, 가슴을 반듯하게 펴고 턱을 목 쪽으로 당기면서 뒤꿈치부터 지면에 닿는다.
- 숨은 코로 들이마시고 입으로 내쉰다.
- 걸을 때 시선은 10~15m 앞을 보고 무리하지 않으면서 큰 보폭으로 걷는다.
- 걷기의 운동강도는 최대 운동능력(220 – 실시자의 연령)에서 안정 시(휴식 상태) 맥박수를 뺀 값의 50~60%에 안정 시 맥박수를 다시 더한 맥박수, 또는 1분에 70~90m 빠르기이다.
- 운동하기 전 자신의 안정 시 맥박수를 알고, 적합한 운동강도를 설정한 후 운동 중 맥박수가 적정하게 유지되고 있는지 확인한다.

X

바른 걷기

O

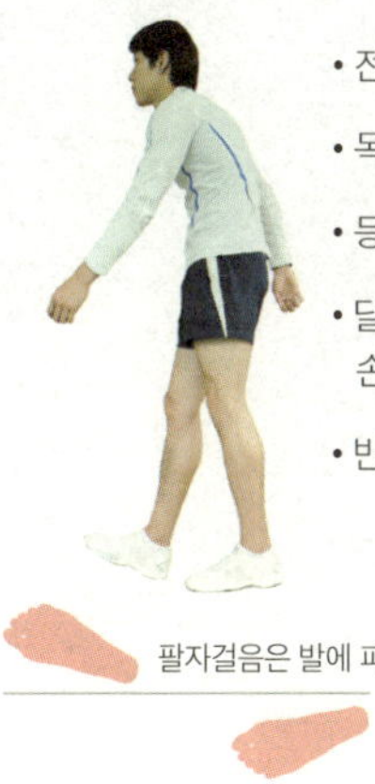

- 전방 10~15m를 바라본다.
- 목을 앞으로 빼거나 뒤로 젖히지 않는다.
- 등을 굽히면 가슴도 굽어져 내장기관에 부담을 준다.
- 달걀을 쥐듯 주먹을 가볍게 쥐고 주머니에 손을 넣지 않는다.
- 반듯하게 일자로 허리를 펴고 걷는다.

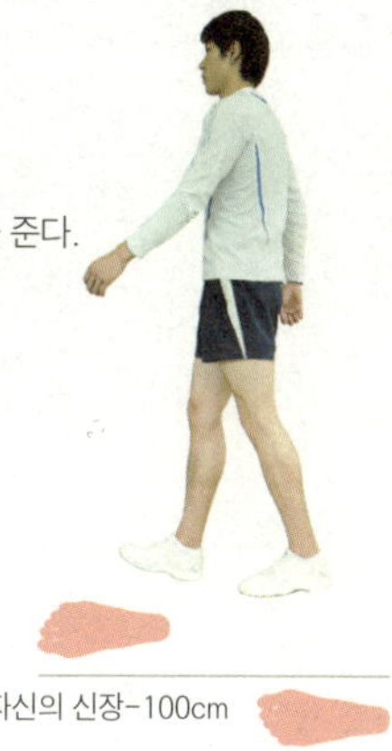

팔자걸음은 발에 피로를 가중시킨다.

보폭 = 자신의 신장-100cm

유의사항

- 초보자는 경사가 없는 평지 또는 잔디에서 걷는다.
- 걷기 전후 발목, 허리, 목 관절 중심으로 유연성 운동이 포함된 준비운동과 정리운동을 충분히 한다.
- 발굽 높이가 3cm 내외, 발바닥에 쿠션이 있고 편한 운동화를 착용한다.
- 무릎, 허리 통증이 심하면 의사와 상의 후 걸으며 심한 추위, 더위 및 직사광선은 피한다.

tip 걷기의 습관화

- 걷기 쉽고 안전한 코스로 출퇴근한다(출퇴근을 운동시간으로 활용).
- 번잡하거나 신호등이 많은 도로는 피한다.
- 밤에는 주택이 적당히 있는 도로에서 걷는다.
- 걷기 편한 신발을 착용한다.
- 엘리베이터보다는 계단을 이용한다.
- 가사활동에 적극적으로 참여한다.

표 2-3. 걷기의 단계별 운동 프로그램

단계	운동거리 (km)		목표시간 (분, 초)		평균 빠르기 (100m/초)		참고
	남	여	남	여	남	여	
1	0.8	0.8	16:30	20:0	110.0	130.0	*1~7단계: 생활체력 단계 *8단계 이상: 기초체력 단계
2	1.2	0.8	20:00	18:00	95.8	123.3	
3	1.2	0.8	16:00	16:00	77.0	110.1	
4	1.4	1.1	16:00	15:00	69.0	82.0	
5	1.7	1.3	19:00	17:00	67.0	78.0	
6	1.9	1.6	21:00	20:00	66.0	75.0	
7	2.2	1.8	24:00	22:00	65.0	73.0	
8	2.6	2.1	26:00	24:00	60.0	69.0	
9	2.9	2.2	28:00	25:00	58.0	68.0	
10	3.2	2.6	30:00	27:00	56.0	62.0	
11	3.4	2.9	31:00	30:00	55.0	62.0	
12	3.7	3.2	33:00	32:00	54.0	60.0	
13	4.0	3.5	35:00	34:00	53.0	58.0	
14	4.5	4.0	37:00	37:00	49.0	56.0	
15	5.0	4.2	41:00	39:00	49.0	56.0	

걷기의 종류

❶ 평보

1시간에 3~4km의 빠르기로 걷는 일상생활 걷기이다.

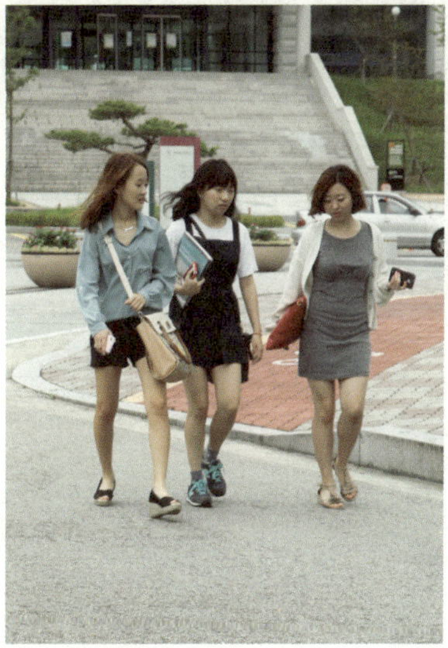

❷ 맨발 걷기

흙, 잔디 또는 모래밭 위를 맨발로 걷는다. 경혈이 많이 모여 있어 '제2의 심장' 또는 '인체의 축소판'이라 불리는 발바닥에 운동과 지압이 동시에 됨으로써 혈액순환에 도움이 되며, 자연의 에너지를 몸으로 직접 느끼면서 걷기 때문에 피로가 빠르게 회복된다.

발부리로 땅을 차거나 발을 끌지 말고 발바닥 중앙 부분에 체중을 싣고 걸으며 걸은 후에는 발바닥을 깨끗이 씻고 발 크림이나 오일로(1주일에 1회씩 각질을 제거하여 선홍색 발바닥 유지) 발바닥 건강을 관리한다.

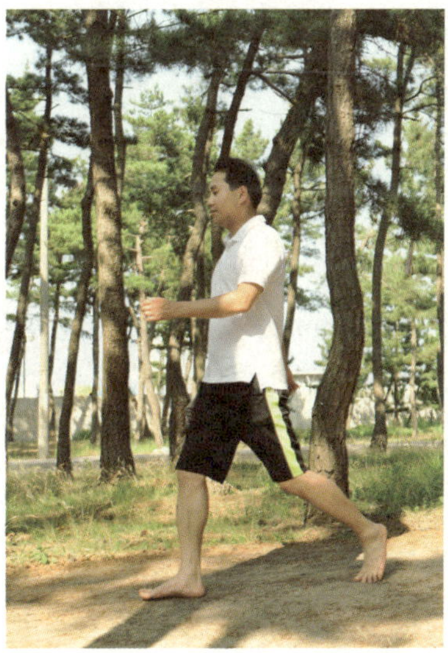

tip

발바닥 경혈과 발 관리

경혈은 인체의 기초 물질인 기(氣)와 혈(血)이 지나는 통로인 경락을 따라 신체의 바깥 부분에 위치하며, 기(氣)가 모이고 출입하는 곳이다. 경혈은 신체 내부에 있는 장기나 기능에 이상이 나타나는 반응점으로 침이나 뜸 등의 자극을 통해 질병을 치료한다.

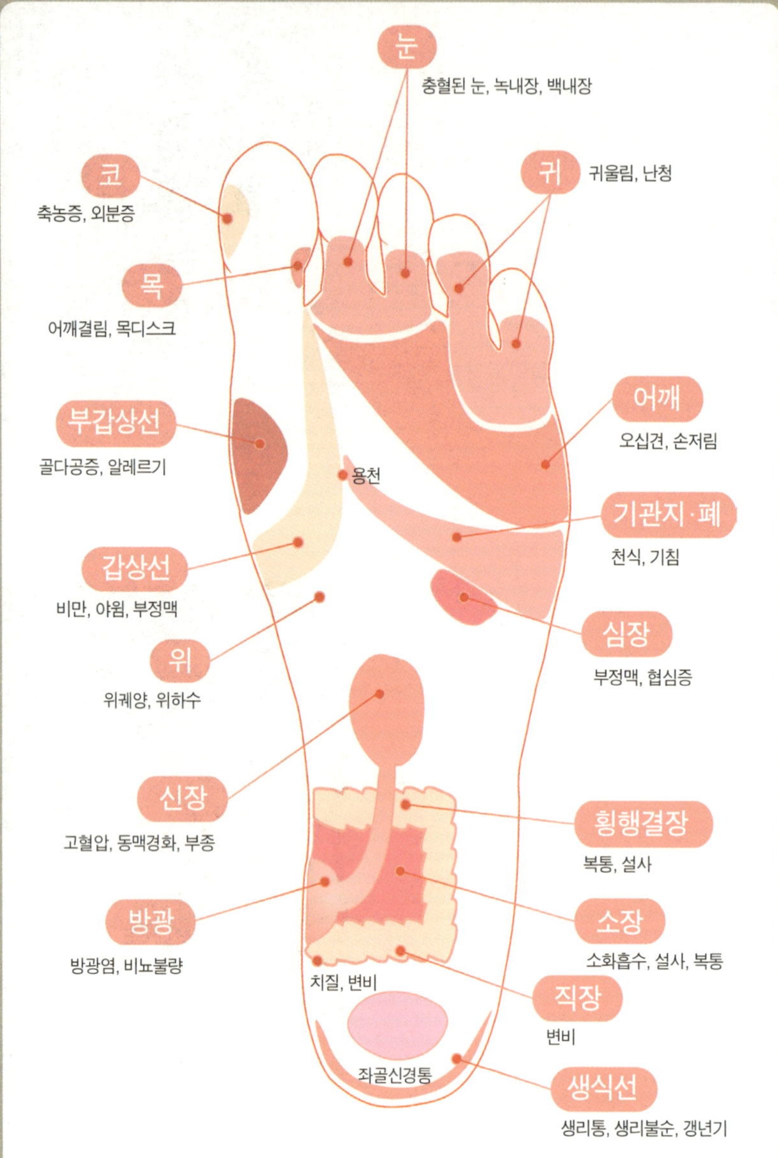

그림 2-5. 발바닥 경혈

❸ 뒤로 걷기

앞으로 걷기와 자세가 동일하다. 뒤로 걷기는 앞으로 걸을 때 무릎과 발목관절에 가해지는 부하가 여러 근육으로 분산되어 관절에 부담을 줄이고, 앞으로 걸을 때와 다른 방법으로 걷기 때문에 근육을 고루 발달시키고 균형감각을 향상시킨다.

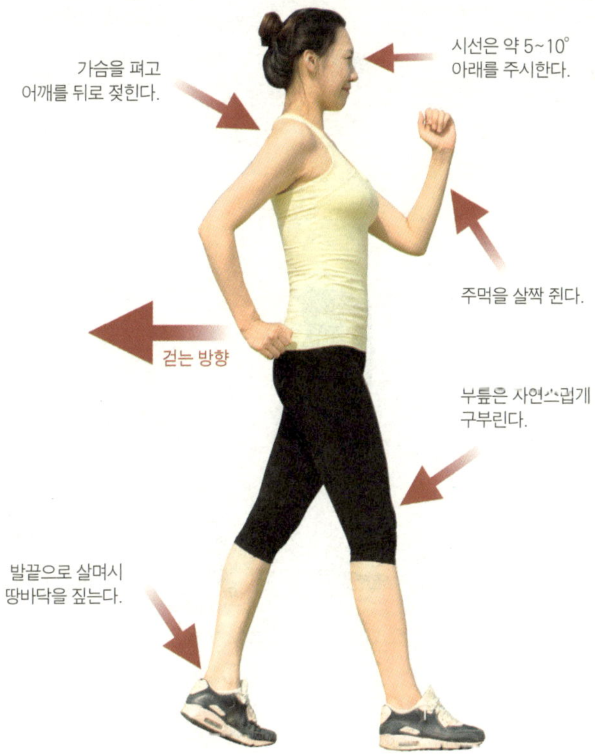
가슴을 펴고
어깨를 뒤로 젖힌다.
시선은 약 5~10°
아래를 주시한다.
주먹을 살짝 쥔다.
걷는 방향
무릎은 자연스럽게
구부린다.
발끝으로 살며시
땅바닥을 짚는다.

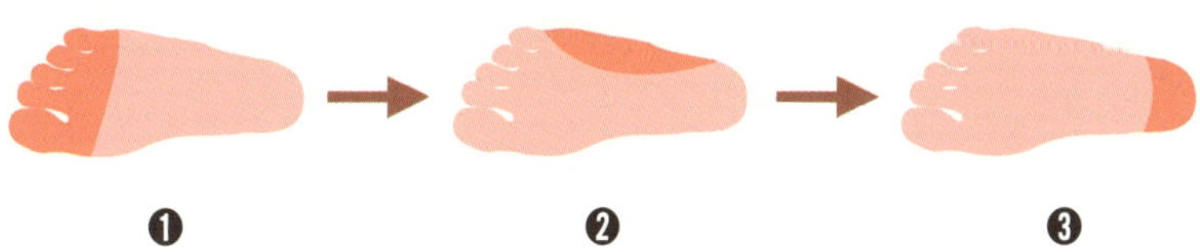

그림 2-6. 뒤로 걸을 때의 발바닥 착지 순서

❹ 파워 워킹(Power Walking)

발가락 끝으로 땅을 찍듯이 지면을 밀면서 걷는다. 다리를 빠르게 교차하여 걷고 평보보다 2배 정도(시속 6~8km)의 빠르기를 유지한다. 숨이 약간 가쁘면서 옆 사람과 대화가 가능할 정도로 힘차게 걷는다.

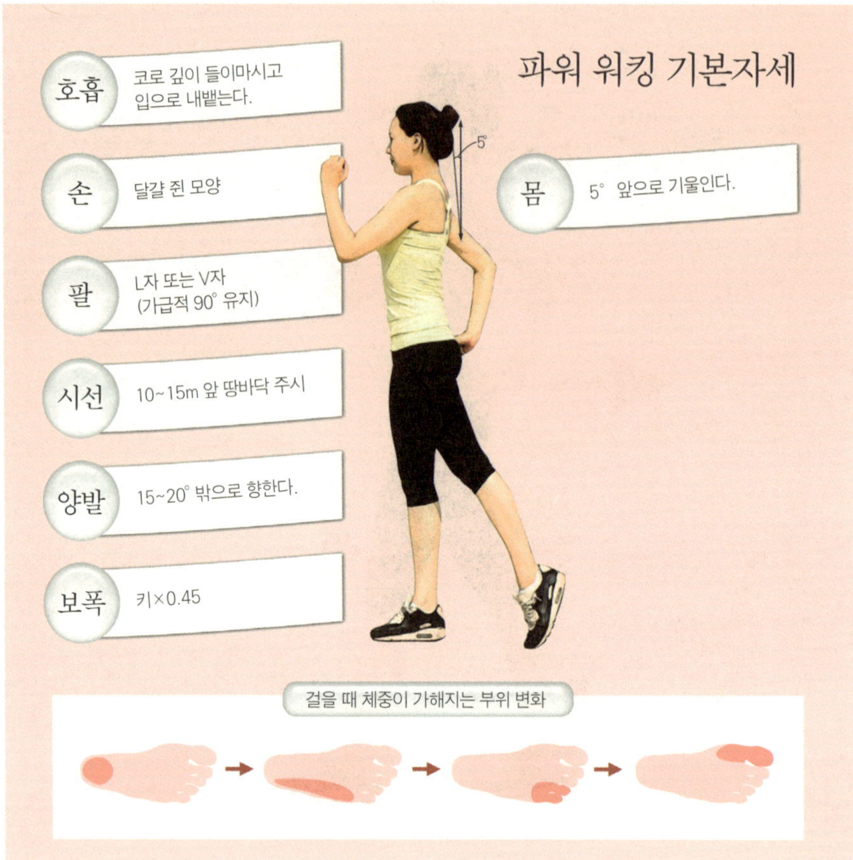
파워 워킹 기본자세
호흡
코로 깊이 들이마시고 입으로 내뱉는다.
손
달걀 쥔 모양
팔
L자 또는 V자 (가급적 90° 유지)
시선
10~15m 앞 땅바닥 주시
양발
15~20° 밖으로 향한다.
보폭
키×0.45
5°
몸
5° 앞으로 기울인다.
걸을 때 체중이 가해지는 부위 변화

❺ 마사이 워킹(Massai Walking)

뒤꿈치 바깥쪽이 먼저 지면에 닿고 발 바깥쪽을 거쳐 새끼발가락과 엄지발가락 순으로 체중을 고르게 분산시키면서(체중이 뒤꿈치 → 중앙 → 발끝으로 부드럽게 이동) 시속 6~8km의 빠르기로 걷는 마사이족들은 콜레스테롤 수치가 낮고 척추나 심장 질환자가 거의 없다는 사실이 밝혀졌다. 이 같은 마사이족들의 걷기 자세는 체중을 뒤꿈치, 발 바깥쪽, 새끼발가락, 엄지발가락 순으로 이동시켜, 걸을 때 몸의 뒤쪽과 복근을 많이 사용하는 특성을 갖고 있다.

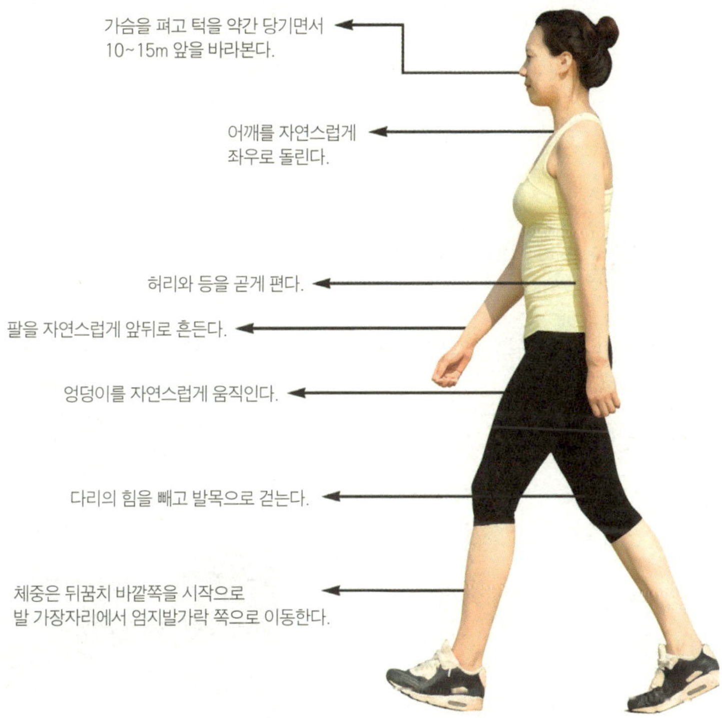
가슴을 펴고 턱을 약간 당기면서
10~15m 앞을 바라본다.
어깨를 자연스럽게
좌우로 돌린다.
허리와 등을 곧게 편다.
팔을 자연스럽게 앞뒤로 흔든다.
엉덩이를 자연스럽게 움직인다.
다리의 힘을 빼고 발목으로 걷는다.
체중은 뒤꿈치 바깥쪽을 시작으로
발 가장자리에서 엄지발가락 쪽으로 이동한다.

❻ 노르딕 워킹(Nordic Walking, 폴 워킹)

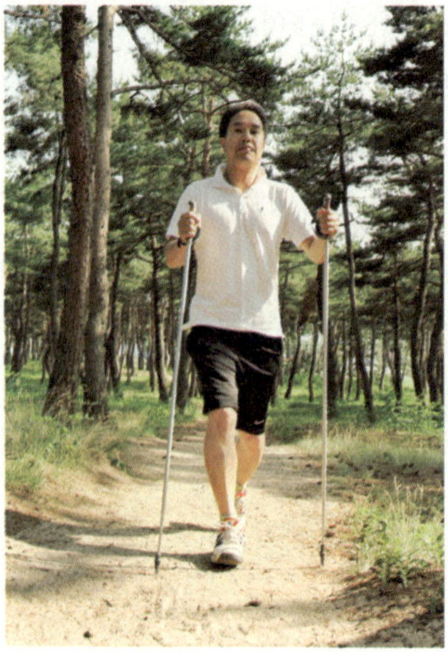

스키 선수들이 눈이 없는 여름에 아스팔트 도로에서 스키 연습 하던 방법이 일반인에게 대중화된 걷기 동작이다. 걸을 때 양손에 막대기(폴대/배꼽 높이 권장)를 짚고 자신의 체력에 맞게 걷기 때문에 심장, 무릎 및 신체 관절에 미치는 부담을 30~50% 줄일 수 있어 무리한 운동이 어려운 관절염 환자와 순환기 질환자들에게 권장되는 걷기 운동이다.

❼ 지압보도 걷기

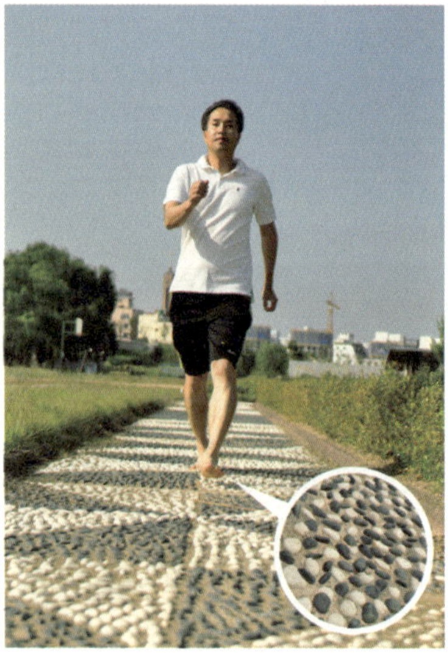

강가나 시냇가 자갈밭 또는 호박석, 해미석, 옥돌 등으로 지압보도를 설치한 산책로에서 맨발로 걸으면, 맨발바닥 지압 효과를 통해 몸의 균형감각과 뇌의 기능을 발달시키고 혈압을 감소시키는 효과가 있으나 관절염 환자들은 관절에 무리가 되기 때문에 적합하지 않다.

체내에서 만들어진 해로운 노폐물은 혈액이나 뼈와 같은 결합조직에 많이 쌓이는데, 발 자극요법을 통해 이러한 노폐물을 몸 밖으로 배출할 수 있다.

❽ 혼합 걷기

걷기에 적합하고 안전한 장소에서 평보, 맨발걷기, 뒤로 걷기 등을 혼합하여 걸으면 한 종류 걷기의 단순함에서 벗어나 운동 효과를 보다 높일 수 있다.

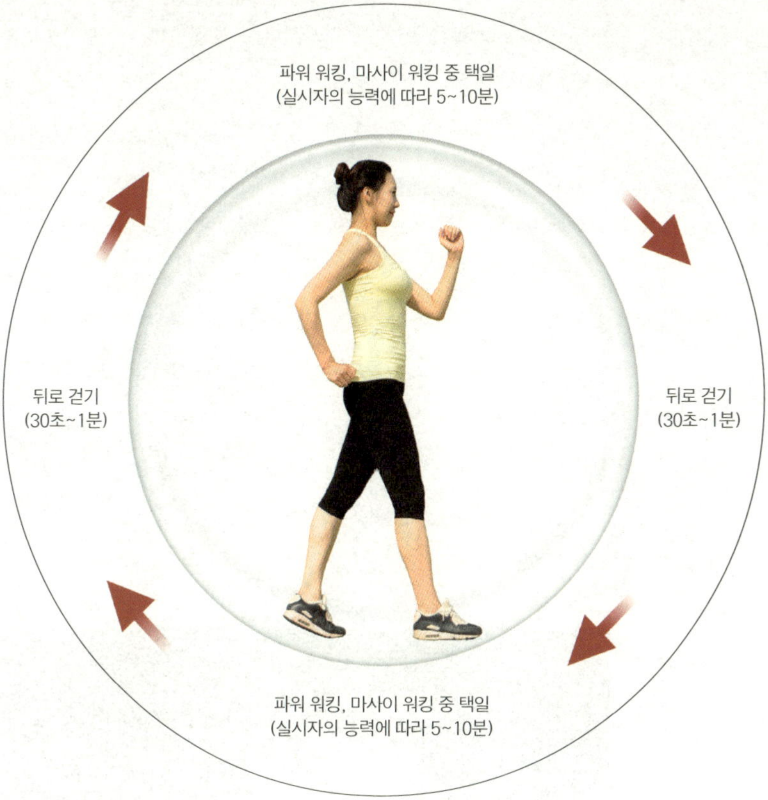

tip

걷기와 삼림욕

울창한 숲 속에서 나무의 향내와 신선한 공기를 호흡하고 심신의 피로를 풀면서 활력과 건강을 찾는 그린 엑서사이즈(green exercise)의 일종이다. 오래 전부터 중국과 독일 등에서 애용되어 왔던 건강유지법으로서, 침엽수(소나무, 전나무, 잣나무 등)가 각종 병균과 해충, 곰팡이로부터 자신을 보호하기 위해 내뿜는 방향성 물질인 피톤치드(신진대사 및 심폐기능을 강화시키는 향내)라는 정유물질(송진 냄새 또는 신선한 공기)을 운동 중 흡입하여 체내 저항력을 높일 수 있다.

울창한 숲 속과 계곡 물가에 많은 음이온은 우리 몸의 자율신경을 조절하고 진정시키며 혈액순환을 돕는다. 뿐만 아니라 울창한 숲 속을 천천히 걸음으로써 신체의 리듬이 회복되고 산소 공급이 원활해져 반사신경과 운동신경을 단련하여 건강에 많은 도움을 준다.

숲 속 걷기는 나무들의 생육이 가장 활발한 초여름부터 늦가을까지가 다른 계절보다 5~10배의 효과가 있으며 날씨가 맑고 바람이 적은 날이 좋다. 오후보다는 오전 10~12시 사이에 효과가 높으며 나무가 우거진 곳은 어디서나 가능하다. 숲 속 걷기는 공기가 잘 통하고 땀 흡수가 잘되는 편한 옷차림으로 산책이나 조깅, 심호흡을 하며 3시간 이상 숲 속에 머물러야 효과가 크다.

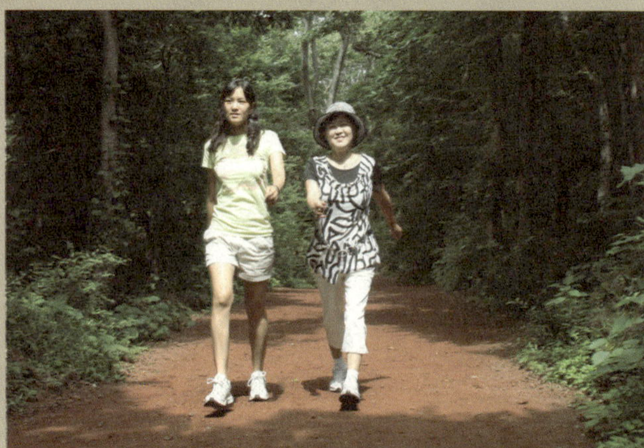

준비운동 및 정리운동

(걷기, 조깅, 달리기 및 러닝머신 운동에 동일하게 실시)

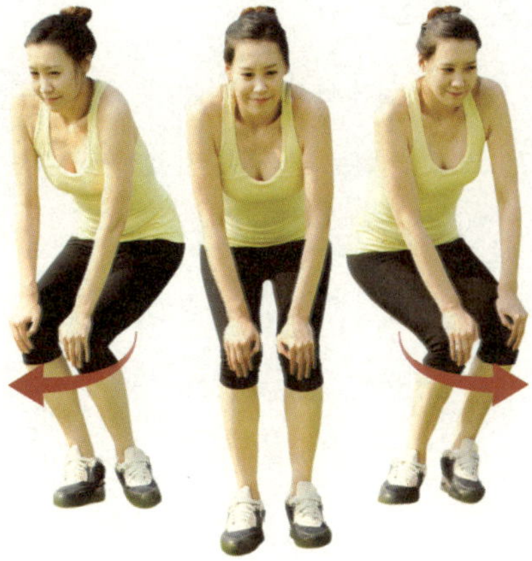

❶ 무릎 돌리기

두 손을 무릎에 얹고 자세를 굽힌다. 무릎을 시계방향으로 천천히 원을 그리듯 5~10회 돌린 후, 반대 방향으로 돌린다.

유의 바닥을 응시하면서 무릎을 부드럽게 돌린다.

❷ 발목 들기

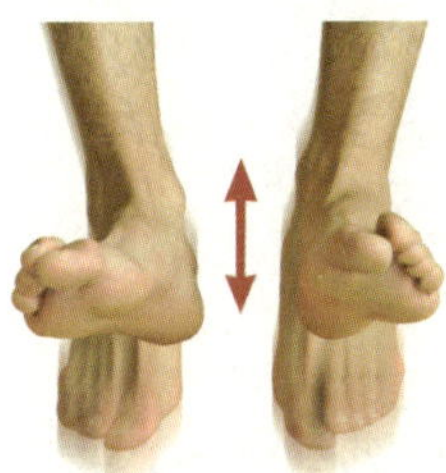

앉은 사세에서 사진과 같이 뒤꿈치를 바닥에 댄다. 발끝을 최대로 위로 들어 좌우로 돌렸다 내리는 동작을 5~10회 반복한다.

유의 뒤꿈치를 바닥에서 들지 않는다.

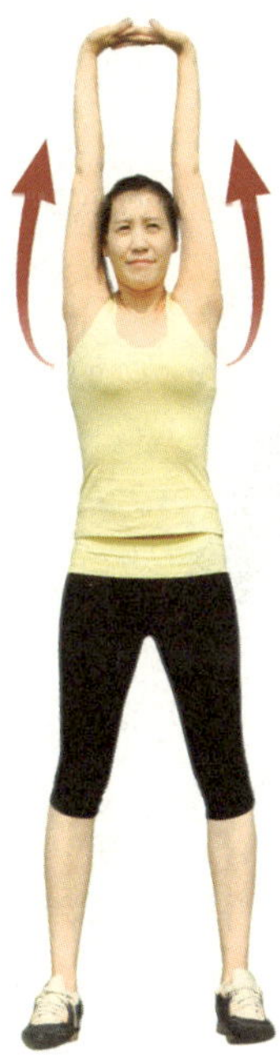

❸ 팔 운동

두 손을 깍지 끼고 손바닥이 하늘을 향한다. 팔을 위로 쭉 뻗어 5~10초간 멈추었다가 처음 자세로 돌아온다.

유의 팔을 위로 뻗을 때 가슴은 앞으로 민다.

❹ 가슴 운동

두 손을 등 뒤에서 마주 잡는다. 가슴을 앞으로 내밀고 팔을 뒤로 쭉 뻗은 자세를 5~10초 유지했다가 팔을 내린다.

유의 허리를 곧게 펴고 시선은 앞을 응시한다.

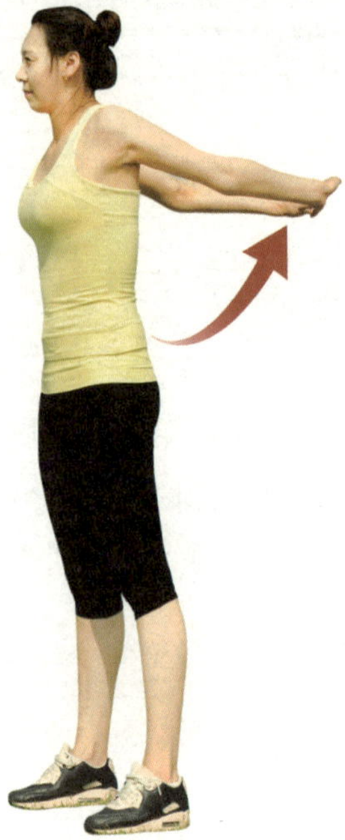

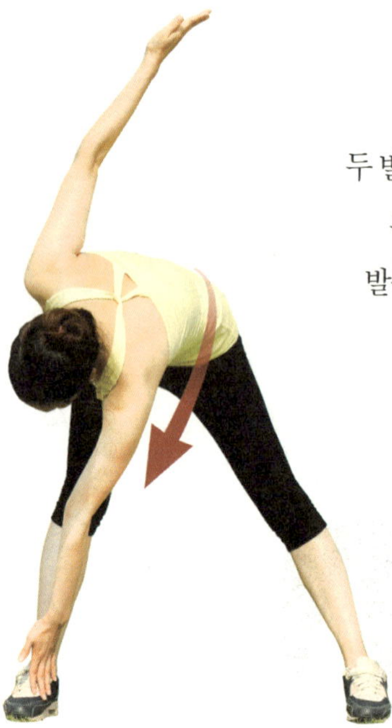

❺ 옆구리 운동

두 발을 어깨너비보다 넓게 벌리고 허리를 옆으로 튼다. 상체를 아래로 굽혀 한쪽 손으로 반대쪽 발목을 잡고 반대쪽 팔은 위로 뻗은 자세를 좌우 5~10초간 유지한다.

유의 등 뒤로 뻗는 반대쪽 팔꿈치는 곧게 편다.

02

jogging

조깅

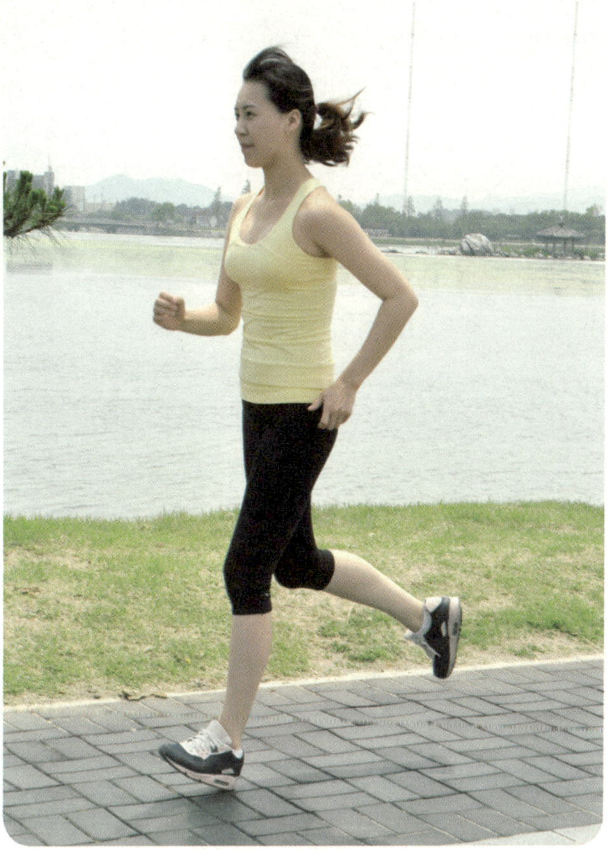

운동방법

- 숨이 약간 가쁘면서 호흡 조절에 어려움이 없고 옆 사람과 대화를 하거나 간판 글자를 충분히 읽을 수 있는 정도, 약 1시간에 6~8km의 빠르기(맥박수 120~130회/1분)로 달린다.
- 빠르게 달리기보다는 주위 경관을 즐기면서 천천히 달린다.
- 5~7주 이상 걷기 운동을 한 사람은 초기에, 전체 운동량 중 걷기와 조깅을 6:4 내외로 병행하다가 점차 조깅의 양을 늘린다.
- 5km 거리, 30~60분간 조깅을 1차 목표로 정하고 걷기와 조깅을 번갈아 실시하다가 점차 조깅만 실시한다. 이때 초보자는 100m를 60초(여: 70초), 중급자는 48초(여: 55초), 상급자는 42초(여: 52초) 정도의 빠르기가 적당하다.

- 실시자의 능력에 따라 입을 약간 벌리고 코와 함께 자연스럽게 호흡한다. 천천히 달릴 때는 '2회 들이마시고, 다시 2회 내쉬는 방법', 빨리 달릴 때는 '1회 들이마시고 1회 내쉬는 방법(호흡이 끊어지지 않고 나누어 내뱉는 방법)'이 권장된다.

03

running

달리기

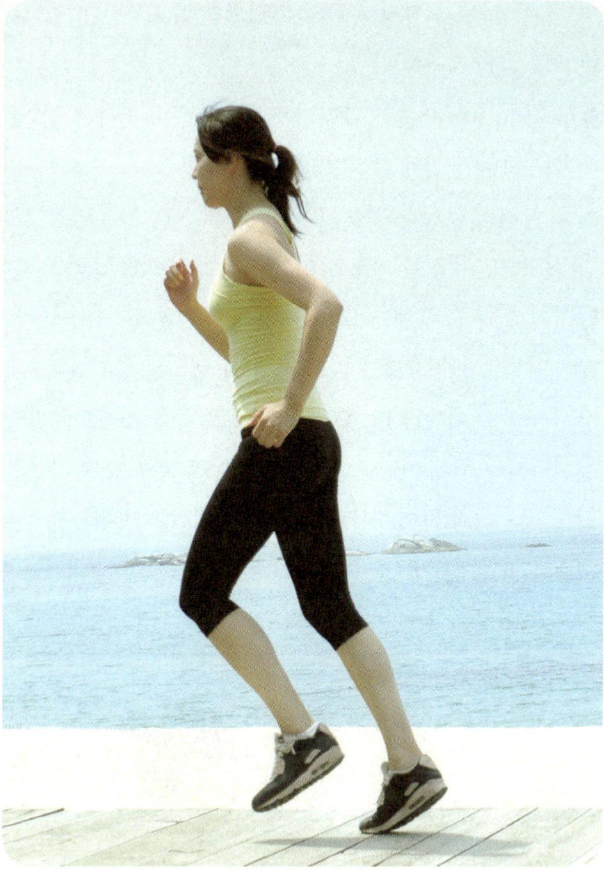

운동방법

- 달리기를 바로 시작하기보다 보통 빠르기로 걷기를 시작하여 → 파워 워킹으로 걷다가 → 조깅(달리기가 벅차면 걷는다)을 4~6주 실시하면서 달리기 체력을 만든다.
- 전체 거리를 계속 달리는 것이 부담스러우면 걷기 2분 → 조깅 1~2분 → 걷기 2분 → 달리기 1~2분의 형태로 20분간 반복하다가 점차 걷기와 조깅을 줄이고 달리기를 증가하여 전체 20~30분 달리기를 완료한다.
- 20분(시속 7~8km 빠르기) 달리기를 4~6회(1~2주) 실시 후, 달리는 시간을 2주마다 2~5분 늘려 총 30~40분까지 지속적으로 달리기가 가능하도록 한다.
- 1시간에 8km 이상의 빠르기로, 달리는 도중에 옆 사람과 간단한 대화(노래는 불

가)를 할 정도가 적정 운동강도(남자는 1km/4분 30초~4분 40초, 여자는 5분~5분 40초의 빠르기)이다.

- 3km 거리, 10~15분간 달리기를 1차 목표로 정하고 걷기, 조깅 및 달리기를 번갈아 실시하다가 점차 달리기만으로 완주한다.
- 처음 달리기 운동강도는 최대맥박수의 50~70% 범위에서 1주에 3~4일, 4~5주간 실시하면서 심한 피로와 이상 증상이 없으면 달리기를 계속한다.
- 달리기 4~5주 후에는 달리는 전체 시간을 5~10분 늘리고 최대맥박수의 60~70% 범위로 운동강도를 높여 1주에 4~5일로 증가한다.
- 장시간 달릴 때에는 15~20분 간격으로 물을 2~3모금씩 마신다.
- 실시자의 능력에 따라 입을 약간 벌리고 코와 함께 자연스럽게 호흡한다. 천천히 달릴 때는 '2회 들이마시고, 다시 2회 내쉬는 방법', 빨리 달릴 때는 '1회 들이마시고 1회 내쉬는 방법(호흡이 끊어지지 않고 나누어 내뱉는 방법)'이 권장된다.

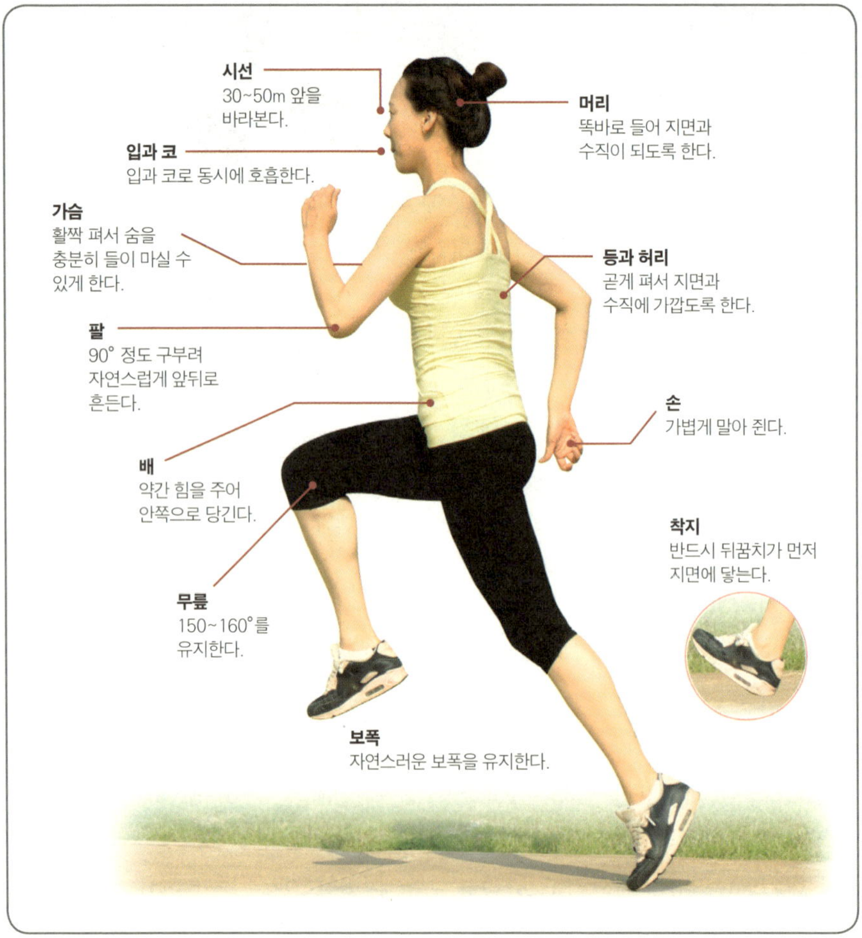

시선
30~50m 앞을 바라본다.
머리
똑바로 들어 지면과 수직이 되도록 한다.
입과 코
입과 코로 동시에 호흡한다.
가슴
활짝 펴서 숨을 충분히 들이 마실 수 있게 한다.
등과 허리
곧게 펴서 지면과 수직에 가깝도록 한다.
팔
90° 정도 구부려 자연스럽게 앞뒤로 흔든다.
손
가볍게 말아 쥔다.
배
약간 힘을 주어 안쪽으로 당긴다.
착지
반드시 뒤꿈치가 먼저 지면에 닿는다.
무릎
150~160°를 유지한다.
보폭
자연스러운 보폭을 유지한다.

표 2-4. 달리기(조깅)의 단계별 운동 프로그램

단계	걷는 거리 (km)		목표시간 (분, 초)		평균속도 (초/100m)		빈도 (회/1주)	참 고
	남	여	남	여	남	여		
1	1.2	1.2	13:00	15:00	65.0	75.0	*생활체력 단계: 1주에 3~4일	*1~3단계: 생활체력 단계
2	1.2	1.2	16:00	14:00	60.0	70.0		
3	2.0	1.6	18:30	17:00	55.0	63.8		
4	2.4	2.0	20:00	19:00	50.0	57.0	*기초체력 단계: 1주에 4~5일	*4~7단계: 기초체력 단계
5	2.8	2.4	22:30	22:00	48.2	55.0		
6	3.2	2.4	23:30	20:00	44.1	50.0		
7	3.6	2.8	25:30	24:30	42.5	52.5		

tip

옆구리 통증과 평정상태

옆구리 통증

횡경막에는 간을 포함한 여러 내장들이 인대로 연결되어 있어 달리기를 할 때 이들이 위아래로 움직인다. 초보자의 경우, 달리는 도중 오른쪽 옆구리(갈비뼈 밑)에 통증이나 복통이 오는 경우가 있는데, 이는 숨을 내쉴 때 횡경막이 위로 올라가면서 압력이 만들어져 경련이 발생하는 것이다. 왼쪽보다 오른쪽 옆구리에서 경련이 주로 발생하는 것은 오른쪽에 간이 있기 때문이다. 스트레스, 잘못된 호흡, 식사 후 너무 빠른 운동, 부족한 준비운동 등이 주원인이며 통증을 느낄 때에는 달리는 빠르기를 줄이거나 복식호흡을 하거나, 또는 팔을 머리 위로 몇 초간 들고 있다 내리면 통증이 완화된다.

평정상태

격렬한 운동 초반, 호흡이 곤란하거나 가슴 통증 또는 두통 등으로 운동을 중단하고 싶은 느낌이 들다가(사점/Dead Point), 이 시점이 지나면 숨 막힘이 없어지고 호흡이 순조로워지며 운동을 계속할 의욕이 생기는데, 이를 평정상태라 한다.

운동으로 생성된 젖산이 혈액의 증가로 산화되고 땀과 소변으로 제거되면서 차차 운동에 적응되는 현상으로서 보통 운동 초기 호흡과 순환이 적응하지 못하여 나타나는 일시적 현상이다.

04

running machine

러닝머신

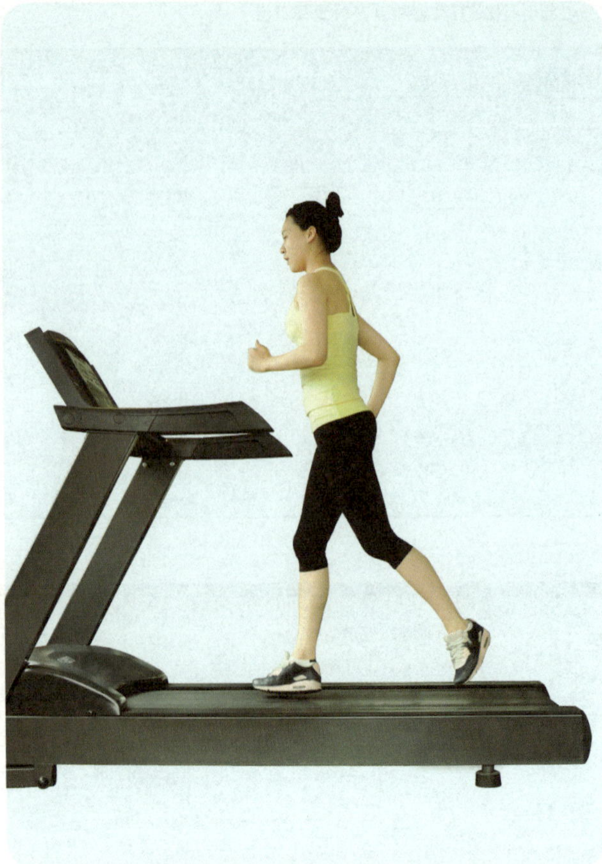

실시자의 운동능력에 맞게 빠르기와 기울기는 물론 보폭의 크기까지 기계를 조절하여 걷거나 달릴 수 있다. 나이와 운동능력에 관계없이 운동할 수 있는 장점이 있지만, 기구에 익숙하지 못하거나 운동 중 실수하면 커다란 상해를 입을 수 있고, 운동이 단조로워 권태롭거나 기구 훼손 등으로 장기간 실시하기에 문제가 있다.

야외운동을 할 수 없을 경우 사용하며, 사용법을 충분히 이해하고 자신에게 맞는 빠르기와 기울기 등을 고려하여 실시한다.

운동방법

- 러닝머신에서 운동하기 전 자신에게 맞는 달리기 빠르기를 파악한다.
- 초보자의 경우 러닝머신의 손잡이를 잡고 움직이는 발판에 서서히 한 발을 적응시키면서 벨트의 빠르기를 감지한 후, 두 손으로 손잡이를 잡고 걷거나 달리다가 서서히 손잡이에서 양손을 떼고 운동한다.
- 발, 허리 및 상체가 동일 선상에서 움직이고, 뒤꿈치 → 발바닥 → 발끝 순으로 바닥에 부드럽게 밀착시킨다.
- 초보자는 지상에서 걷거나, 조깅 또는 달리기의 빠르기로 15~20분을 1세트씩, 점차 운동시간과 빠르기를 증가하며, 1주에 3~4일 실시한다.
- 초반에는 걷기로 시작하여 3분마다 1분에 10~20m씩 빠르기를 증가하여 조깅, 달리기 순으로 발전시켜 규칙적인 호흡이 가능한 단계까지 조절한다.
- 운동에 무리가 없으면 기울기를 변화하여 운동의 강도를 높인다.
- 운동할 때, 음악을 듣거나 텔레비전을 시청하면서 단조로움을 줄인다.

유의사항

- 평지 위에 매트를 깔고 러닝머신을 놓는다.
- 러닝머신 1대에서 두 사람 이상 동시에 사용하지 않는다.
- 빠르기를 서서히 증가하거나 줄인다.

05

rope skipping

줄넘기

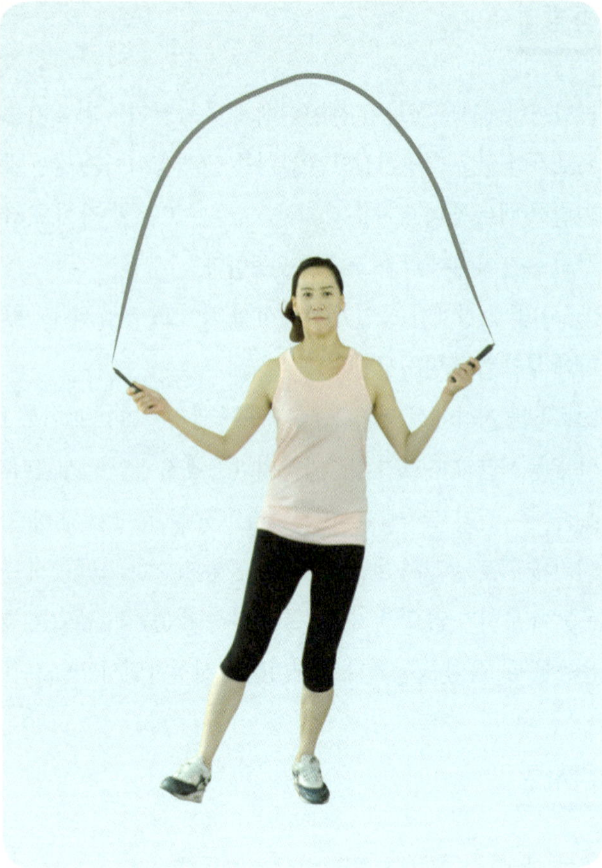

줄넘기는 작은 공간만 있으면 실내 또는 야외에서 손쉽게 할 수 있는 운동이며, 준비운동과 정리운동을 충분히 하고 빠르기보다는 정확한 동작에 중점을 둔다. 줄넘기는 걷기나 조깅보다 운동강도가 높기 때문에 10분만 하여도 1,500m를 전력으로 달린 것과 같은 효과를 볼 수 있다.

다른 운동과 달리 온몸을 공중에서 움직이기 때문에 연령이 많거나 관절에 이상이 있는 사람에게 적합하지 않으므로 주의한다.

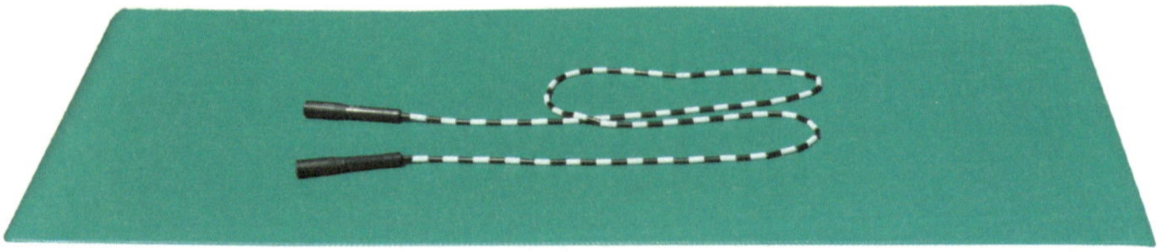

운동방법

- 실시횟수나 빠르기보다, 실시시간을 운동시간으로 계산하며 초보 단계에서는 1분에 최대 120회 정도로 1분 운동 후 2분 휴식(1회), 2~3회 반복 → 2~3분 운동 후 3~4분 휴식(1회), 3~4회 반복 → 3~5분 운동 후 4~5분 휴식(1회), 4~5회 반복으로 나누어 실시하다가 점차 줄 넘는 시간을 증가하고 중간휴식 없이 30~40분, 1주에 3~4번 실시한다.
- 운동 중 맥박수는 최대맥박수의 50~60% 범위에서 실시하다가 점차 최대맥박수의 60~70% 범위로 발전한다.
- 운동체력 단계에서는 정확한 동작으로 보다 빠르고 다양한 동작의 줄넘기를 실시하며 운동 중 맥박수를 최대맥박수의 70~80% 범위까지 높인다.
- 날씨나 기후 등으로 다른 야외운동을 할 수 없을 경우 대체운동으로 실시할 수 있다.

유의사항

- 줄넘기는 양발로 밟고 섰을 때 줄넘기의 끝이 명치 높이에 오는 길이가 적당하다.
- 점프 후 지면에 닿을 때의 허리 충격이 허리 근육과 인대에 부담을 주며, 발바닥에 가해지는 충격은 자신의 원래 체중보다 5배 내외가 되어 무릎 관절과 발목 관절에 무리가 오므로, 충격을 흡수할 수 있는 마룻바닥이나 우레탄 바닥, 줄넘기용 매트에서 실시하는 것이 안전하다.

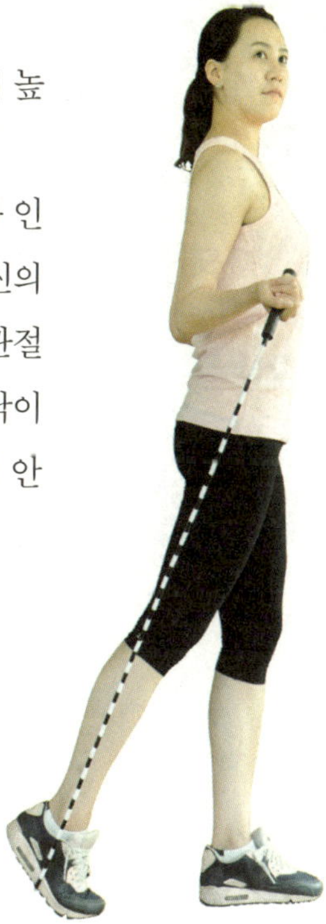

표 2-5. 줄넘기의 단계별 운동 프로그램

단계	운동시간(분)	줄넘기 횟수(회/1분)	빈도(회/1주)	참 고
1	1	70~90	3~5회	*1~6단계: 생활체력 단계 *7~12단계: 기초체력 단계 *13단계 이상: 운동체력 단계 *운동 6~7주 후부터는 휴식 시간은 줄이고 운동량은 증가
2	1	90~110		
3	3	70~90		
4	3	90~110		
5	5	70~90		
6	5	90~110		
7	7	70~90		
8	7	90~110		
9	9	70~90		
10	9	90~110		
11	10	70~90		
12	10	90~110		
13	11	70~90		
14	11	90~110		
15	12	70~90		
16	12	90~110		
17	13	70~90		
18	13	90~110		
19	14	70~90		
20	14	90~110		
21	15	70~90		
22	15	90~110		

❶ 사이드 스윙

두 손을 가슴 앞으로 모아 줄넘기 손잡이를 잡고 왼쪽과 오른쪽으로 번갈아가며 바닥을 치면서 줄을 8자 모양으로 돌린다. 2~3분 돌리고 30~60초 휴식을 취한다.

유의 무릎 반동을 이용하여 리듬을 타면서 호흡을 조절하며, 과체중이나 관절에 이상이 있는 사람은 줄을 넘지 않고 몸 앞에서 8자 모양으로 줄을 돌린다.

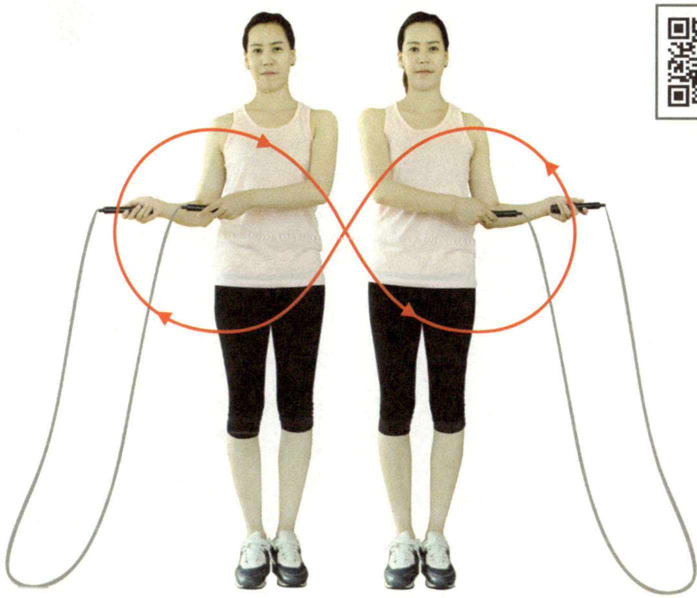

❷ 조깅 스텝

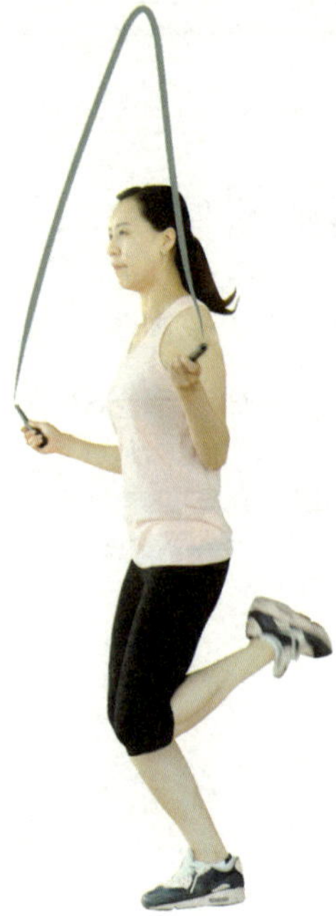

조깅하는 것처럼 줄이 앞으로 왔다 뒤로 돌아갈 때 오른 발로 타 넘고, 그 다음 줄이 돌아올 땐 왼발로 타 넘는다. 2~3분 줄넘기를 하고, 30~60초 휴식을 취한다.

유의 처음에는 제자리에서 뛰다가 익숙해지면 줄을 빠르게 돌려 조깅하는 것처럼 달린다.

❸ 사이드 스텝 (옆 흔들어 뛰기)

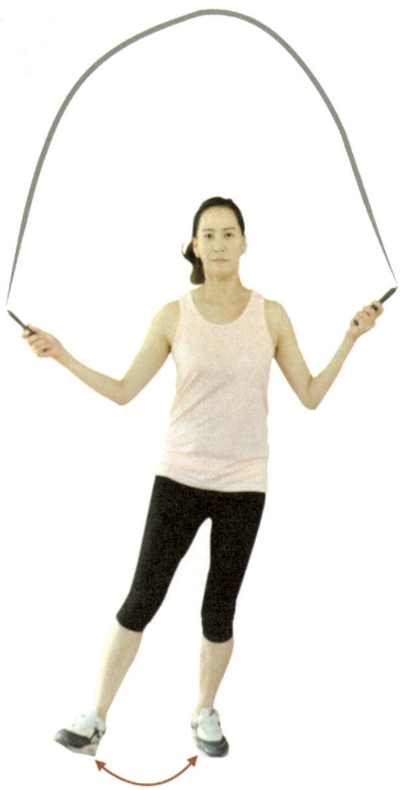

줄이 넘어올 때 한쪽 다리를 30°가량 옆으로 뻗어 올리면서 왼발, 오른발 번갈아 가며 줄을 넘는다. 2~3분 줄넘기를 하고, 30~60초 휴식을 취한다.

유의 처음에는 줄 없이 발동작만 익히다 익숙해지면 줄을 사용한다.

❹ 킥 스텝(옆 흔들어 넘기)

오른발로 줄을 두 번 넘으면서 동시에 왼발은 뒤로 한 번, 앞으로 한 번 툭툭 차고, 반대로 왼발로 두 번 넘으면서 오른발을 툭툭 찬다. 2~3분 줄넘기를 하고, 30~60초 휴식을 취한다.

유의 발을 뒤로 찰 때는 뒤꿈치가 엉덩이에 닿을 정도로 가까이 올린다.

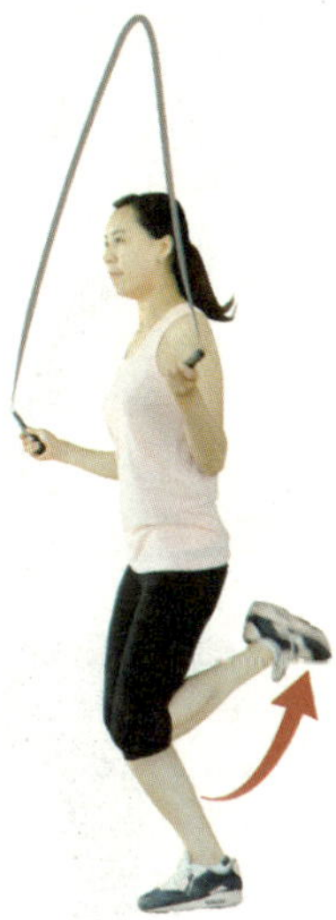

❶

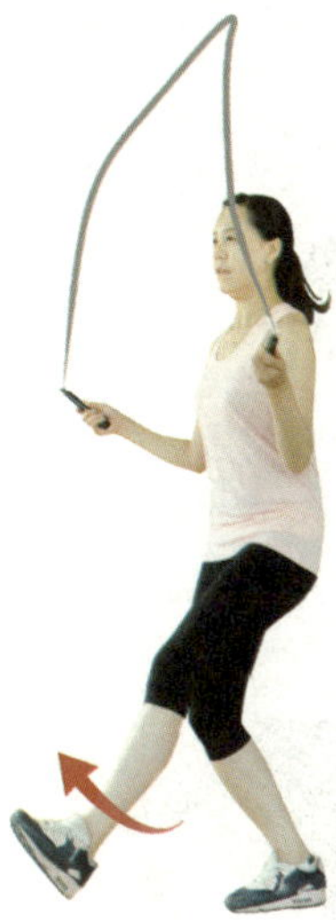

❷

❺ 무릎 올려 뛰기

한쪽 무릎을 굽혀 90°로 들어 올린 채 다른 발로 낮게 점프하여 줄을 넘는다. 좌우 발을 교대하며 2~3분 줄넘기를 하고, 30~60초 휴식을 취한다.

유의 들어 올리는 발은 발바닥이 지면을 향하며, 줄을 넘는 발은 발끝으로 살짝 뛰어 몸의 중심을 잡는다.

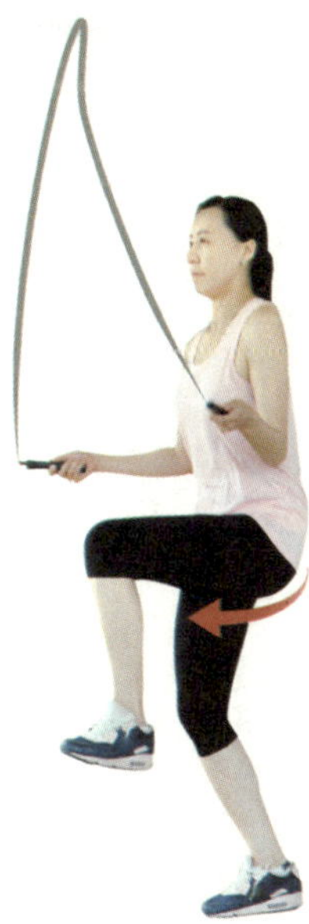

❻ 캉캉 스텝(캉캉 춤과 같은 스텝)

오른발로 줄을 두 번 넘으면서 동시에 왼발은 첫 번째 줄에서 뒤로 차고, 두 번째 줄에서 앞으로 쭉 펴서 허공을 찬다. 반대로 왼발로 넘을 때도 오른발을 같은 방법으로 찬다. 좌우 발을 교대하며 2~3분 줄넘기를 하고, 30~60초 휴식을 취한다.

유의 앞으로 뻗는 다리는 부드럽게, 능력에 따라 무릎을 편다.

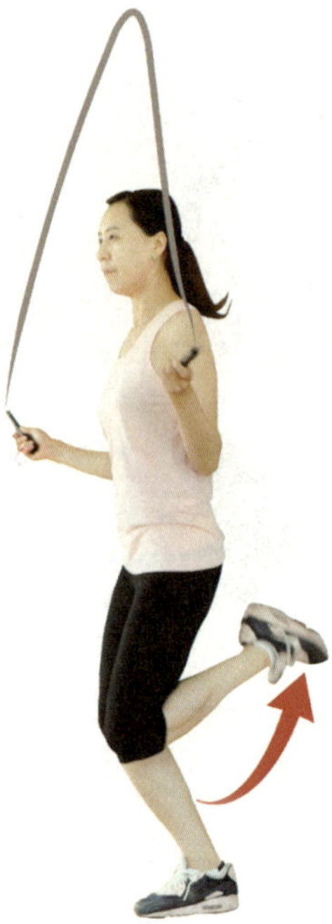

❶

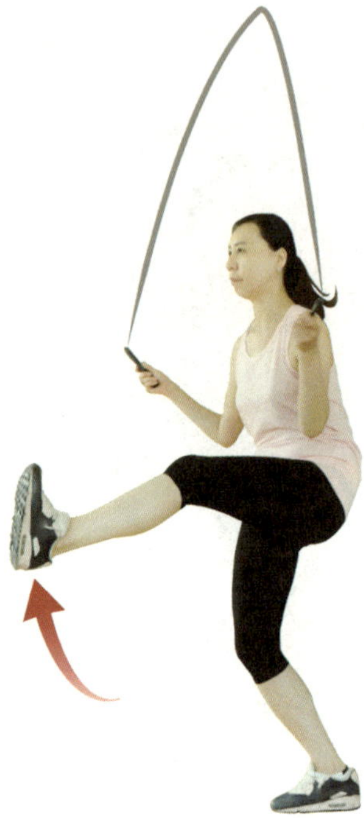

❷

❶ 가슴에 무릎 올리기

짧게 접은 줄의 양 끝을 잡고 들어올린 무릎을 감싼다. 5~10초간 가슴에 붙이는 동작을 좌우 반복한다.

유의 무릎을 가슴 가까이 붙인다.

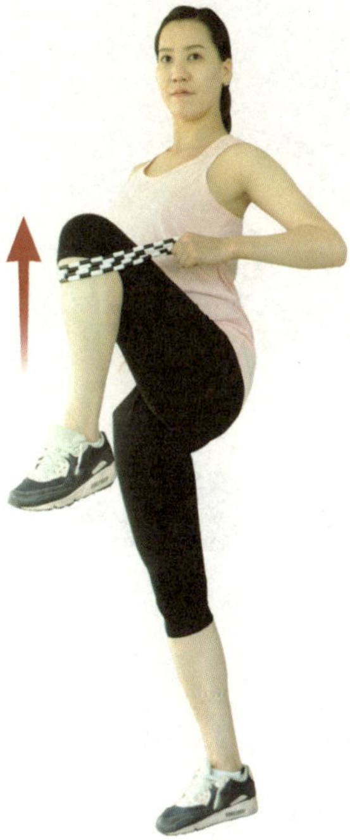

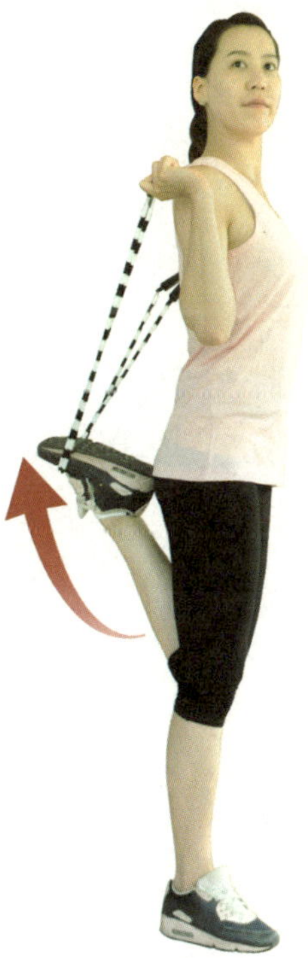

❷ 다리 뒤로 올리기

반으로 접은 줄을 등 뒤로 넘겨 발끝에 건다. 종아리와 허벅시 뒤가 밋딩도록 5~10초간 최대로 끌어 올리는 동작을 좌우 반복한다.

유의 가슴은 곧게 편다.

❸ 머리 위 줄 당기기

바닥에 엉덩이를 붙이고 양 무릎이 닿도록 앉는다. 짧게 접은 줄의 양 끝을 잡고 상체를 곧게 펴 한쪽으로 기울이는 동작을 좌우 5~10초씩 유지한다.

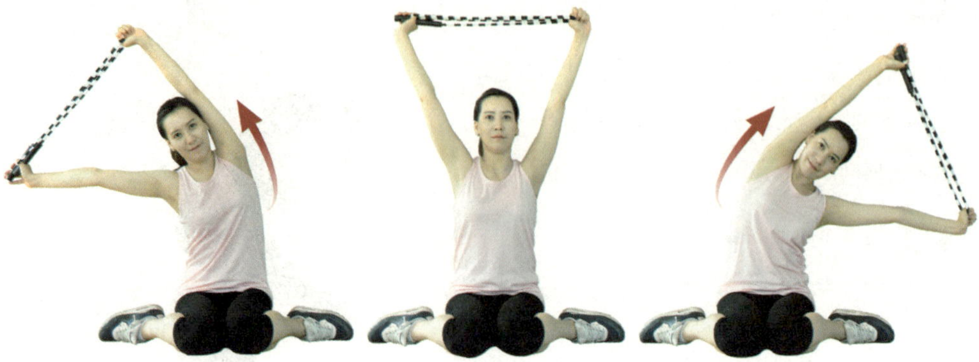

❹ 옆구리 펴기

두 발을 벌리고 선 자세에서 짧게 접은 줄의 양 끝을 잡고 양팔을 위로 쭉 뻗는다. 상체를 한쪽으로 40~70° 기울이는 동작을 5~10초씩 좌우 번갈아 유지한다.

유의 등을 곧게 펴고 시선은 앞을 향한다.

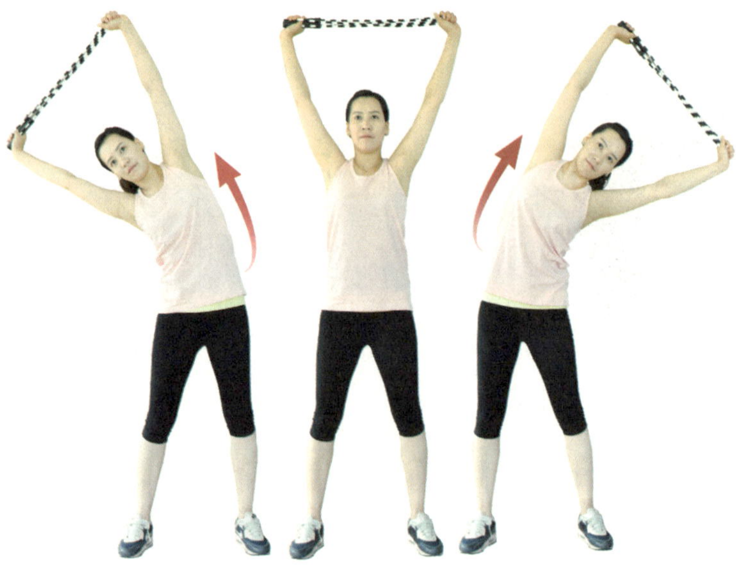

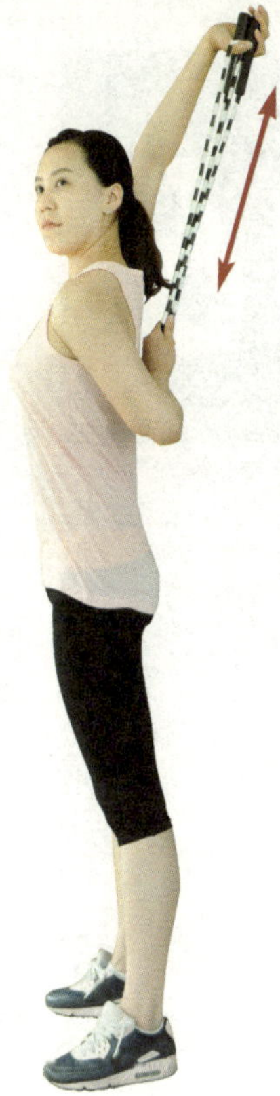

5 등 뒤에서 줄 당기기

짧게 접은 줄의 양 끝을 목욕할 때 등을 미는 듯한 자세처럼 뒤로 잡는다. 위아래로 마주당기는 동작을 좌우 팔을 교대하며 5~10초간 유지한다.

유의 등을 곧게 펴고 시선은 굽은 팔의 어깨 방향을 응시한다.

6 상체 숙이기

양 무릎을 붙이고 바닥에 앉아 짧게 접은 줄을 잡아 발바닥에 건다. 가슴이 허벅지에 닿을 정도로 상체를 숙이며 천천히 줄을 잡아당겨 복부와 허벅지가 뻐근한 상태에서 5~10초간 유지한다.

유의 무릎 쪽에 가슴을 최대로 가까이 붙인다.

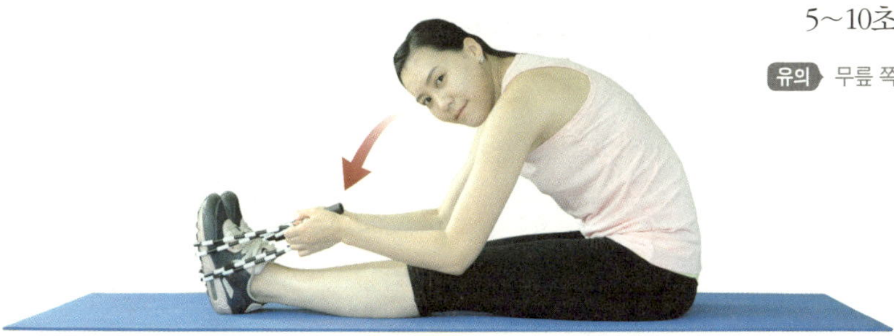

06

bicycling

자전거

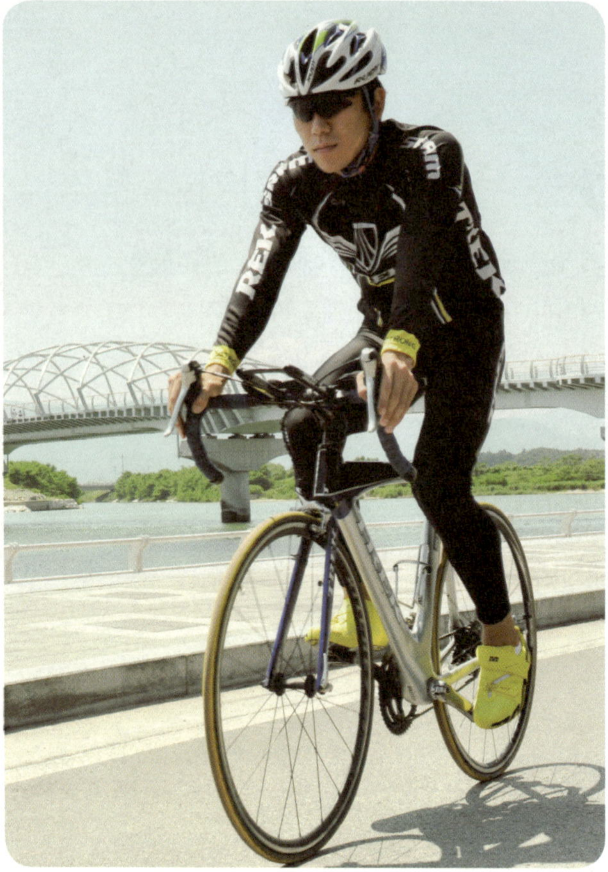

자전거 타기는 실시자의 체격과 체력에 맞추어 자전거와 운동부하를 조절할 수 있으므로 자전거 타는 기술만 갖추면 남녀노소는 물론 과체중, 관절염 또는 특이체질의 사람 모두 즐길 수 있는 운동이다.

무리하지 않으면 운동으로 인한 스포츠 상해를 최소화할 수 있으며, 야외운동이므로 일광욕을 통해 비타민 D의 활성을 촉진하여 칼슘 흡수에 효과적이다.

세계보건기구(WHO)는 자전거를 1년 이상 꾸준히 타면 심장병, 당뇨병 및 비만 발병률이 50%, 고혈압 발병률은 30% 이상 감소한다고 발표한 바 있다.

운동방법

• 자전거 타기가 가능해지면 기초체력 단계 전반부에서는 5km 거리를 15~20분 내외, 운동 중 맥박수는 최대맥박수의 50~60% 범위에서 자전거를 탄다.

- 기초체력 단계 후반부에서는 6~8km의 거리를 25~30분 내외, 최대맥박수의 60~70% 범위에서 자전거를 탄다.
- 운동체력 단계에서는 10~14km를 35~45분 내외, 운동 중 맥박수는 최대맥박수의 70~80% 범위에서 자전거를 탄다.

운동 효과

- 페달의 회전운동은 하체 근육을 발달시키고 핸들과 브레이크 조작으로 혈액의 말초순환을 촉진시켜 동맥경화와 같은 질병을 예방한다.
- 체중이 하체에 미치는 영향이 크지 않기 때문에 하체 관절에 이상이 있는 사람뿐 아니라 골다공증 환자나 노약자도 자전거를 탈 수 있다. 더 빨리 달리려는 구심가속도가 스트레스를 해소시켜 정신건강에 도움이 된다.
- 혈액순환을 개선시킨다.
- 페달을 밟기 위해서는 자연스럽게 아랫배에 힘을 주어 복식호흡을 하므로 복부비만 개선에 도움이 된다.

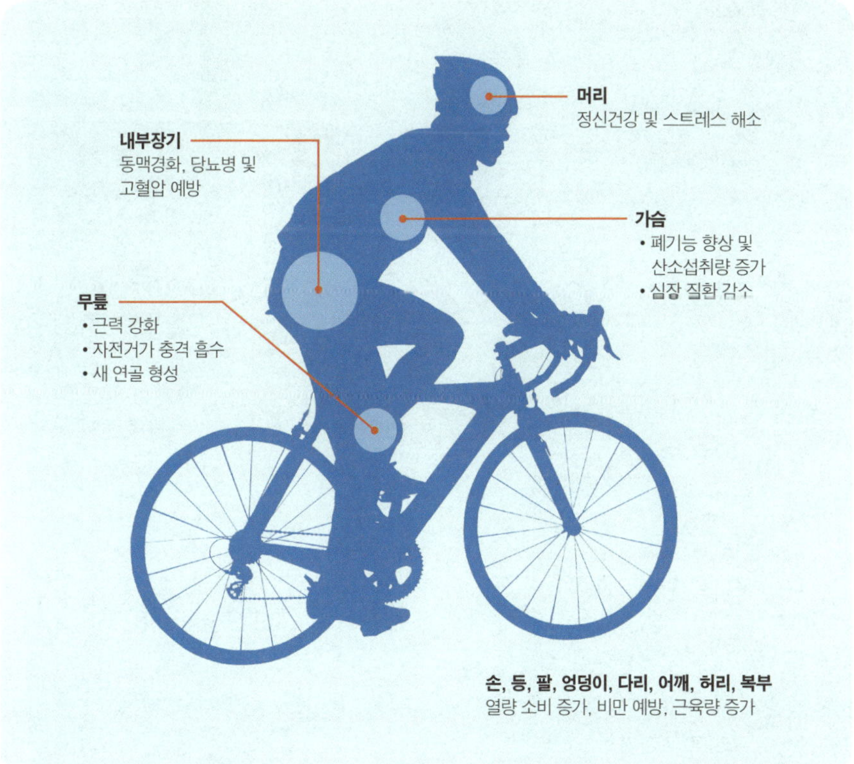

유의사항

- 자전거 타기는 일정 수준의 기술이 필요하다.
- 허리 통증과 발목 안전을 위해 자전거 타기 전, 충분한 스트레칭과 준비운동이 필요하다.
- 운동 중 안전사고의 위험이 있으므로 안전장비 착용이 필수적이다.
- 하체 중심 운동이므로 허벅지, 엉덩이, 꼬리뼈 등에 무리가 갈 수 있다.
- 전립선 질환을 앓고 있는 사람은 안장으로 인한 자극을 최소화한다.
- 안장의 높이와 위치가 바르지 않으면 무릎과 엉덩이, 발목에 이상이 올 수 있고, 핸들이 낮으면 어깨 결림 현상이 발생할 수 있다.

표 2-6. 자전거 타기의 단계별 운동 프로그램

단계	운동시간(분)	운동거리(km)	빈도(회/1주)	참 고
1	20:00	4	*생활체력 단계는 1주에 3~4회 *기초체력 단계는 1주에 4~5회 *운동체력 단계는 1주에 5회 이상	*1~2단계: 생활체력 단계 *3~7단계: 기초체력 단계 *8단계 이상: 운동체력 단계
2	15:00	4		
3	25:00	6		
4	20:00	6		
5	30:00	8		
6	25:00	8		
7	20:00	8		
8	35:00	10		
9	30:00	10		
10	25:00	10		
11	40:00	11		
12	35:00	11		
13	30:00	11		
14	40:00	12		
15	35:00	12		
16	30:00	12		
17	45:00	14		
18	40:00	14		
19	35:00	14		

tip 자전거의 종류

일반 자전거

출퇴근이나 일상생활 또는 산책용으로 사용되는 자전거이다.

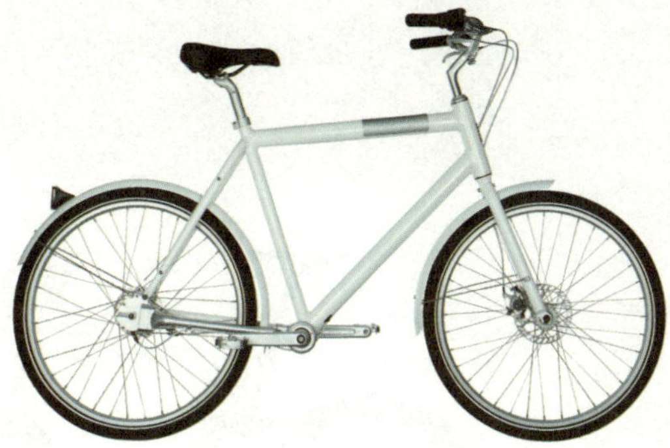

사이클

스피드를 즐기는 자전거로서 자전거 전용 도로뿐 아니라 일반 도로에서 탈 수 있다. 자전거 핸들이 낮아 허리를 너무 굽힐 경우 급성 요통이 발생할 수 있기 때문에 초보자들에게는 적합하지 않다.

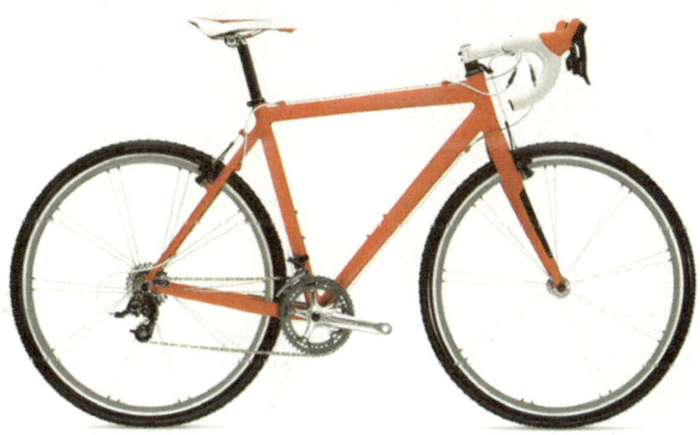

산악자전거

마운틴 바이크(MTB)라 부르는 자전거로서, 등산로와 같은 좁은 길이나 산에서 타려면 강도 높은 프레임과 무게 있는 부품들을 부착하여야 안전하다. 산악자전거는 경사가 급하고 고르지 못한 지면을 오르내리는 산악스포츠용 자전거로 평범한 자전거와 달리 역동적인 공간일수록 자전거 타는 묘미가 있다.

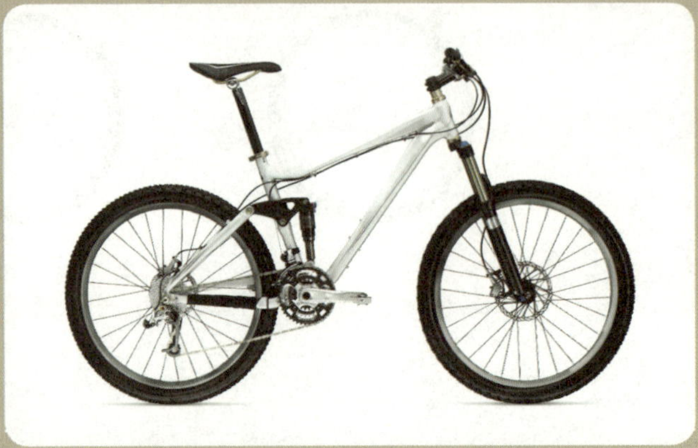

미니벨로

작은 바퀴의 자전거로 여성들에게 인기가 있으며, 가볍고 휴대가 용이하지만 스피드가 잘 나지 않고 바퀴가 작아 지면에서 받는 충격에 약한 단점이 있다. 지면이 고르지 않은 곳을 장시간 주행하면 충격이 척추나 다리 관절에 전해져 쉽게 피로하고 부상의 위험이 있기 때문에 지면이 고른 자전거 전용도로에서만 타는 것이 권장된다.

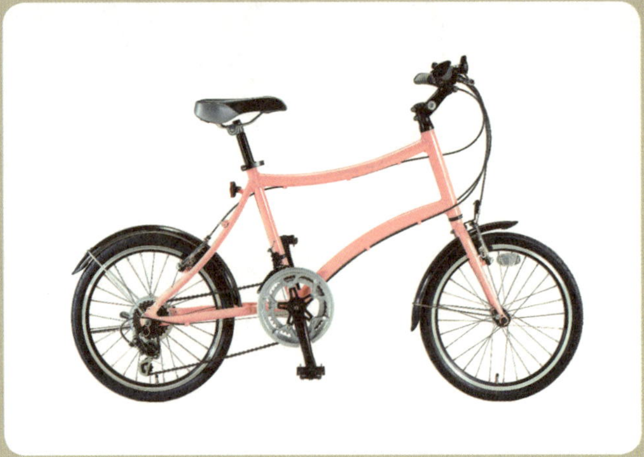

✓ check

자전거 타기 안전수칙

- 교통법규를 준수한다.
- 음주 후에는 자전거를 절대 타지 않는다.
- 헬멧이나 관절보호대, 눈 보호용 선글라스 등의 안전장구를 착용한다.
- 눈에 잘 띄는 밝은 색상의 옷과 신발을 착용한다.
- 야간이나 번잡한 거리에서는 가급적 타지 않으며, 야간에 부득이 타는 경우 전조등과 반사등을 반드시 사용한다.
- 주행 중에는 이어폰이나 핸드폰 사용을 자제한다.
- 도로에서는 우측통행을 하고 차량과 같은 방향으로 주행하며, 횡단보도에서는 자전거에서 내려 끌고 간다.
- 방향을 변경하거나 정지 시 수신호를 사용한다.
- 항상 브레이크를 비롯한 자전거 정비를 시행한다.

❶ 뒤꿈치 바닥에 대기

두 손으로 허리를 짚고 선다. 왼발을 뻗어 뒤꿈치 → 발끝 순으로 천천히 바닥에 대는 동작을 좌우 번갈아 5~10회 반복한다.

유의 가슴을 펴고 뒤꿈치가 바닥에서 떨어지지 않는다.

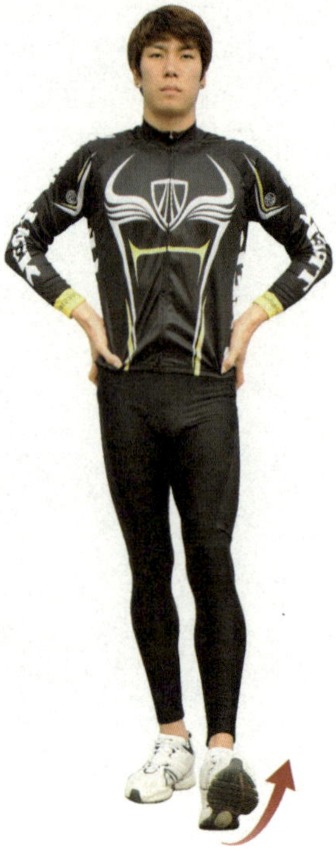

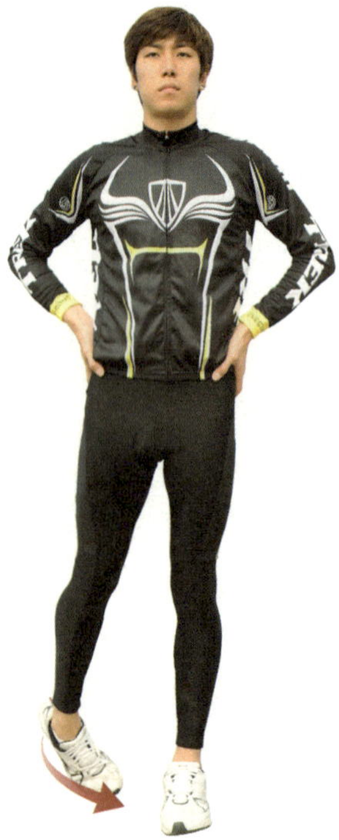

❷ 발목 돌리기

두 손으로 허리를 짚고 선다. 한쪽 발끝을 바닥에 대고 발목을 동그랗게 원을 그리듯 천천히 돌리는 동작을 좌우 번갈아 5~10회 반복한다.

유의 정면을 응시하면서 발끝을 바닥에 붙이고 돌린다.

❸ 무릎 돌리기

상체와 무릎을 구부리고 선다. 두 손을 무릎에 얹고 동그랗게 원을 그리며 무릎 돌리는 동작을 좌우 번갈아 5~10회 반복한다.

유의 앞을 응시하고 무릎을 가볍게 돌린다.

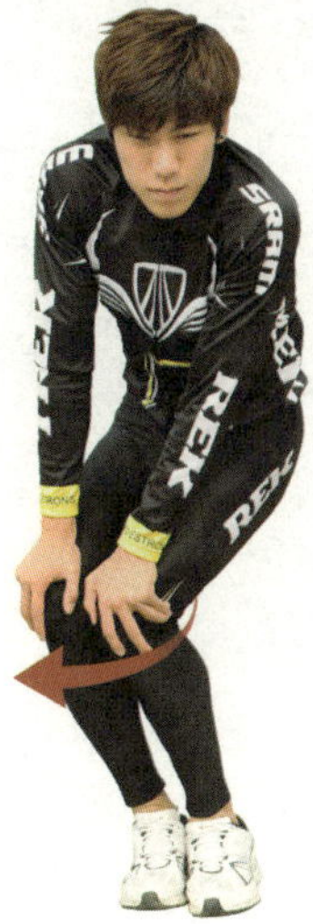

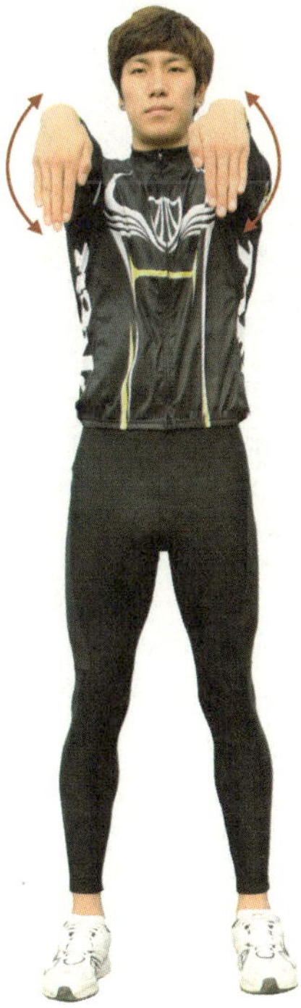

❹ 손목 굽혔다 펴기

손가락을 펴고 손바닥이 바닥을 향하도록 양팔을 앞으로 뻗는다. 손끝이 위 → 아래를 향하도록 천천히 꺾는 동작을 5~10회 반복한다.

유의 가슴과 팔꿈치를 앞으로 편다.

❺ 손목 돌리기

손끝이 위를 향하도록 두 팔을 앞으로 뻗는다. 양손을 몸의 바깥쪽으로 천천히 돌렸다가 처음 자세로 돌아오는 동작을 5~10회 반복한다.

유의 가슴과 팔꿈치를 앞으로 편다.

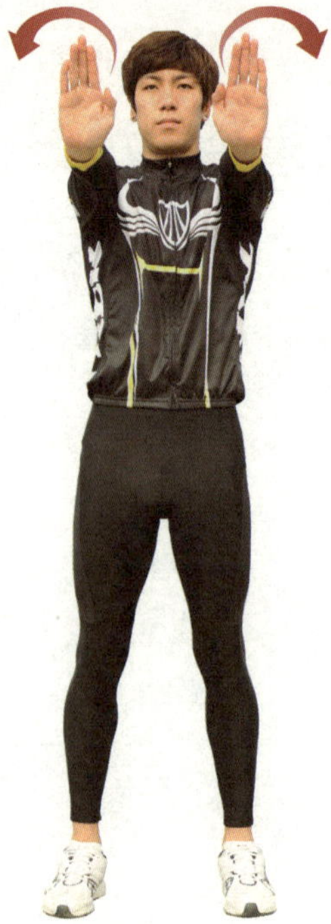

07

acquacise

수중운동

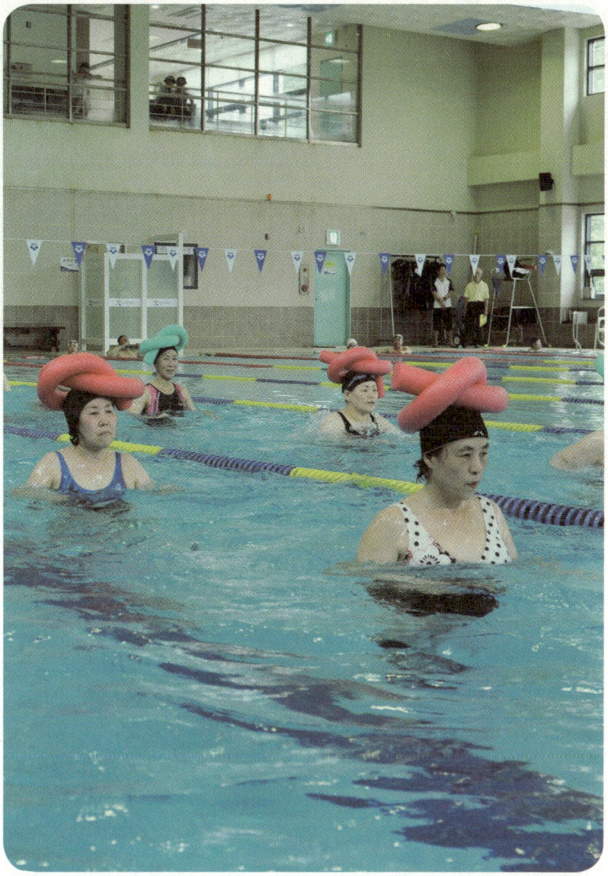

수중운동은 물속에서 부력과 저항으로 체중 부담이 줄어든 상태에서 운동하기 때문에 관절에 충격과 근육 피로가 적어 체력이 약한 사람, 노약자, 임산부에 좋으며, 스트레스 해소, 체중 감소, 재활운동, 체형관리, 신체교정 및 골다공증 예방에 효과가 높다.

깊은 물(목 깊이: 체중의 80% 부담 감소)에서의 운동은 낮은 물(허리 깊이: 체중의 50% 부담 감소)에서의 운동에 비해 심폐능력을 향상시키고 관절 운동에 효과가 높으며 지상에서 걷는 것보다 산소 소비량이 36% 더 많다.

운동방법

- 일주일에 3~4회, 1회에 20~30분(5~10분 걷기, 2~3분 휴식 반복) 수중걷기에서 시작하여 발차기와 수중 근력 운동을 병행하여 40~60분으로 증가한다.
- 수중걷기는 가슴 높이 물속에서 평보로 앞으로(뒤, 옆으로) 걷기, 빠르고 짧게 걷기, 앞(뒤, 옆)으로 길게 걷기 등을 혼합하여 다양한 형태로 실시할 수 있다.
- 운동 중 부하가 높거나 호흡이 거칠어질 때는 충분한 휴식을 취한다.

유의사항

- 초보자, 유아 또는 노약자는 질병 또는 상해 예방 조치 후 물속에 들어간다.
- 폐 질환자나 요실금 환자 또는 요도감염, 심부전증, 전염병에 걸린 사람은 운동을 하지 않는다.
- 물속에 들어가기 전 다리, 허리, 얼굴 순으로 천천히 물을 끼얹어 물에 적응하는 준비운동을, 운동 후에는 정리운동을 한다.
- 초보자는 10~20분 운동시간(5~10분 걷기 2회 이상 반복)에 5~10분 휴식(수중운동 후 2~3분 휴식)을 취하고 운동시간에 비례하여 휴식시간을 조정한다.
- 물속에서 추위(적정 실내온도: 수영장 25~28℃, 야외 풀장 30~33℃)를 느낄 때는 몸을 움직이거나 물 밖으로 나와 체온을 조절한다.
- 비정상적인 심장박동, 가슴 통증, 현기증, 눈의 충혈, 구토 또는 관절염 증상이 나타날 때는 운동을 중지하고 물 밖으로 나와 전문의사의 진료를 받는다.

수중걷기의 종류

❶ 평보

가슴 높이 물속에서 평소 걷는 동작보다 보폭을 크고 활기차게 3~5분 걷고 1~3분 휴식한다.

유의 걷기가 부담스러우면 두 팔을 가볍게 흔들면서 걷는다.

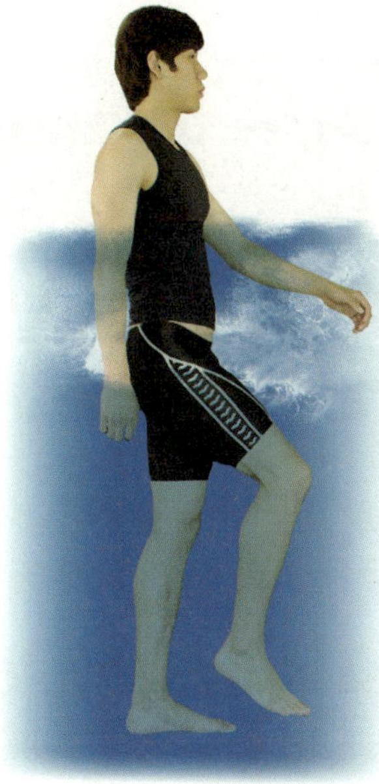

❷ 발 뒤로 차올리며 걷기

가슴 높이 물속에서 발을 뒤로 차올리면서 2~3분 앞으로 걷고 1~3분 휴식한다.

유의 두 팔을 약간 빠르게 흔들면서 걷는다.

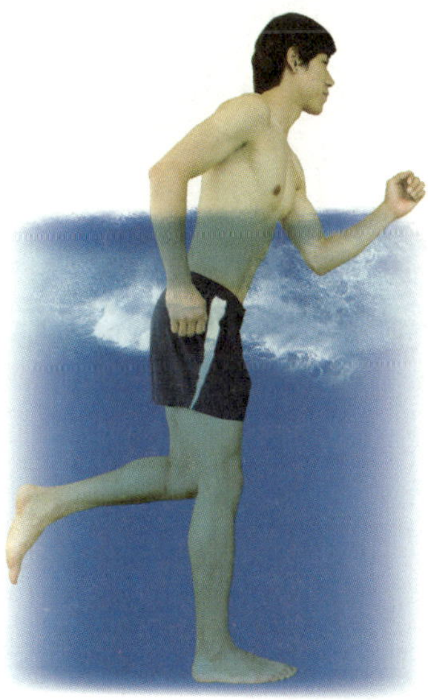

③ 뒤로 걷기

가슴 높이 물속에서 발을 앞으로 차올리면서 뒤로 2~3분 걷고 1~3분 휴식한다.

유의 두 팔을 약간 흔들면서 걷는다.

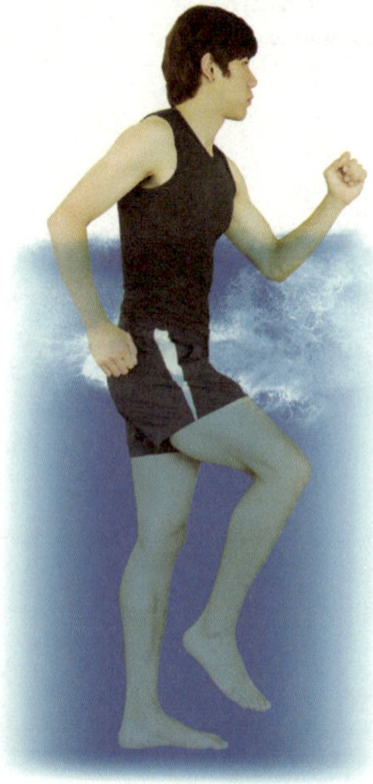

④ 좌우 걷기

가슴 높이보다 약간 깊은 물속에서 좌우로 발을 차올리면서 좌우로 2~3분 걷고 1~3분 휴식한다.

유의 두 팔을 약간 흔들면서 걷는다.

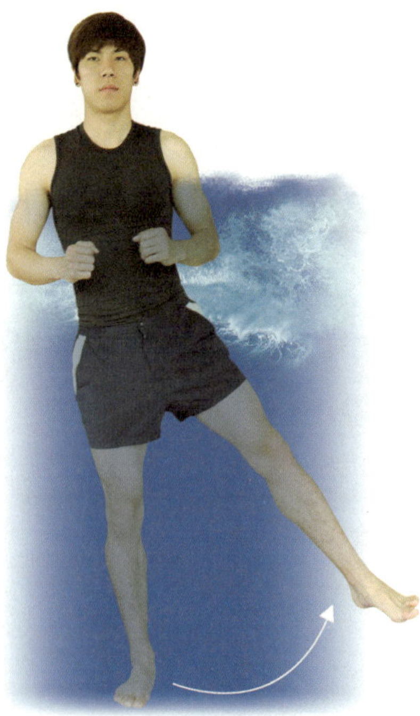

수중발차기의 종류

❶ 앉아 무릎 차기

수영장 모서리 또는 보조대에 앉는다. 물속에서 두 발을 수면 위로 5~10회 교대로 차올린다.

유의 상체를 약간 뒤로 숙인다.

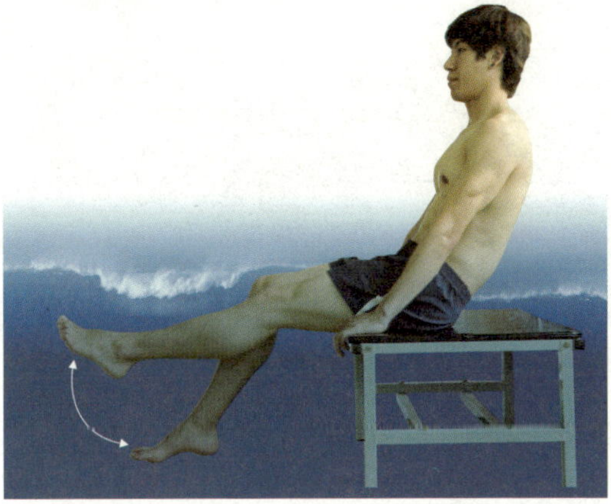

❷ 양발 차기

수영장 모서리를 잡고 두 발로 1~2분 물을 차고 1~2분 휴식한다.

유의 물의 깊이는 엉덩이가 바닥에 닿았을 때 가슴 높이가 알맞다.

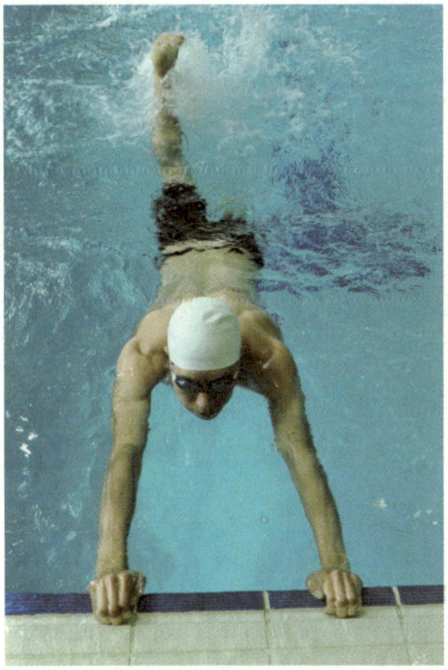

❸ 한 발 차기

물 바닥 또는 보조대에 앉아 좌우 발을 교대로 1~2분 물을 차고 1~2분 휴식한다.

유의 엉덩이가 바닥에 닿았을 때 가슴 높이에서 시작하여 얼굴 높이까지 물의 깊이를 점차 증가시킨다.

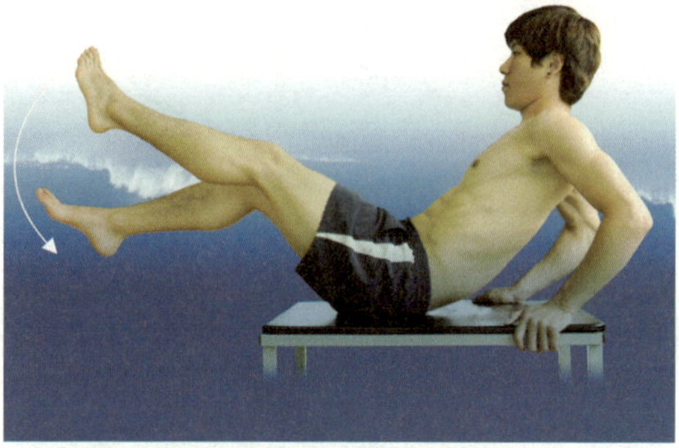

❹ 서서 무릎 차기

보조대에 한 손을 얹고 반대 무릎을 수면과 평행으로 빠르게 들어 올렸다 내리는 동작을 5~10회 반복하고 팔과 다리를 교대하여 같은 동작을 실시한다.

유의 상체는 수면과 직각이 되도록 한다.

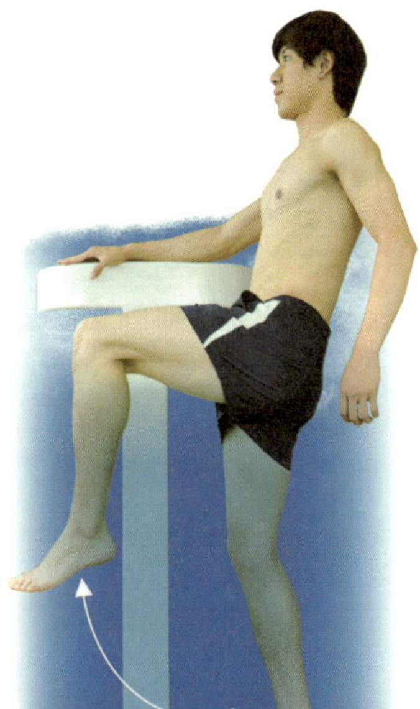

❺ 보조대(킥 보드) 잡고 발차기

가슴 깊이 물속에서 두 손으로 보조대를 잡고 물 위에 뜬다. 두 발로 1~2분 힘껏 물을 차고 1~2분 휴식한다.

유의 운동 초기에는 고정된 보조대를 사용하다가 점차 이동 보조대로 교체한다.

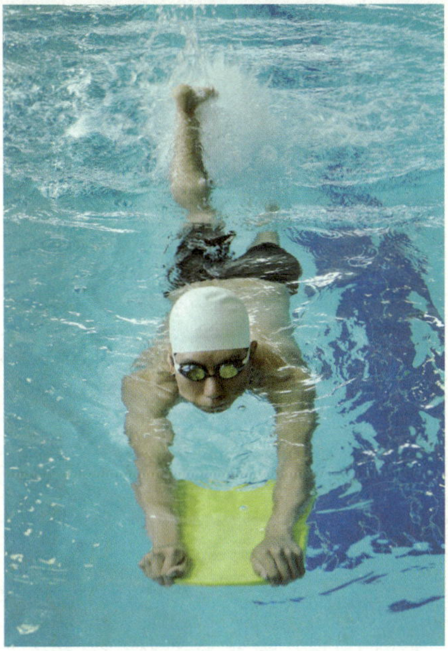

tip

수중 근력 운동

벽 밀기

수영장 벽을 10~20초간 두 손으로 힘껏 민 후, 20~30초간 휴식한다.

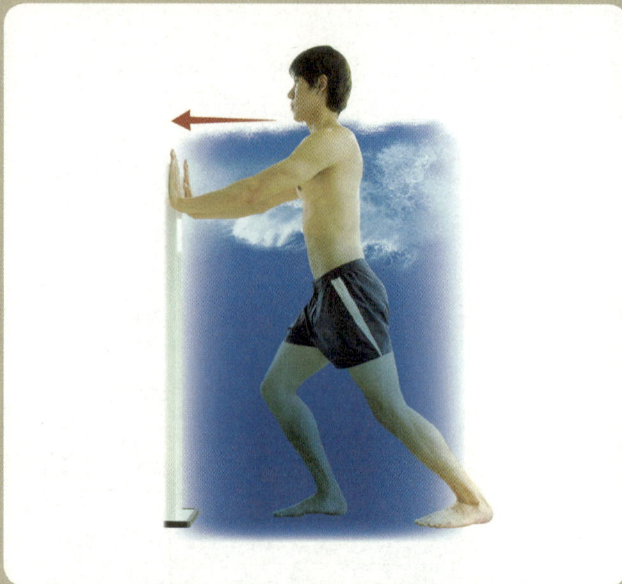

다리 좌우 들기

보조대를 잡고 한쪽 다리를 40~50° 벌려 10~15회 들어 올렸다가, 발을 바꿔 반복한다.

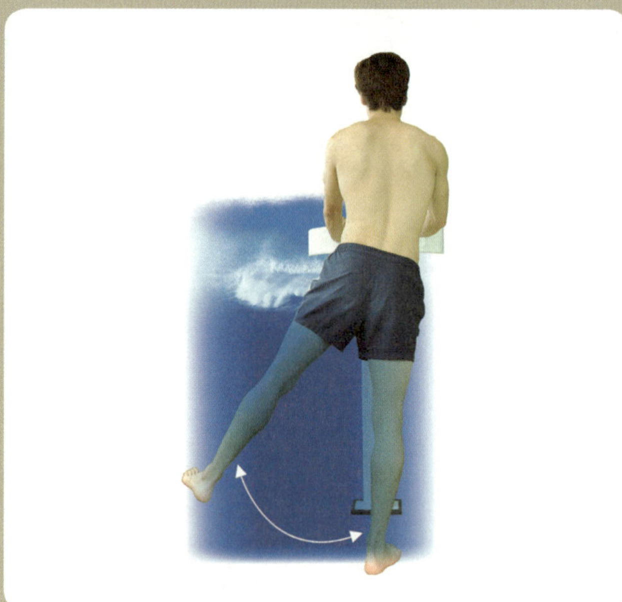

가슴 펴기

두 발을 어깨너비로 벌리고 선다. 가슴을 앞으로 내밀면서 양팔을 뒤로 힘껏 뻗었다가 처음 자세로 돌아오는 동작을 10~20회 반복한다.

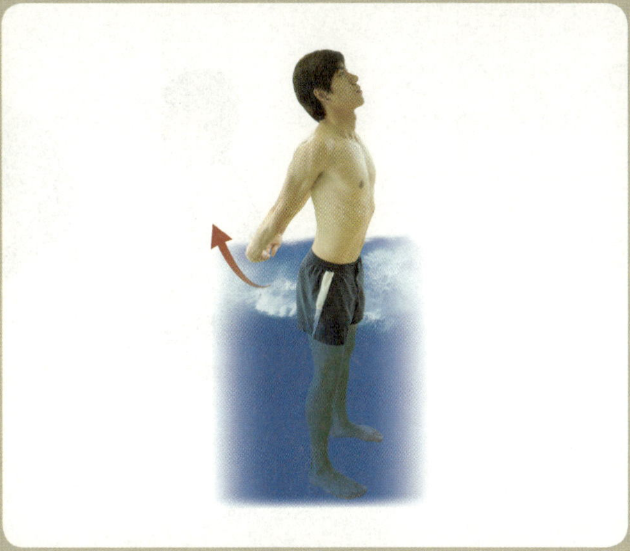

상체 뒤로 젖혔다 펴기

두 발을 어깨너비로 벌리고 양손은 허리에 대고 선다. 상체를 최대로 뒤로 젖혔다가 처음 자세로 돌아오는 동작을 5~10회 반복한다.

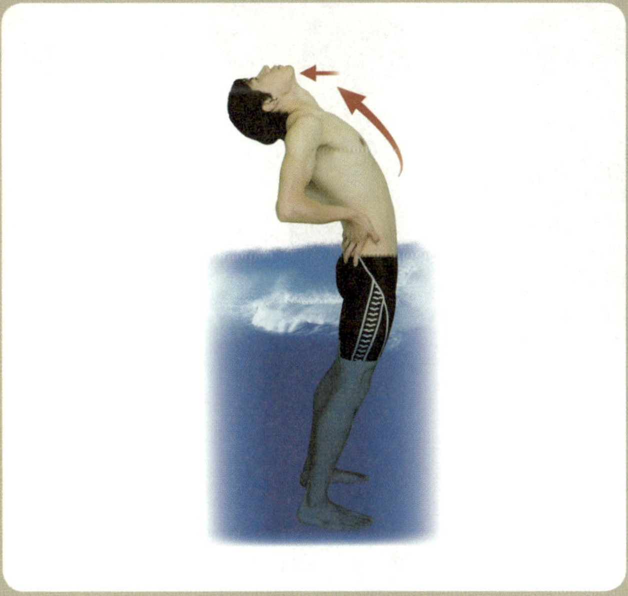

① 무릎 굽히기
(물속에 들어가기 전)

사진 ①과 같이 두 손을 무릎에 얹고 무릎을 굽혔다 사진 ②와 같이 무릎을 펴는 동작을 4~5회 반복한다.

유의 시선은 정면을 응시하고 뒤꿈치로 몸의 중심을 유지한다.

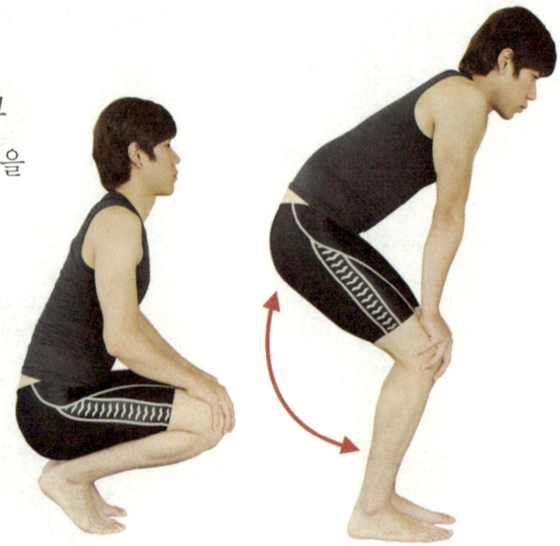

① ②

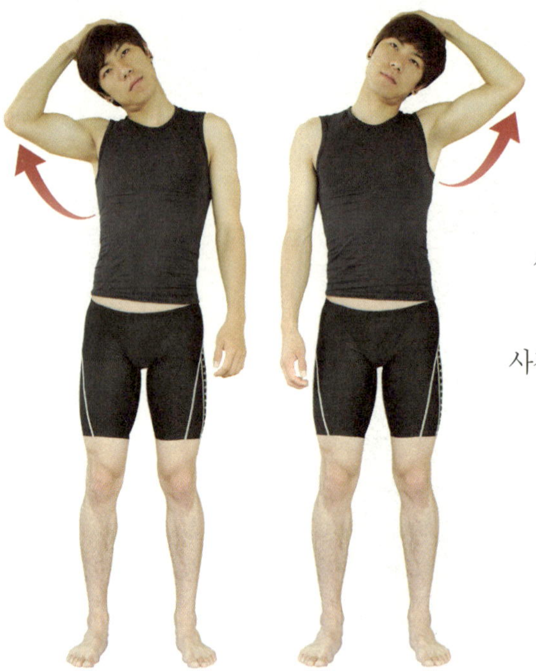

① ②

② 목 당기기
(물속에 들어가기 전)

사진 ①과 같이 한쪽 손을 머리 위에 올려 가볍게 2~3초간 당겨 누른 후 사진 ②와 같이 방향을 바꿔 반복한다.

유의 팔의 움직이는 방향에 따라 머리를 이동한다.

❸ 옆구리 펴기
(물속에 들어가기 전)

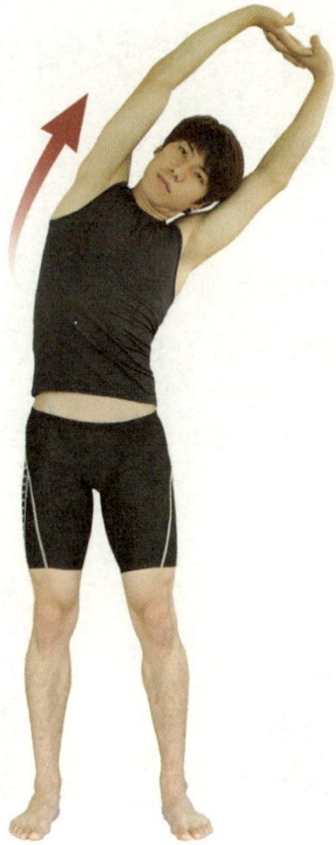

두 손을 머리 위로 뻗어 깍지 끼고 선다.
천천히 옆구리를 최대로 굽혔다 펴는 동작을
좌우 2회씩 번갈아 반복한다.

유의 가슴을 펴고 양팔이 양쪽 귀에 닿는다.

❹ 가슴 펴기(물속에 들어가기 전)

사진 ❶과 같이 가슴 앞에서 양팔이 가슴과 평행되게 양 손바닥을 마주하고 선다.
사진 ❷와 같이 양팔을 높이 치켜들고 가슴을 앞으로 내밀어 2~5초 정지했다가 후
처음 자세로 돌아온다.

유의 가슴을 펴고 호흡을 크게 한다.

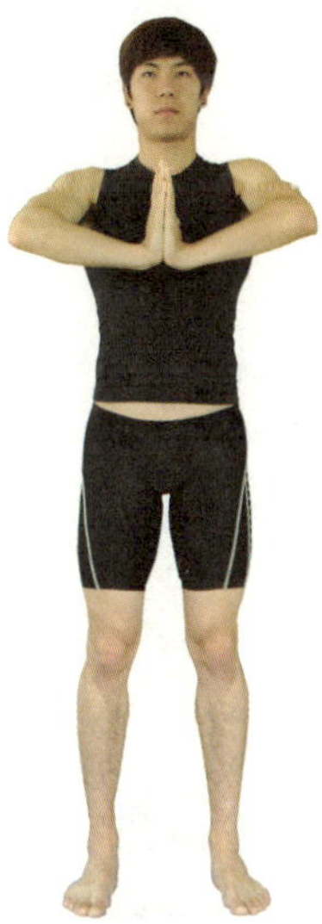

❶

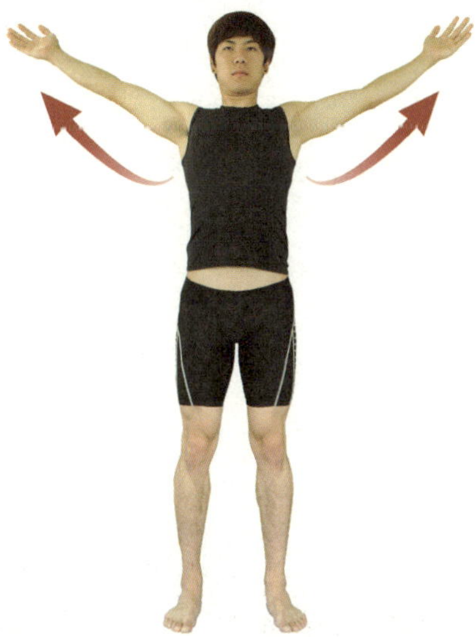

❷

❺ 발목 누르기(물속에 들어가기 전)

사진 ❶과 같이 한쪽 다리를 굽혀 세우고 반대쪽 다리는 바닥에 붙여 편다. 사진 ❷와 같이 발목에서부터 무릎까지 두 손으로 지그시 누르며 마사지한 다음, 사진 ❸과 같이 무릎을 안쪽 바닥 방향으로 천천히 10여 초간 밀어 붙인다. 처음 자세로 돌아와 발을 교대하여 같은 동작을 반복한다.

유의 손바닥으로 허벅지 라인을 두드리고 위아래로 지그시 누른다.

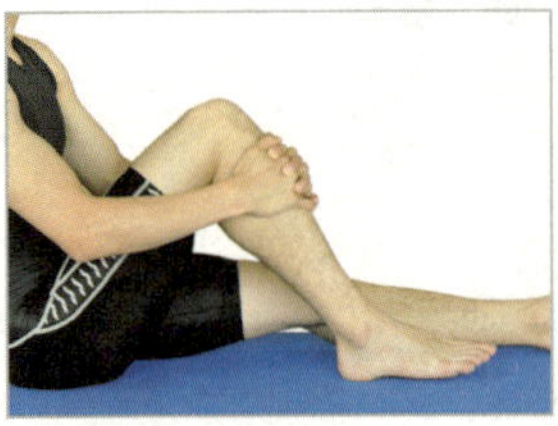

❶

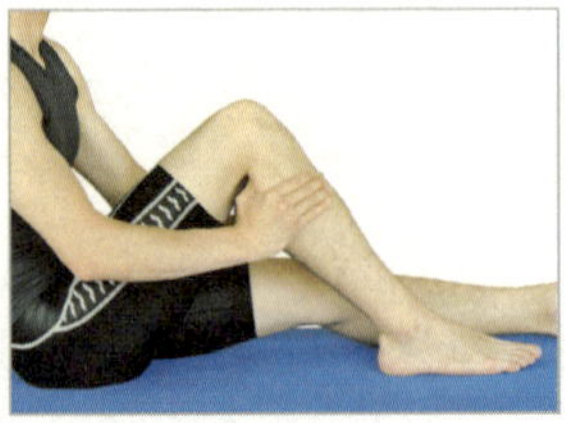

❷

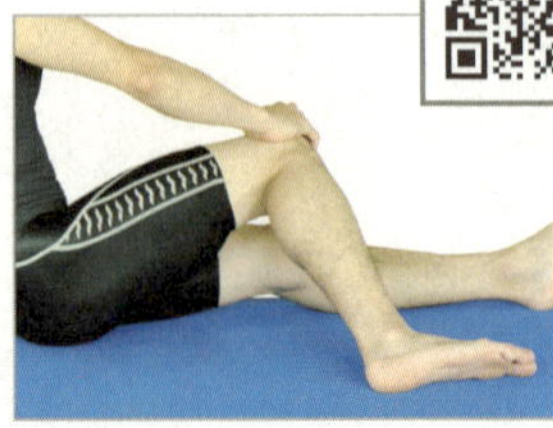

❸

❻ 팔꿈치 펴기(물속에 들어가기 전)

등을 바닥에 대고 양팔을 교차하고 누워 사진 ❶과 같이 오른손으로 왼쪽 팔꿈치를 오른쪽으로 당긴다. 사진 ❷와 같이 왼팔을 얼굴 위로 뻗어 5초간 유지한 후 다시 사진 ❸과 같이 왼팔을 어깨와 평행으로 5초간 편다. 처음 자세로 돌아와 팔을 교대하여 같은 동작을 반복한다.

유의 바닥에 등을 붙이고 시선은 위를 응시한다.

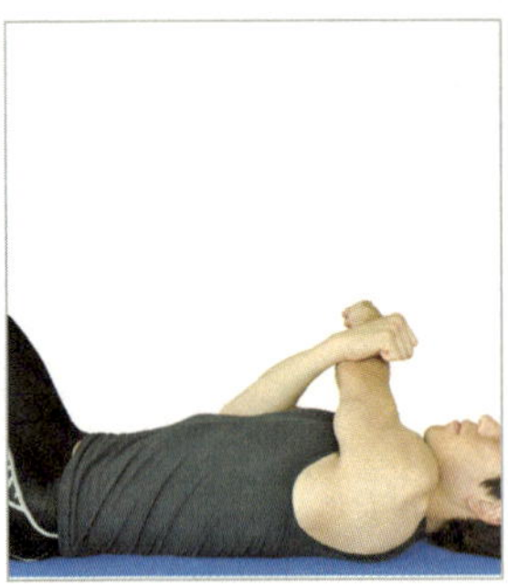

❶

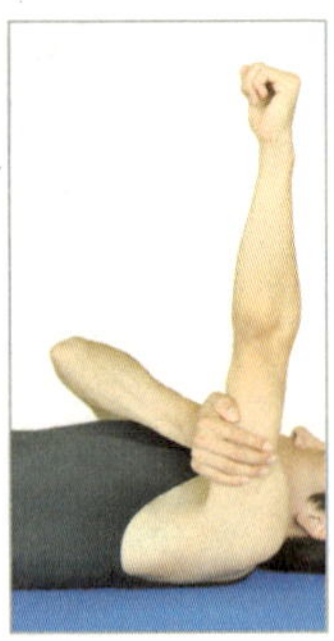

❷

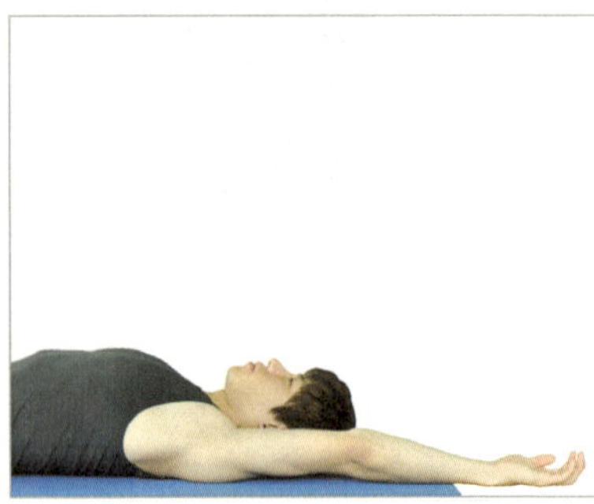

❸

❼ 발목 돌리기 (물속에서)

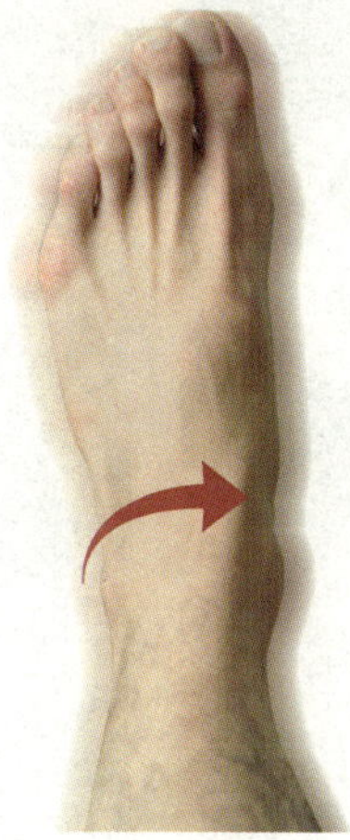

물속에 앉아 발목을 천천히 원을 그리듯 좌우 각 5~10회씩 돌린다.

유의 발목을 바닥에 붙이거나 들고 실시한다.

❽ 팔자 만들기(물속에서)

물속에서 팔을 자연스럽게 뻗어 깍지를 끼고 팔(∞)자 모양을 그리듯 2~3회 반복해서 돌린다.

유의 가슴을 펴고 팔을 뻗고 실시한다.

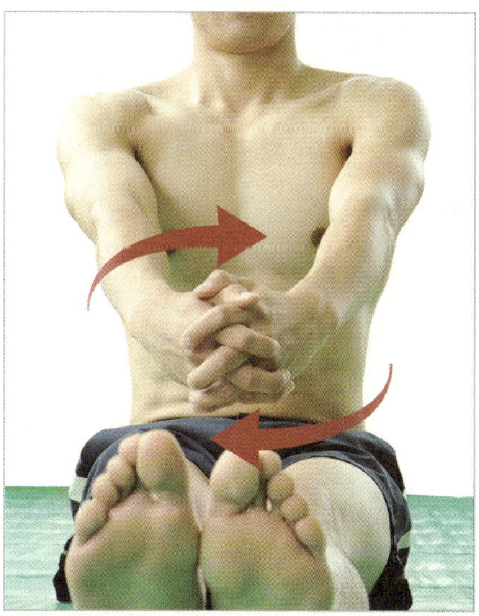

08

swimming

수영

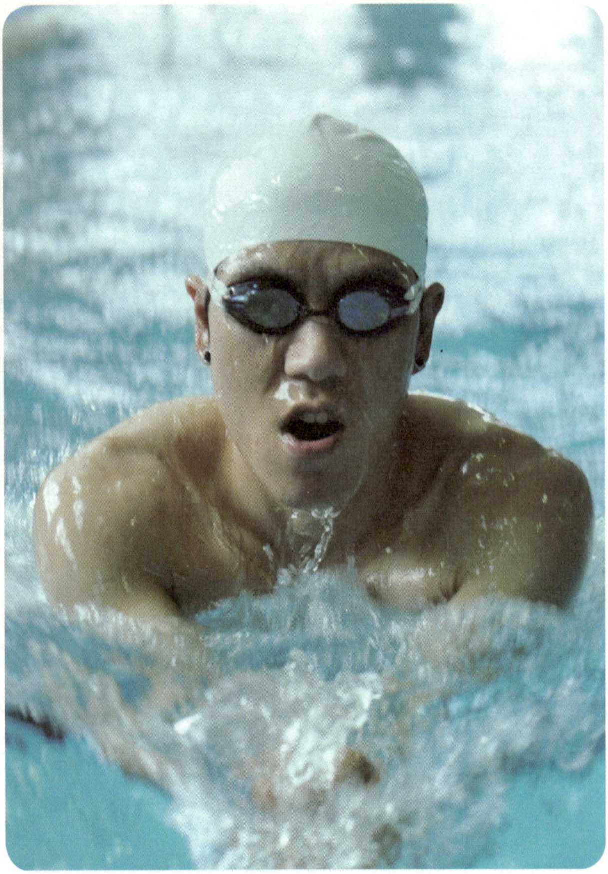

수영은 거의 무중력 상태에서 수평자세로 운동하기 때문에 몸이 받는 부담이 적은 전신운동이다. 따라서 허리 통증이 있어 걷거나 달리기가 부담스러운 사람이나 무릎 관절염 환자, 특히 나이가 많은 노년층에게 권장되는 운동이다.

또한 수영은 유산소운동으로서 폐와 심장의 기능을 활성화하여 안정된 혈압을 유지하고 우리 몸에 필요한 산소섭취 능력을 향상시킨다. 또한 혈액 속 물질 이동을 증가시켜 심혈관계를 발달시킨다.

운동방법

- 수영 전 '가볍게 걷기+맨손체조+스트레칭+수중운동'을 준비운동으로 충분히 실시하여 몸의 근육과 관절을 풀고 물에 적응하는 준비를 한다.
- 초보자는 '물에 익숙해지기 → 입으로 호흡하기 → 물에 뜨기 → 물에서 앞으로 나아가기' 과정을 익힌 후 수영 기법을 숙달시킨다.
- 물에 익숙해지고 수영 동작에 숙달되면 50~100m의 거리에서부터 시작하여 점차 운동시간과 수영거리를 증가한다(초보 단계에서는 100m를 10분 내외로 수영).
- 초보자의 경우 30분 운동 시 10~15분 휴식, 1시간 운동 시 30분 이상 충분한 휴식을 취한다.

운동 효과

- 전신운동으로 체력과 심리적 균형감 발달에 효과적이다.
- 물의 부력을 이용하는 운동이므로 비만자, 신체장애자, 운동이 부족한 사람 특히 관절이 약한 사람들도 실시할 수 있다.
- 수온이 체온보다 낮은 25~28℃이기 때문에 입수 시 모세혈관이 수축하고 물과 피부의 마찰 증가에 따라 피부의 탄력이 향상되고, 더위나 추위에 대한 적응력이 향상된다.

유의사항

- 수영을 시작하기 전 질병, 상해 및 사고 예방을 위하여 건강검진을 받는다.
- 눈 질환자, 질병 또는 수술 직후, 피부 질환자, 생리 중인 자 또는 현재 병을 앓고 있는 사람은 수영을 하지 않는다.
- 공복 시 수영을 피하고, 식사 2시간 이후부터 수영을 한다.
- 물에 들어갈 때는 허리, 얼굴 순으로 천천히 온몸에 물을 끼얹어 근육경련과 심장마비를 예방한다.
- 물이 체온을 낮추고 다리보다 팔을 많이 사용하는 수평자세 운동이기 때문에 걷기, 달리기 또는 자전거 타기보다 맥박수가 10~13회 정도 낮다.
- 추위가 느껴지면 서 있지 말고 몸을 움직여 체온을 유지한다.

- 입술이 파랗거나 물을 자주 먹었을 경우 휴식을 한다.
- 수영 중 호흡이 과하게 부담이 되거나 다리 또는 팔에 통증이 오는 경우, 잠시 수영을 멈추거나 느리게 하면서 호흡과 통증이 안정된 후 다시 수영을 한다.
- 수영 후에는 눈, 귀 또는 입 속의 이물질을 깨끗한 물이나 소독약으로 제거한다.
- 수영은 일단 시작하면 운동강도를 조절하기 어렵고 중간 중간 쉬므로 걷기, 조깅 또는 자전거 타기보다 운동을 30분 이상 지속하기 어려워 체중 감량에 비효과적이다.

표 2-7. 수영의 단계별 운동 프로그램

단계	운동시간(분)	운동거리(m)	빈도(회/1주)	참 고
1	7:00	100	*생활체력 단계: 1주에 4~5회 *기초체력 단계: 1주에 4~5회, 4~5주 실시 *운동체력 단계: 1주에 5회 이상	*1~4단계: 생활체력 단계 *5~12단계: 기초체력 단계 *13단계 이상: 운동체력 단계
2	5:30	100		
3	9:30	200		
4	8:00	200		
5	13:30	300		
6	11:00	300		
7	16:30	400		
8	14:30	400		
9	16:30	500		
10	14:30	500		
11	20:00	600		
12	17:30	600		
13	22:00	700		
14	20:30	700		
15	25:00	800		
16	23:00	800		
17	27:00	900		
18	26:00	900		
19	30:00	1,000		
20	28:00	1,000		

수영의 종류

❶ 자유형

전신운동으로 몸 전체 근육을 균형 있게 발달시킨다.

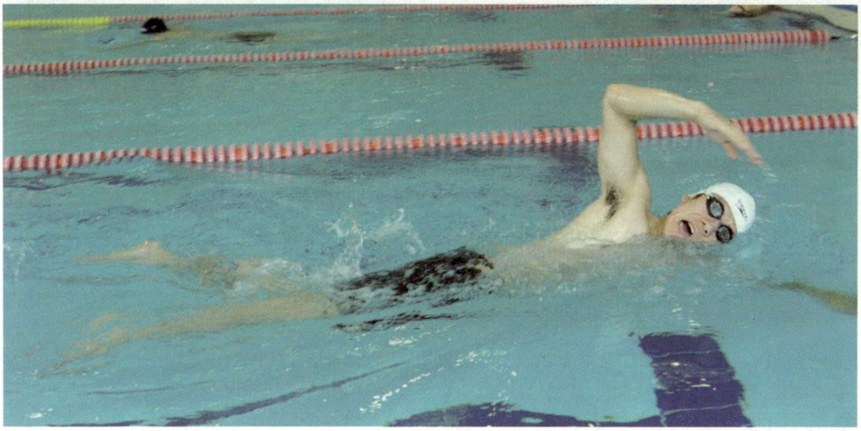

❷ 배영

평소 자주 사용하지 않는 어깨와 등 근육을 발달시킨다.

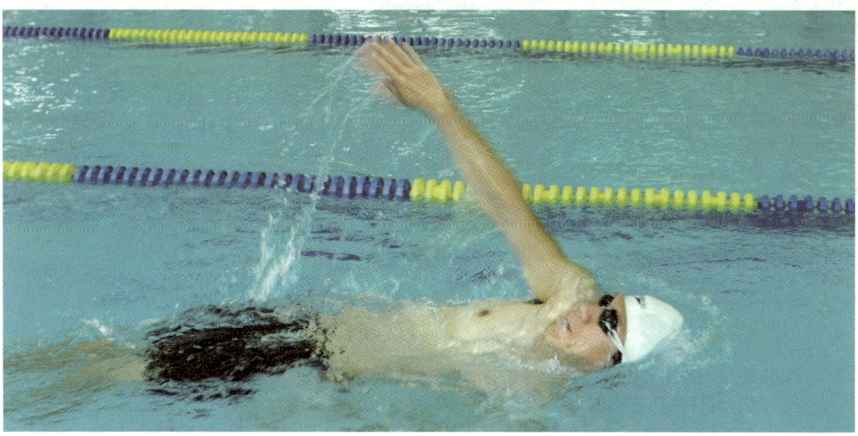

❸ 접영

배와 허리 근육을 강화시킨다.

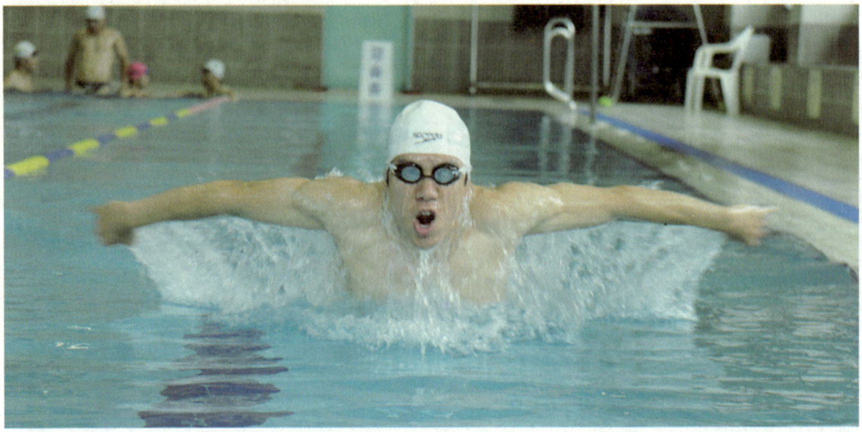

❹ 평영

엉덩이와 허벅지 근육을 발달시킨다.

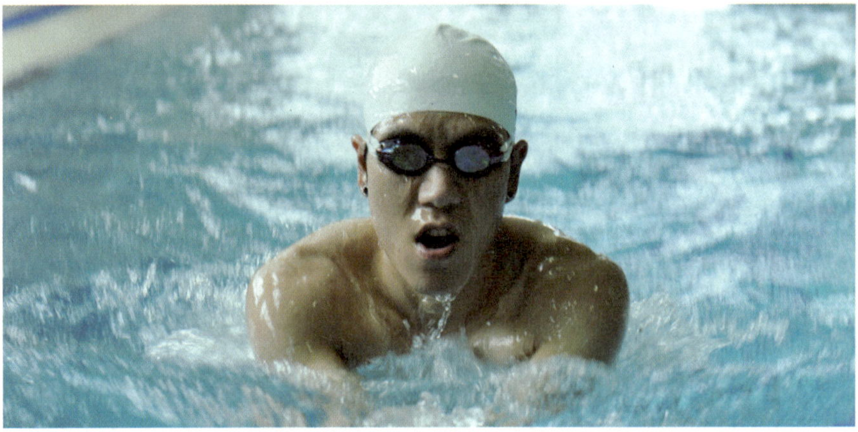

❶ 두 팔 올렸다 내리기

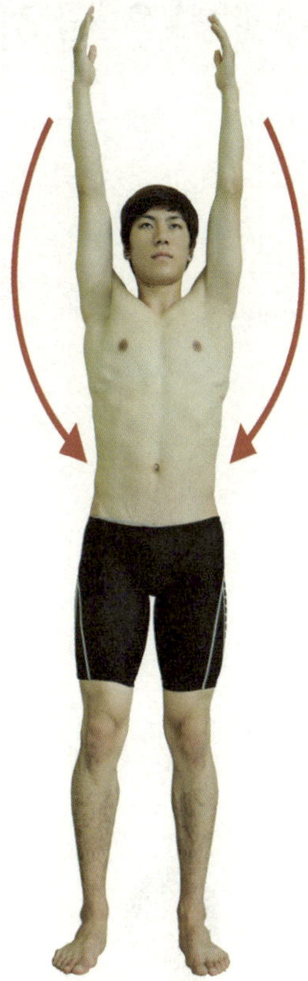

두 팔을 머리 위로 쭉 뻗은 다음 옆으로 천천히 벌려 내리는 동작을 5~10회 반복한다.

유의 상체를 펴고 시선은 정면을 응시한다.

❷ 목 돌리기

두 발을 어깨너비로 벌리고 서거나, 의자에 앉는다. 양손을 허벅지 위에 놓고 턱으로 원을 그리면서 시계방향과 반대방향으로 번갈아 5~10회 돌리면서 자연스럽게 호흡한다.

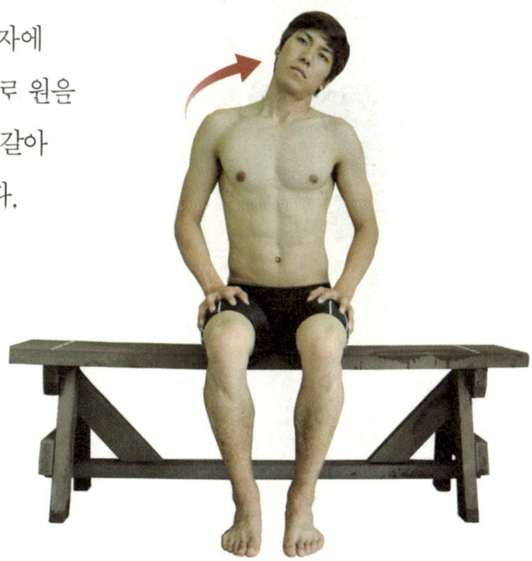

유의 목을 돌릴 때 머리 회전과 리듬을 맞춘다.

❸ 어깨 좌우 굽히기

양 손끝을 어깨 위에 놓는다. 상체를 옆으로 천천히 깊이 굽히고 자연스럽게 호흡하면서 좌우로 5~10회씩 반복한다.

유의 좌우 어깨를 충분히 굽힌다.

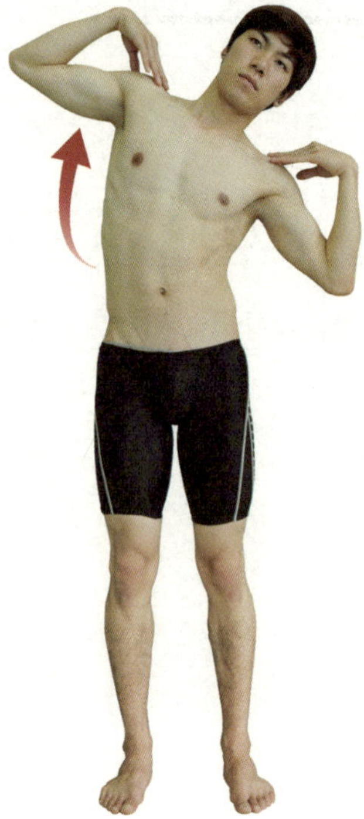

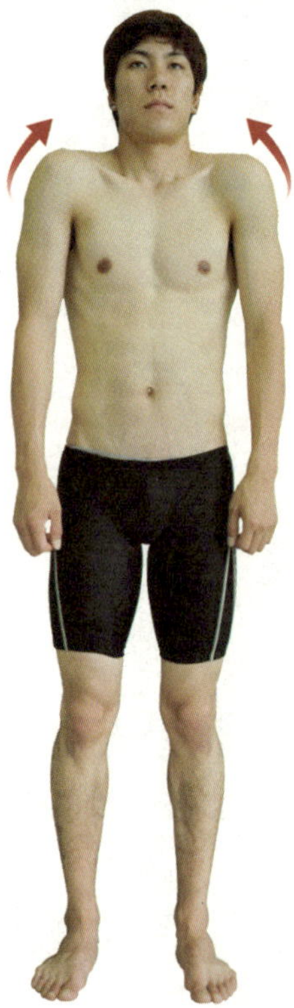

❹ 어깨 돌리기

두 발을 어깨너비로 벌리고 선다. 양 어깨를 앞뒤 위아래로 번갈아 5~10회 돌린다.

유의 어깨를 위로 들어올려서 돌린다.

❺ 허리 뒤로 젖히기

두 발을 어깨너비로 벌리고 선다.
양 손바닥을 허리 뒤에 놓고 천천히 상체를
뒤로 젖혔다가 처음 자세로 돌아오는
동작을 5~10회 반복한다.

유의 허리를 뒤로 젖힐 때 숨을 들이쉬고 처음 자세로 돌아올 때 숨을 내쉰다.

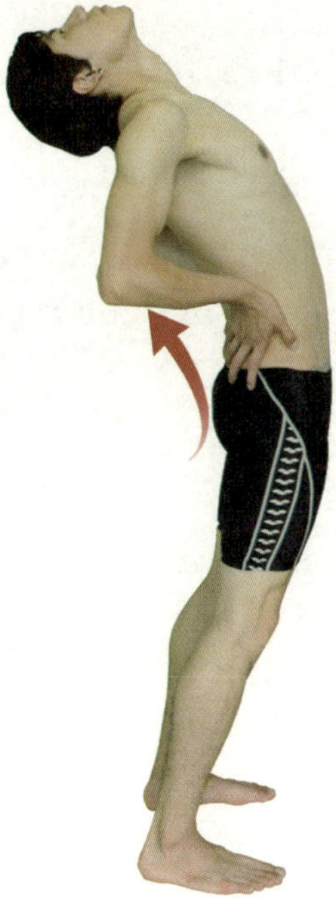

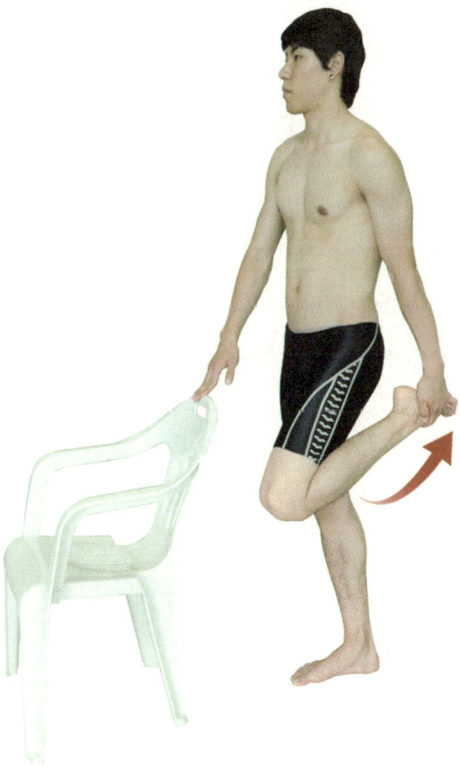

❻ 다리 굽히기

한 손으로 의자 모서리를 잡고 반대쪽
무릎을 뒤로 구부려 발등을 잡는다.
뒤꿈치가 엉덩이에 닿도록 천천히
5~10회 당기는 동작을 좌우
번갈아 반복한다.

유의 시선은 앞을 응시하고 뒤꿈치를 엉덩이 가까이 당긴다.

❼ 발 앞으로 뻗기

두 발을 앞뒤로 벌리고 선다. 앞쪽 무릎을 살짝 구부리고 뒤쪽 무릎은 쭉 편 상태로 10~15초간 유지한 후 발을 바꿔 반복한다.

유의 뒷발의 뒤꿈치는 바닥에서 떨어지지 않으며, 상체는 앞으로 내민다.

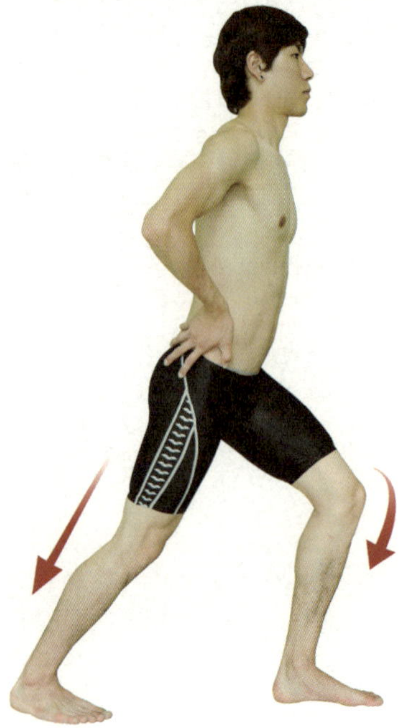

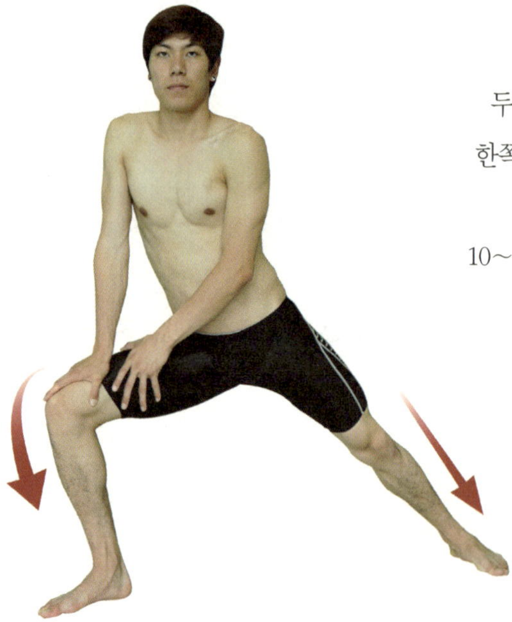

❽ 다리 벌리기

두 발을 어깨너비보다 넓게 벌리고 선다. 한쪽 무릎을 구부리면서 양손을 무릎 위에 올려놓고 반대쪽 무릎은 쭉 편 상태로 10~15초간 유지한 후 발을 바꿔 반복한다.

유의 다리를 충분히 벌리기 위하여 반대쪽 다리를 깊이 굽힌다.

2

근력 운동

체중의 40%를 차지하는 근육에는
많은 모세혈관이 부착되어 근섬유에
산소와 영양소를 제공하며 혈액 공급원과
혈액 저장소 역할을 하기 때문에 근육의
건강 상태는 심혈관계 체력에 많은
영향을 미친다

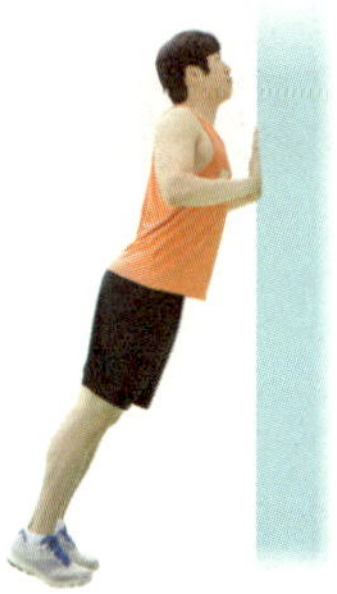

운동원칙

- 정확한 자세로 운동한다.
- 힘을 줄 때 숨을 내쉬고, 힘을 뺄 때 숨을 들이 쉬는 것이 원칙이지만, 초보자는 자연스럽게 호흡하는 것을 권장한다.
- 힘을 줄 때와 뺄 때 운동 빠르기를 동일하게 한다.
- 운동종목 이동 시 앞의 운동에서 사용한 근육에 스트레칭을 충분히 실시한다.
- 같은 운동방법이라도 무게를 높이고 반복횟수를 줄이면 근력이 향상되고, 무게를 낮추고 반복횟수를 증가시키면 근지구력이 향상된다.
- 큰 근육(그림의 A, B, C 순으로 엉덩이, 넓적다리, 배, 허리, 옆구리, 어깨 등) 운동을 먼저, 작은 근육(팔, 정강이, 목 등) 운동은 나중에 한다.

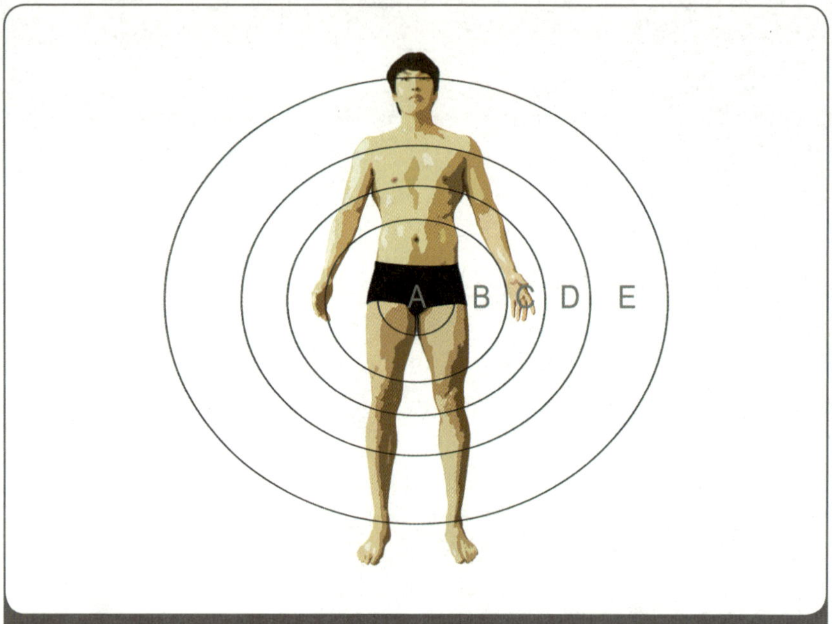

그림 2-7. 근력 운동 순서(A→E)

- 운동 초기에는 기구 없이 자신의 체중을 이용한 운동 2~5종목으로 4~5주 실시한 후, 근력이 향상되면 운동종목을 늘리거나 1kg 무게의 아령으로 운동한다.
- 각 운동종목을 정확한 동작으로 10회씩 3세트 실시할 수 있는 수준에 이르면(보통 운동 시작 3~5주 후) 처음보다 동작을 크고 약간 빠르게, 처음 실시횟수보다 10% 내외, 기구 무게를 2~10% 증가하여 운동한다.

운동 효과

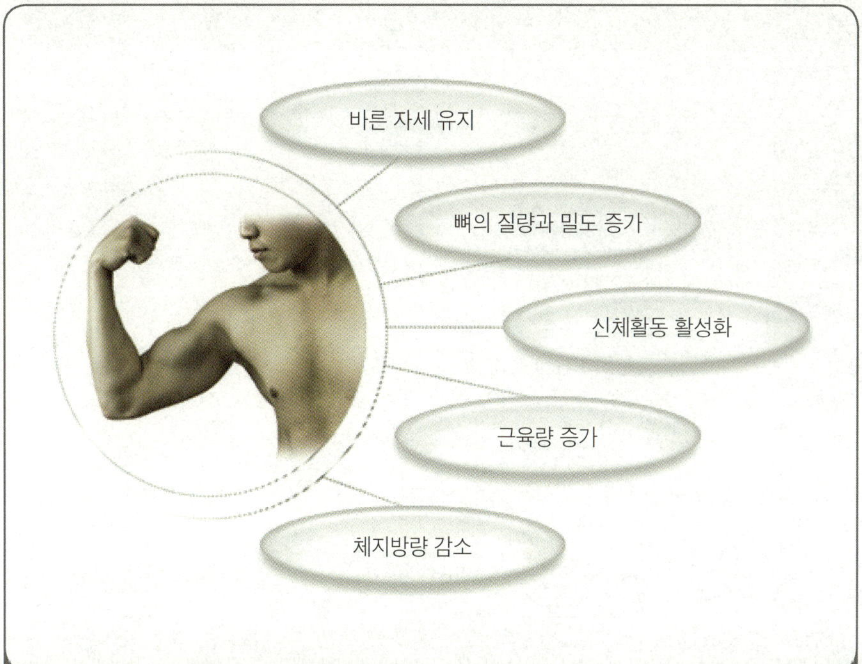

그림 2-8. 근력 운동의 효과

유의사항

- 순간적으로 힘을 모으는 근력 운동은 심장에 강한 자극을 주므로 심장병, 고혈압, 외과적 수술, 탈장 등의 경험이 있는 사람은 과도한 근력 운동을 삼간다.
- 운동하기 편하고 땀 흡수력이 좋은 면 소재 운동복을 입는다.
- 같은 부위의 근육을 계속 사용하지 않도록 운동순서를 배열하여 근육이 휴식할 시간을 갖는다.
- 몸의 반동을 이용하여 운동하지 않는다.
- 운동 초기에는 2인 1조로 안전하게 운동한다. 무거운 무게로 운동할 때 균형을 유지하지 못하면 심각한 부상을 입을 수 있으므로 바른 자세 유지를 위해 서로 협조한다.
- 식사 전후 1시간 이내에 운동하지 않는다.
- 각 종목별로 자신의 최대근력(1RM)을 알고 운동 실시횟수와 운동부하를 정한다.

표 2-8. 근력 운동의 단계별 운동부하 및 운동목표

<table>
<tr><th rowspan="2">종 목</th><th rowspan="2">구분 / 단계</th><th colspan="2">운동부하</th><th rowspan="2">운동목표</th></tr>
<tr><th>운동강도</th><th>운동량</th></tr>
<tr><td rowspan="3">자신의 체중을 이용한 근력 운동</td><td>생활체력</td><td>약간 힘든 느낌</td><td>• 3~5종목
• 1종목/10~15초
• 3~4일/1주</td><td>활기찬 일상생활 (가정생활, 직장생활, 계단 오르내리기, 걷기 등)</td></tr>
<tr><td>기초체력</td><td>힘든 느낌 (최대근력의 60~80%)</td><td>• 5~7종목
• 1종목/20~30초
• 3~4일/1주</td><td>근력과 근지구력 향상</td></tr>
<tr><td>운동체력</td><td>아주 힘든 느낌 (최대근력의 80% 이상)</td><td>• 5~7종목
• 1종목/10~20초
• 3~4일/1주</td><td>근육비대 및 운동기능 (육체미, 중량 등) 향상</td></tr>
<tr><td rowspan="2">아령 운동</td><td>기초체력</td><td>• 1~2kg(묵직한 느낌)
• 10회 내외 반복 무게</td><td>• 5~7종목
• 1종목/20~30초
• 3~5일/1주</td><td>전신근력 및 신체의 균형 발달</td></tr>
<tr><td>운동체력</td><td>• 3kg 이상
• 10회 내외 반복 무게</td><td>• 5~10종목
• 1종목/20~30초
• 4~5일/1주</td><td>전신근력 및 신체의 균형 향상</td></tr>
<tr><td rowspan="3">밴드 운동</td><td>생활체력</td><td>약간 힘든 (빨간색 밴드) 느낌</td><td>• 3~5종목
• 1종목/5~15회 반복
• 2~3일/1주</td><td>팔, 허리, 배(복부) 근육 중심</td></tr>
<tr><td>기초체력</td><td>힘든(초록색, 파란색, 검은색 밴드) 느낌</td><td>• 5~10종목
• 1종목/5~15회 반복
• 3~5일/1주</td><td>가슴, 허리, 배 및 옆구리 근육 중심</td></tr>
<tr><td>운동체력</td><td>아주 힘든(은색, 금색 밴드) 느낌</td><td>• 5~10종목
• 1종목/5~15회 반복
• 4~5일/1주</td><td>특정 신체 부위 근력 향상</td></tr>
<tr><td rowspan="2">머신 웨이트 운동</td><td>기초체력</td><td>최대근력(1RM)의 60~80%</td><td>• 5~10종목
• 1종목/10~15회 반복
• 3~5일/1주</td><td>근력 향상</td></tr>
<tr><td>운동체력</td><td>최대근력(1RM)의 80% 이상</td><td>• 5~10종목
• 1종목/5회 내 반복
• 4~5일/1주</td><td>근력의 극대화</td></tr>
</table>

표 2-9. 운동강도에 따른 기대효과

운동강도(최대근력/1RM %)	기대효과
80% 이상	근육비대 및 근력(운동기능) 강화
60~80%	근육 증가(몸매 관리)
40~60%	일반 근력(건강 증진)
40% 이하	근지구력(실시횟수 최대), 순발력(실시동작 빠르게)

✔ check

근력 운동 용어

운동부하

운동의 강도(세기)와 운동량의 합(운동강도+운동량)

운동강도

운동기구의 무게, 운동 중 휴식방법 및 시간에 따라 변한다.

운동량

단위시간에 실시된 운동 반복횟수(1세트), 세트 수

반복횟수 및 최대 반복횟수

- 반복횟수: 휴식 없이 실시하는 운동 반복횟수
- 최대 반복횟수: 더 이상 반복할 수 없는 최대 운동 반복횟수(체력 한계)

예 스쿼트를 최대 20회까지 반복할 수 있으나 10회만 하였다면, 반복횟수는 10회, 최대 반복횟수는 20회

1세트(1set)

정해진 일련의 1회 운동

예 벤치프레스를 10번씩 3회(10번 반복하고 휴식 후, 다시 10번, 또다시 10번) 반복했다면, 10번씩 3회가 1세트

RM과 1RM

- RM: 반복횟수
- 1RM: 단 1회만 들 수 있는 최대의 무게(2회 이상 반복할 수 없는 무게)

예 30kg의 무게를 벤치프레스로 5번 실시했다면 '30kg 벤치프레스를 5RM 실시했다', 벤치프레스로 50kg을 전력으로 1회밖에 들어 올리지 못했다면 '벤치프레스 1RM은 50kg'

주동근과 길항근

- 주동근: 운동을 주도적으로 수행하는 근육(벤치프레스에서 바벨을 위로 드는 동작에서 넓은등근)
- 길항근: 주동근과 반대로 움직이는 근육(벤치프레스에서 바벨을 내리는 동작에서 넓은등근)

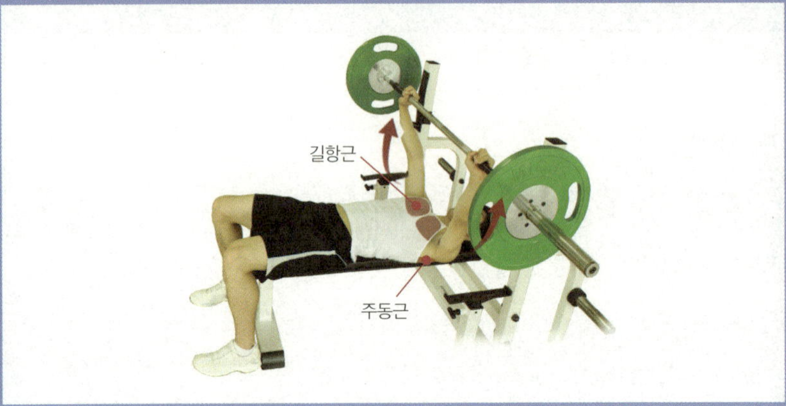

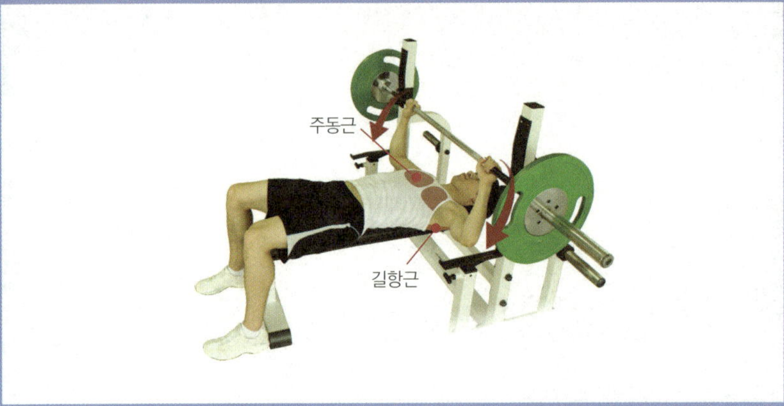

그림 2-9. 벤치프레스 운동 시 주동근과 길항근

운동강도, 운동량 및 휴식

운동강도

- 처음 운동할 때, 가벼운 무게로 정확한 자세를 습득하면서 10~15회 반복, 2주 정도 실시 후 운동종목별 최대근력(1RM)을 측정하고 1~2세트 실시하다가 3세트까지 증가한다.
- 운동 빠르기는 근육에 힘을 가하는 데 2초, 힘을 빼는 데 2초의 리듬으로 일정하게 반복한다.

운동량

- 운동 초기에는 1주에 2~3일, 익숙해지면 3일 이상 운동한다.
- 종목별 15~20회 반복운동이 가능하면 무게를 증가한다.
- 성인 남자의 근력과 근지구력을 동시에 발달시키기 위한 운동강도는 약 15~20회 반복할 수 있는 무게, 3세트가 적당하다.

휴식

- 한 종목을 마치고 다른 종목을 실시할 때까지 약 30초 휴식, 각 세트 사이는 2~3분간 휴식을 취한다.
- 운동으로 인한 근피로를 회복하기 위하여, 하루건너 운동을 실시하고 근력 운동 기간 중에는 근수축의 효율을 높이기 위해 단백질을 평소보다 증가하여 섭취한다.

준비운동 및 정리운동

(모든 근력 운동에 동일하게 실시)

❶ 팔 뻗기

의자에 앉아 오른쪽으로 뻗은 왼쪽 팔의 팔꿈치에 오른쪽 팔을 댄다. 가슴 쪽으로 당겨 10~15초간 유지하였다가 팔을 바꿔 반복한다.

유의 가슴을 펴고 가슴 쪽으로 팔을 천천히 당긴다.

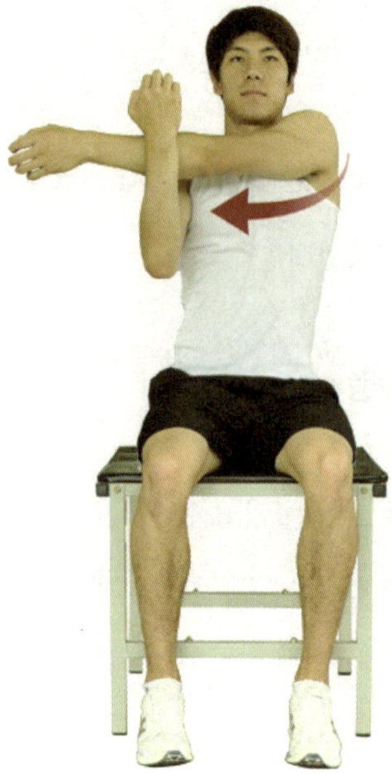

❷ 다리 뻗기

쪼그려 앉아 왼쪽 발을 뻗어 10~15초간 유지하였다가 다리를 바꿔 반복한다.

유의 두 손으로 바닥을 지지하고, 상체는 앞으로 곧게 펴 안정된 자세를 유지한다.

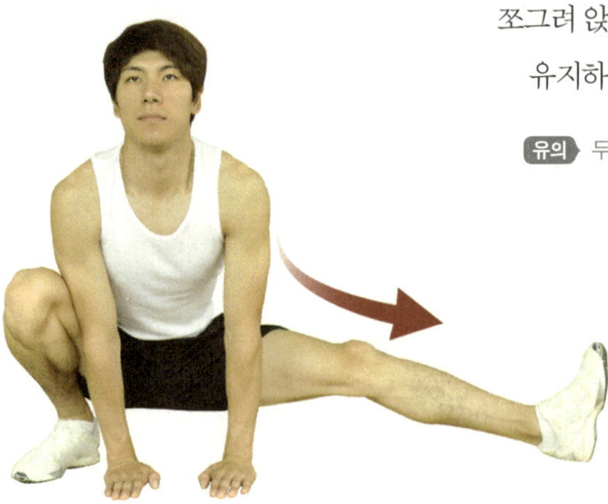

❸ 무릎 돌리기

두 손을 무릎에 얹고 살짝 구부린다. 무릎을 시계방향으로 천천히 원을 그리듯 4~5회 돌리고 방향을 바꿔 반복한다.

유의 시선은 앞을 응시하고 실시자의 능력에 맞게 무릎을 굽힌다.

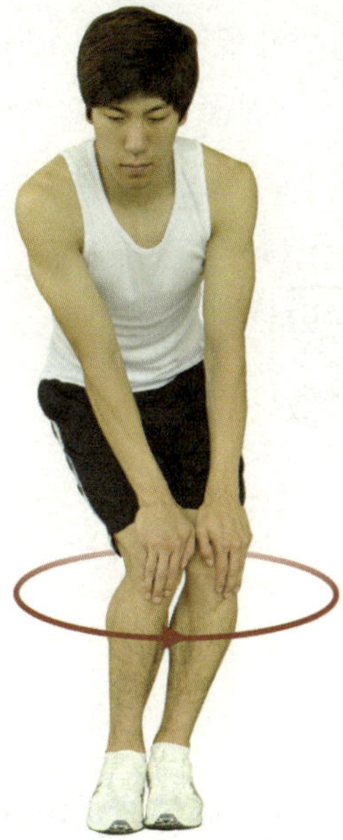

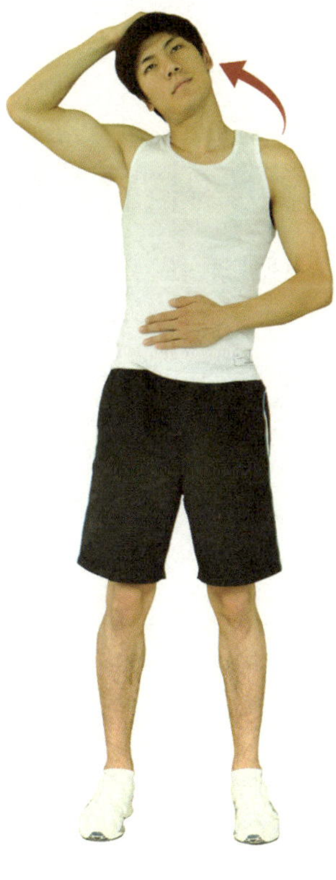

❹ 머리 당기기

한 손으로 반대편 머리를 잡고 어깨 쪽으로 천천히 10~15초간 당겼다가 방향을 바꿔 반복한다.

유의 반대쪽 어깨를 굽힌 머리 쪽으로 가볍게 들어 올린다.

❺ 몸통 틀기

바닥에 앉아 왼쪽 무릎을 세워 오른쪽 팔꿈치로 왼쪽 다리 허벅지를 지그시 오른쪽으로 민다. 상체를 왼쪽으로 10~15초간 틀었다가 방향을 바꿔 반복한다.

유의 몸통 트는 방향으로 어깨를, 반대쪽으로 허벅지를 튼다.

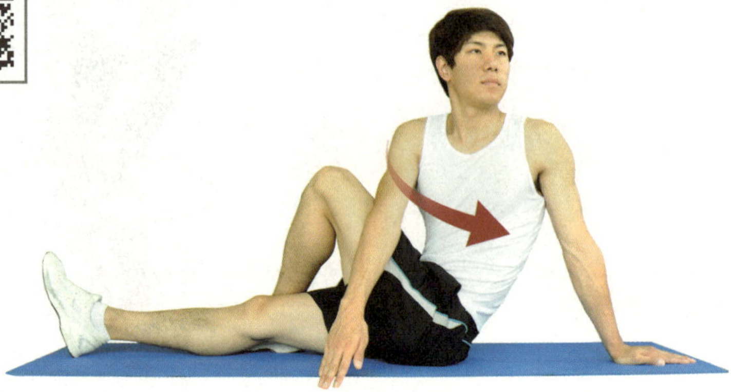

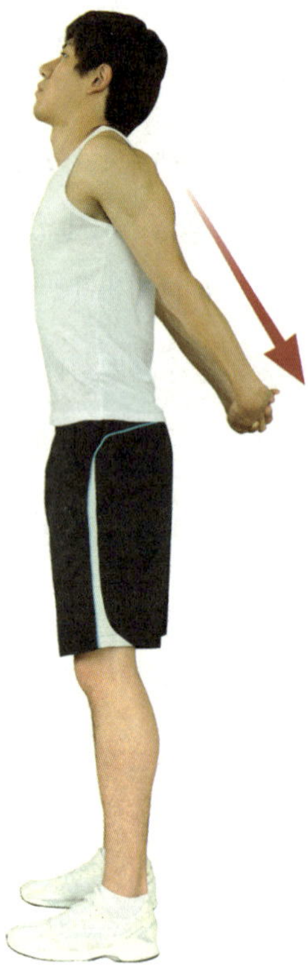

❻ 어깨 펴기

등 뒤에서 양손으로 깍지 끼고 뒤로 뻗어 위로 올리면서 가슴을 앞으로 내미는 동작을 10~15초간 유지한다.

유의 시선은 위를 응시하고 가슴을 편다.

❼ 가슴 펴기

두 다리를 어깨너비보다 넓게 벌리고 무릎을 펀다. 등 뒤로 깍지 낀 양손을 위로 들어 올리며 상체를 무릎 쪽으로 지그시 굽힌 채 10~15초간 유지한다.

유의 깍지 낀 양손은 등 뒤로 곧게 펴 올리고, 시선은 앞을 응시한다.

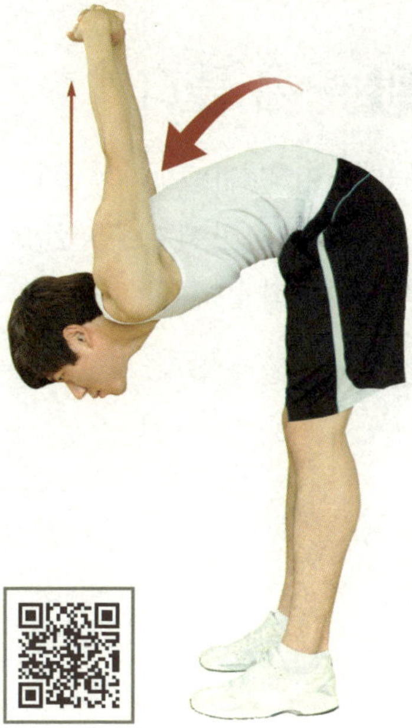

❽ 상체 틀기

기둥(또는 벽)을 등지고 두 발을 어깨너비로 벌리고 선다. 상체를 최대로 한쪽으로 틀어서 기둥을 잡고 10~15초간 유지하였다가 방향을 바꿔 반복한다.

유의 상체 트는 방향을 바라보고 어깨를 함께 돌린다.

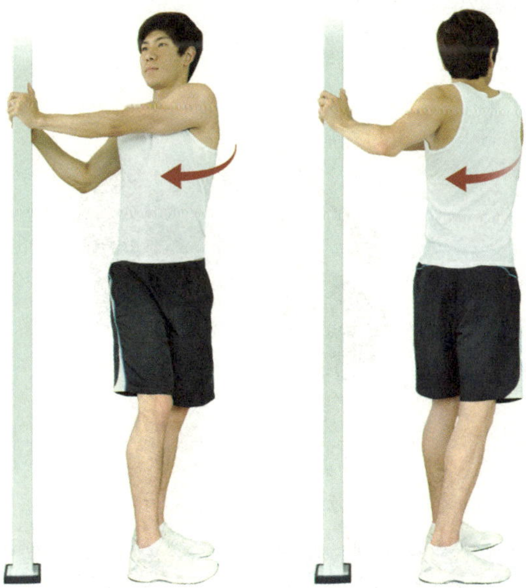

❾ 어깨 돌리기

두 발을 어깨너비로 벌리고 선다.
양손을 목에 올린 채 어깨를 앞뒤로
각 5~10회씩 돌린다.

유의 시선은 정면을 응시하고, 가슴을 편다.

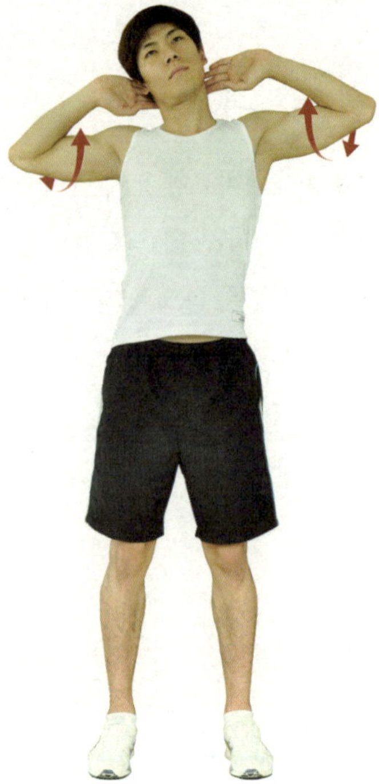

❿ 상체 굽히기

두 발을 어깨너비로 벌리고 양손이 바닥에 닿을 정도로 상체를 앞으로 늘어뜨려 10~15초간 유지한다.

유의 시선은 무릎을 응시하고 가슴을 무릎 쪽으로 당긴다.

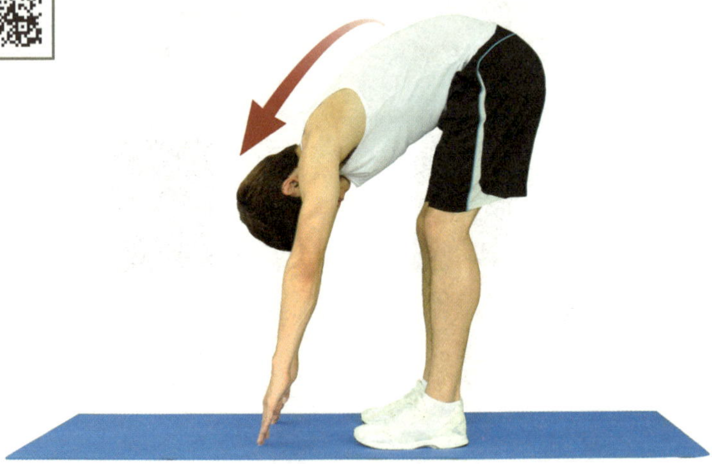

⓫ 상체 숙이기

바닥에 앉아 한쪽 다리를 곧게 펴고, 두 손을 모아 편 다리 무릎 위로 뻗는다. 허리와 허벅지가 뻐근할 정도로 상체를 10~15초간 숙였다가 다리를 바꿔 반복한다.

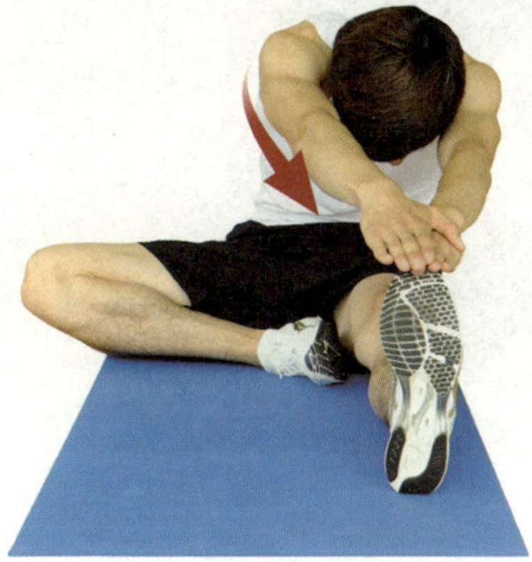

유의 시선은 무릎을 응시하고, 몸을 구부릴 때는 상체를 최대로 무릎 쪽으로 가까이 붙인다.

⓬ 숨 고르기

두 발을 어깨너비로 벌리고 서서 양팔을 펴 가슴 뒤로 젖히면서 숨을 크게 들이마셨다 내쉬기를 5~10회 반복한다.

유의 숨을 들이마실 때는 가슴을 최대로 편다.

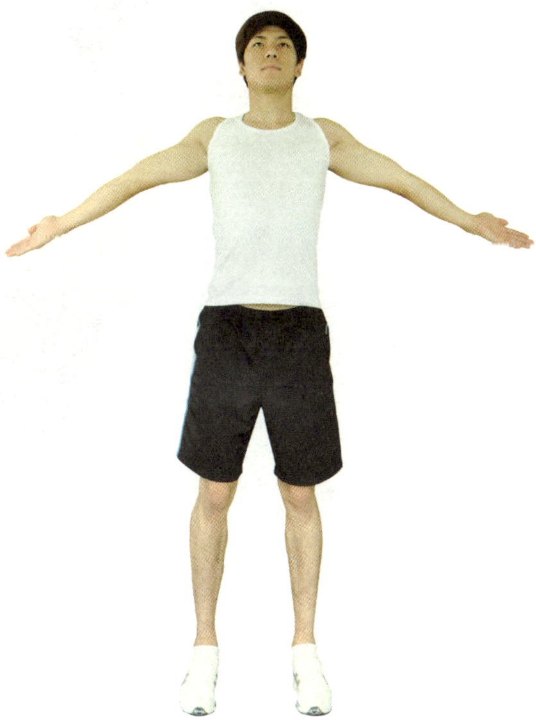

01 몸을 움직이지 않는 근력 운동

:: 등척성 근력 운동

관절을 움직이지 않으면서 고정된 물체에 힘을 가해 밀거나 당기는 자세 또는 자신의 몸에 힘을 주며 멈춘 자세를 일정시간 유지하여 근력을 향상시키는 모든 근력 운동의 기본이다.

복잡한 기구나 시설 없이 간단하게 실시할 수 있으며, 특정 근육의 근력 강화 또는 신체의 재활을 위해 권장되는 근력 운동이다.

관절에 스트레스를 적게 주고 관절 주위 근육을 강화시켜 관절기능을 되살리는 효과 때문에 관절염 환자들의 재활훈련과 노년층 체력단련 운동으로 권장된다.

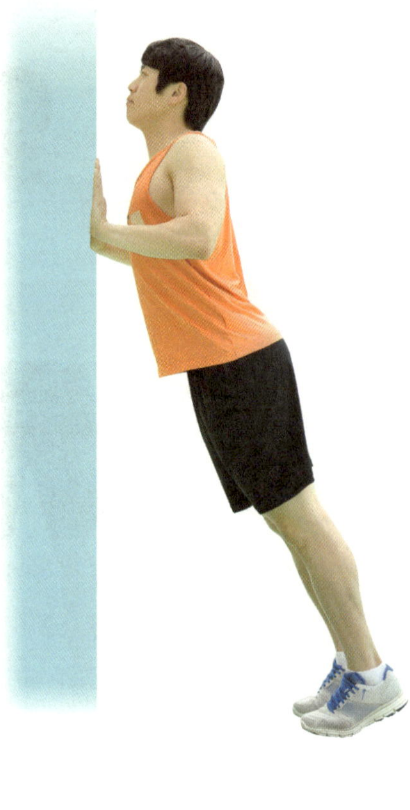

운동방법

- 초보자는 약간 힘든 상태에서 10~15초(1세트)를 2~3세트, 중급자는 힘든 상태에서 20~30초(1세트)를 3~5세트, 단련자는 아주 힘든 상태에서 10~20초(1세트)를 2~3세트 반복한다.
- 등척성 운동은 운동되는 근육 각도의 근력만 향상되므로(관절의 각도에 따라 발휘하는 근력이 다르다), 관절 각도에 20~30°씩 변화를 주며 실시한다.
- 숨을 참지 말고 조금씩 호흡하면서 운동한다.
- 근육은 1회 10초 동안 최대의 힘을 발휘할 수 있고, 이 같은 근수축은 하루 5~10회 반복할 수 있으므로 자신에게 맞게 운동한다.
- 근력을 향상하고 싶은 근육에 힘을 주면서 운동한다.
- 매일 일상생활 중 주위에 있는 기구 또는 시설을 운동기구로 활용한다.

유의사항

- 운동할 때 호흡을 참으면 심장 부담이 커지므로 정상적으로 호흡하는 것이 바람직하다(특히 노년층, 고혈압과 심장 질환자는 위험).
- 운동 중 단백질 섭취를 평소보다 20% 이상 늘린다.

자신의 체중만을 이용하는 근력 운동

❶ 다리

발가락 가위바위보

발바닥이 정면으로 향한 상태에서 가위(사진 ❶: 엄지발가락만 세우고 나머지 발가락을 오므린다), 바위(사진 ❷: 발가락을 최대로 오므린다), 보(사진 ❸: 발가락을 쫙 편다) 자세를 각 10~30초 동안 유지한다.

유의 발가락에 힘을 주면서 실시한다.

효과 발등(짧은엄지폄근), 발바닥(벌레근) 및 발가락(엄지모음근) 근력 강화

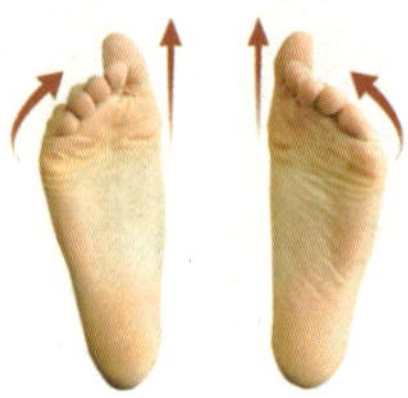

❶

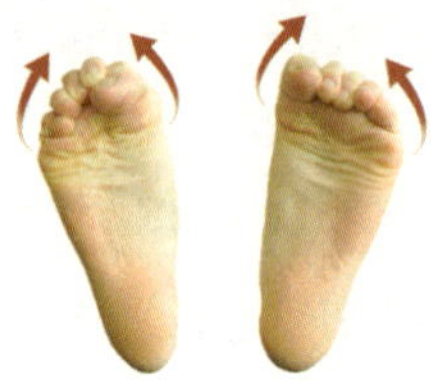

❷

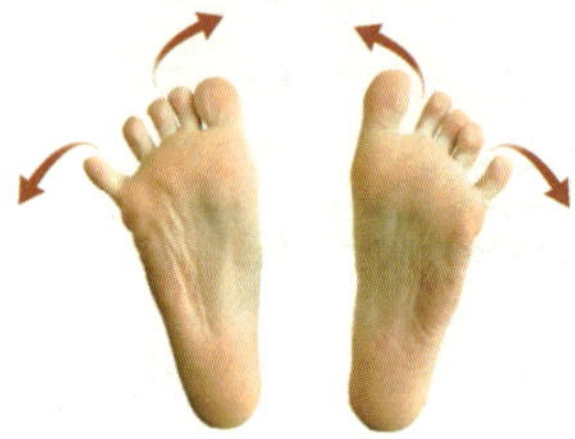

❸

:: 응용동작

벽에 기대앉기

벽에 등을 기대고 무릎을 80~90° 구부린 자세로 10~30초간 유지한 후 처음 자세로 돌아온다.

유의 등으로 벽을 밀면서 자세를 유지한다.

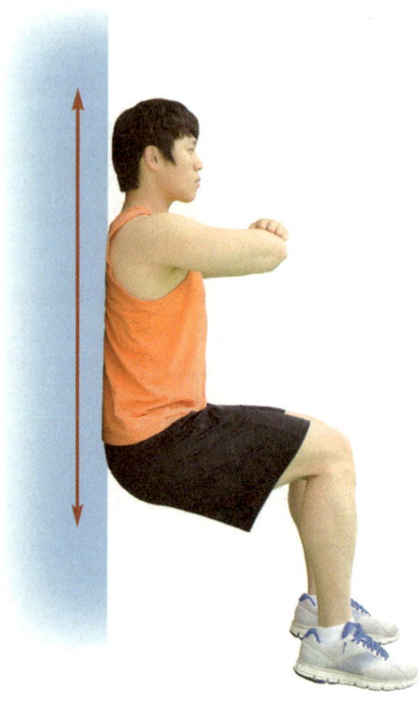

쪼그려 앉기

상체를 펴고 무릎을 90~120° 구부려
10~30초간 유지한 후 처음 자세로 돌아온다.

유의 등을 곧게 펴고 자세를 유지한다.

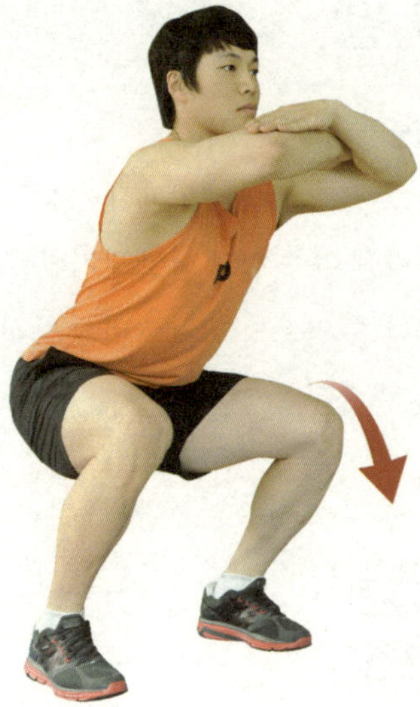

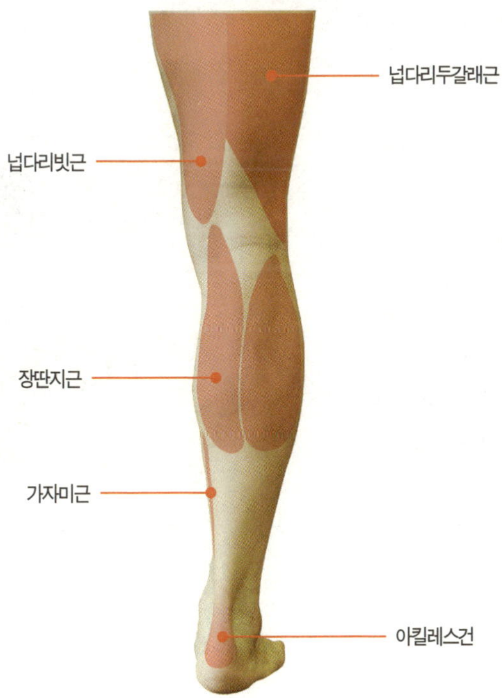

근력 발달 부위

❷ 팔

손가락 당기기

양 팔꿈치를 어깨 높이까지 수평으로 올린다. 손가락을 마주 걸고 힘껏 당기면서 10~30초간 유지한 후 양손의 위치를 바꿔 당긴다.

유의 가슴을 펴고 앞으로 가볍게 밀면서 자세를 유지한다.

효과 손가락(손가락폄근), 팔(위팔근), 팔꿈치(팔꿈치근) 근력 강화

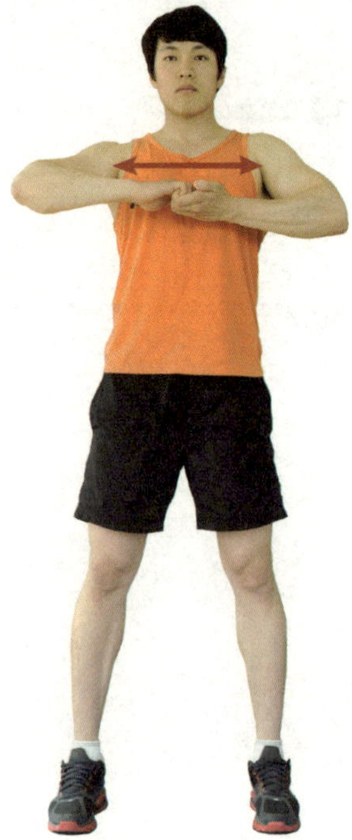

:: 응용동작

팔굽혀 벽 밀기

두 발을 어깨너비로 벌리고 벽을 마주보고 선다. 가슴 높이에서 팔을 굽힌 채 손바닥으로 벽을 10~30초간 밀었다 처음 자세로 돌아온다.

유의 등을 펴고 가슴을 앞으로 밀면서 자세를 유지한다.

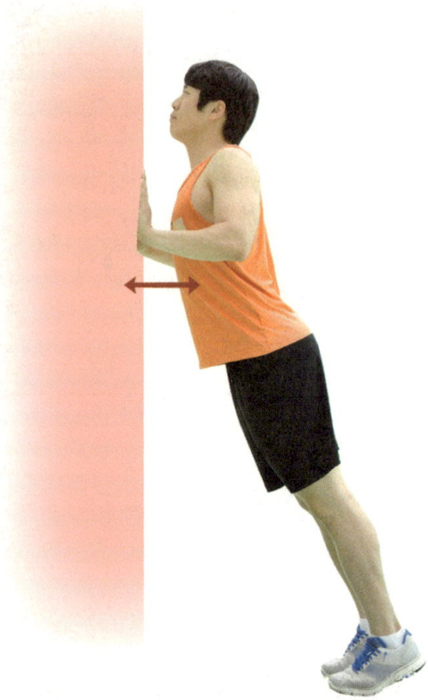

팔굽혀 버티기

90°로 굽힌 팔꿈치를 바닥에 대고 엎드린다. 몸을 일자로 편 자세를 10~30초간 유지한 후 처음 자세로 돌아온다.

유의 목과 등, 엉덩이가 일직선이 되도록 자세를 유지한다.

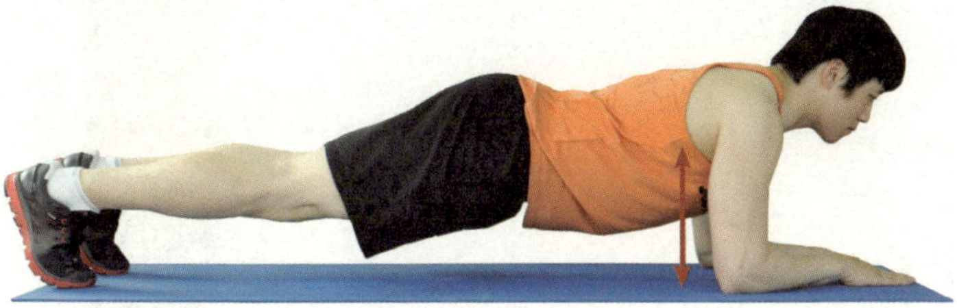

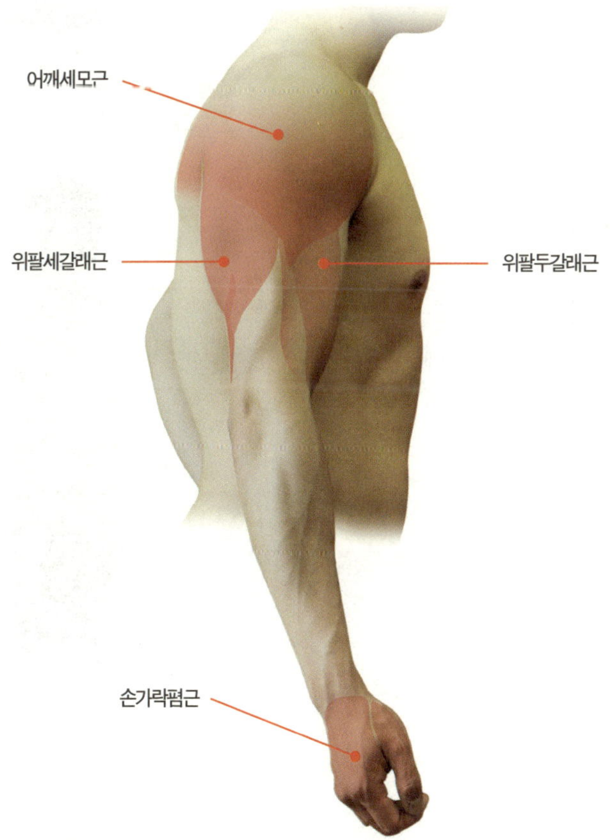

근력 발달 부위

❸ 목

머리 앞 당기기

깍지 낀 양손으로 뒷머리를 감싸고 앞쪽으로 머리를 잡아당겨 10~30초간 유지한 후 처음 자세로 돌아온다.

유의 목을 뒤쪽으로 민다.

효과 목(얕은목근, 깊은목근) 근력 강화

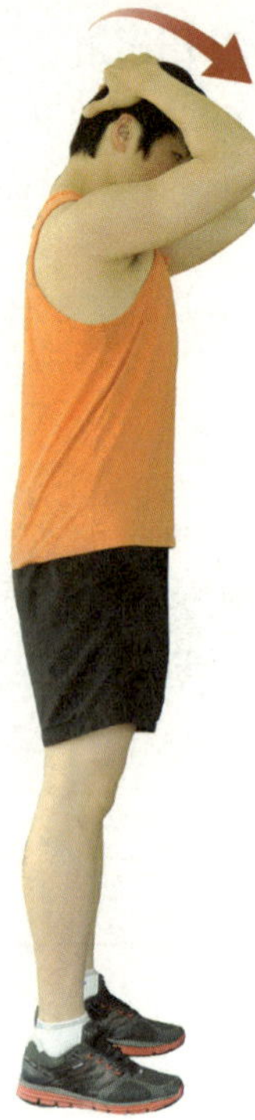

:: 응용동작

턱 앞 당기기

사진과 같이 이마와 턱을 동시에 몸 아래쪽으로 당긴 상태로 10~30초간 유지한 후 처음 자세로 돌아온다.

유의 당긴 턱이 가슴 앞으로 나가지 않도록 한다.

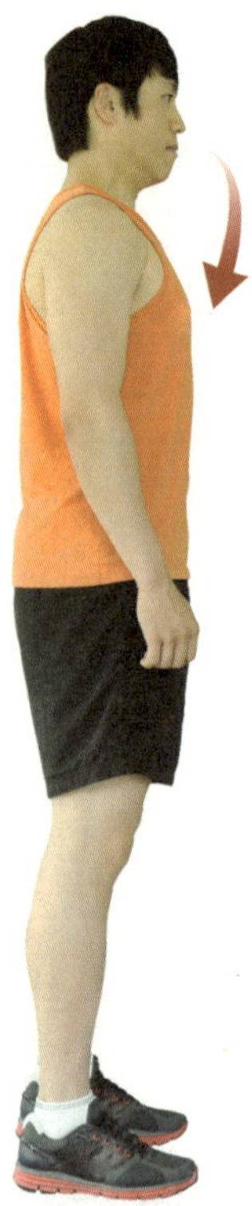

➡ 목 뒤 젖히기

목 뒤에 두 손을 대고 천천히 목을 최대로 젖혀 10~30초간 유지한 후 처음 자세로 돌아온다.

유의 턱을 들어 시선은 위를 응시한다.

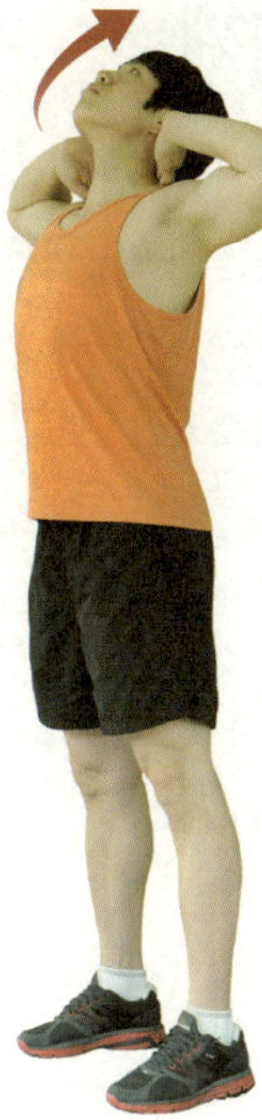

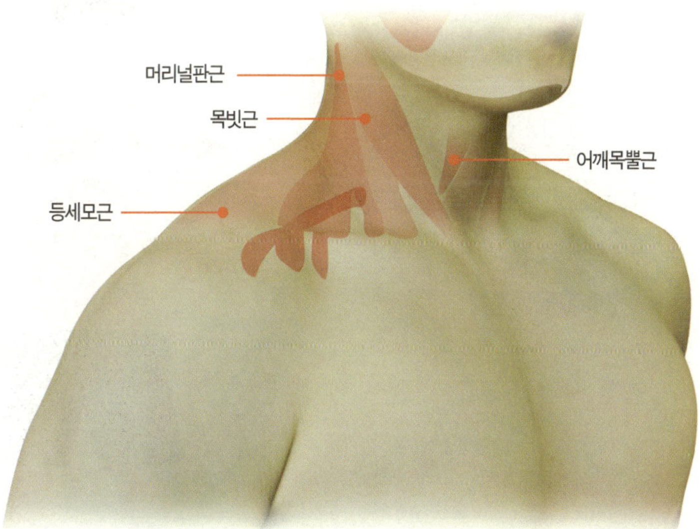

근력 발달 부위

❹ 어깨

손바닥 밀기

양 팔꿈치를 어깨 높이까지 올려 손바닥을 마주 잡는다. 좌우로 10~30초간 힘껏 밀었다가 처음 자세로 돌아온다.

유의 시선은 앞, 상체는 곧게 편다.

효과 어깨(어깨세모근, 등세모근) 근력 강화

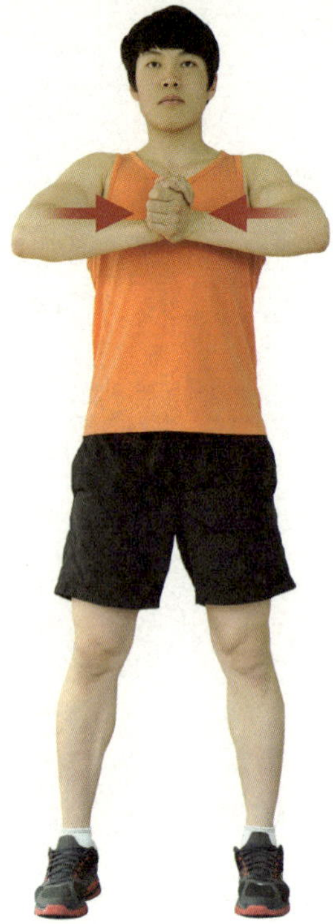

:: 응용동작

손등 밀기

가슴 앞에서 손목을 교차하여 손등을 마주대고 선다. 손등을 좌우로 힘껏 밀면서 10~30초간 유지한 후 처음 자세로 돌아온다.

유의 양쪽 팔꿈치는 좌우로 힘껏 당긴다.

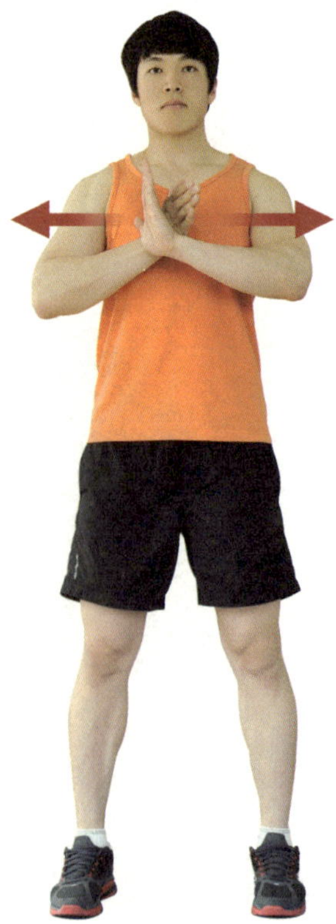

벽 밀기

두 발을 모으고 벽을 마주보고 선다. 상체를 앞으로 숙여 10~30초간 벽을 힘껏 밀었다가 처음 자세로 돌아온다.

유의 시선은 앞을 응시하고, 등을 곧게 펴고 두 팔의 간격을 좁게 벌려 짚으며 자세를 유지한다.

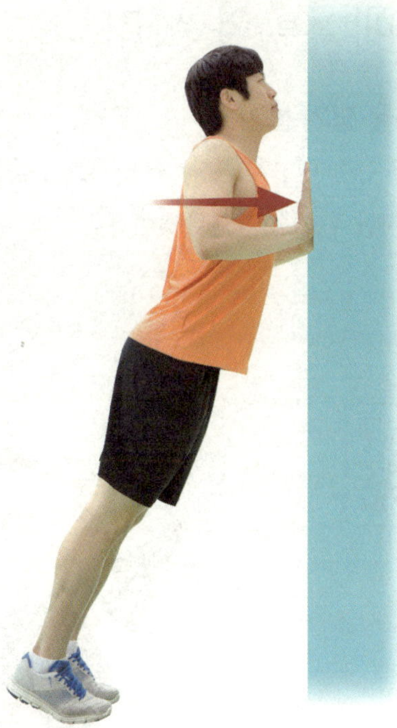

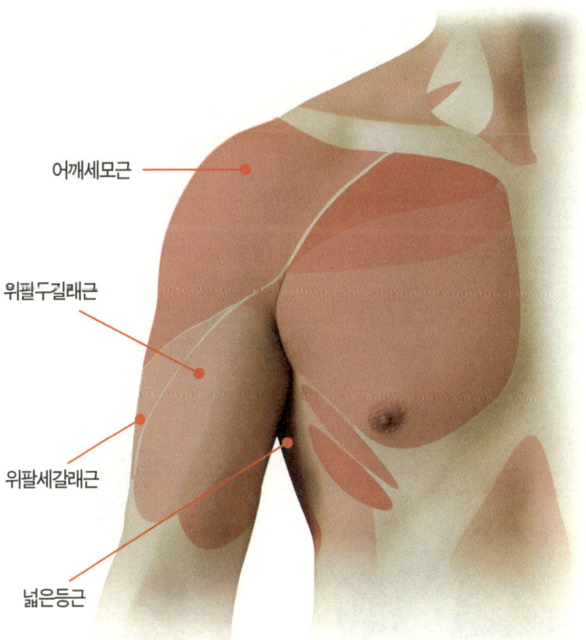

근력 발달 부위

5 배(복부)와 허리

무릎 당겨 눕기

바닥에 등을 대고 눕는다. 두 손으로 무릎을 감싸 가슴 쪽으로 끌어당기며 10~30초간 유지한 후 처음 자세로 돌아온다.

유의 무릎을 끌어당길 때는 머리와 엉덩이를 위로 든다.

효과 배(배곧은근) 및 허리(척추세움근) 근력 강화

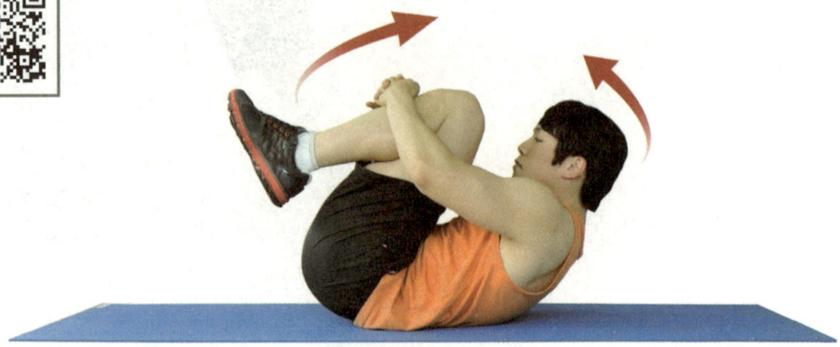

:: 응용동작

윗몸 들기

바닥에 등을 대고 누워 무릎을 붙여 세운다. 앞으로 편 두 팔을 무릎 위쪽으로 뻗으며 상체를 들어 올려 10~30초간 유지한 후 처음 자세로 돌아온다.

유의 시선은 무릎을 향하고 어깨를 든 상태에서 자세를 유지한다.

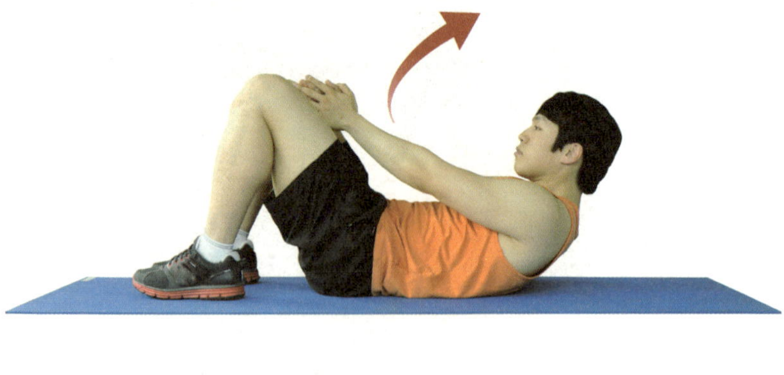

➡ 다리 좌우 틀기

바닥에 등을 대고 누워 두 팔을 벌린 다음 손바닥을 바닥에 밀착시킨다. 무릎 구부린 다리를 들어 한쪽으로 기울여 10~30초간 유지한 후 처음 자세로 돌아와 방향을 바꿔 반복한다.

유의 실시자의 능력에 따라 무릎을 들거나 바닥에 닿은 상태에서 자세를 유지한다.

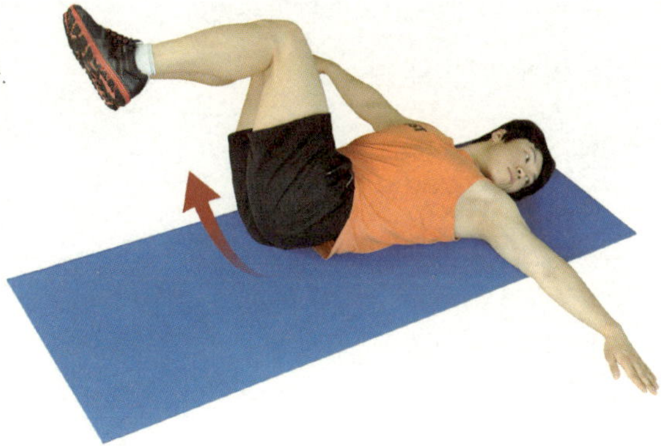

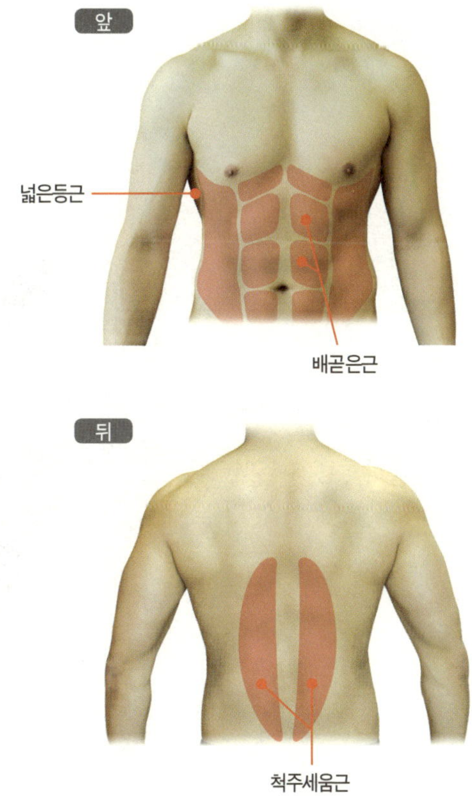

근력 발달 부위

6 가슴

양팔 앞 뻗기

두 손을 깍지 끼고 앞으로 쭉 뻗으면서 가슴을 뒤로 미는 자세를 10~30초간 유지한 후 처음 자세로 돌아온다.

유의 시선은 앞을 향하고 등은 곧게 편 상태에서 뒤로 뻗는 자세를 유지한다.

효과 가슴(큰가슴근)과 어깨(어깨세모근) 근력 강화

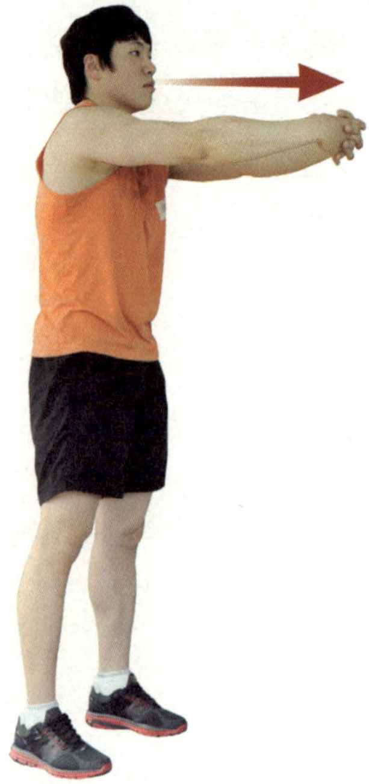

:: 응용동작

양손 벽 밀기

벽에 1m 정도 가까이 선다. 양 손바닥을 벽에 대고 힘껏 밀어 10~30초간 유지하였다가 처음 자세로 돌아온다.

유의 시선은 앞을 응시하고, 허리를 곧게 펴고 두 팔의 간격을 넓게 벌려 짚으며 자세를 유지한다.

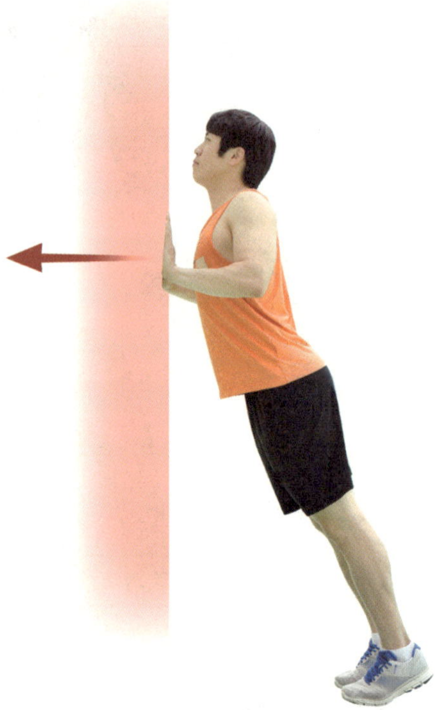

➲ 팔 굽히기

상체가 절반 정도만 내려가도록 천천히 양 팔꿈치를 90°까지 구부려 10~30초간 유지한 후 처음 자세로 돌아온다.

유의 어깨와 엉덩이가 일직선이 되도록 자세를 유지한다.

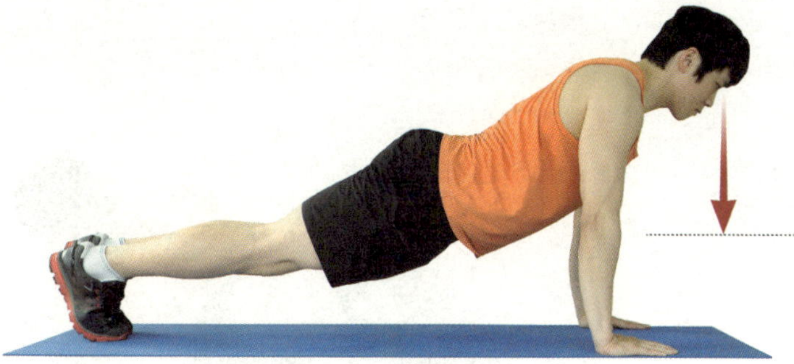

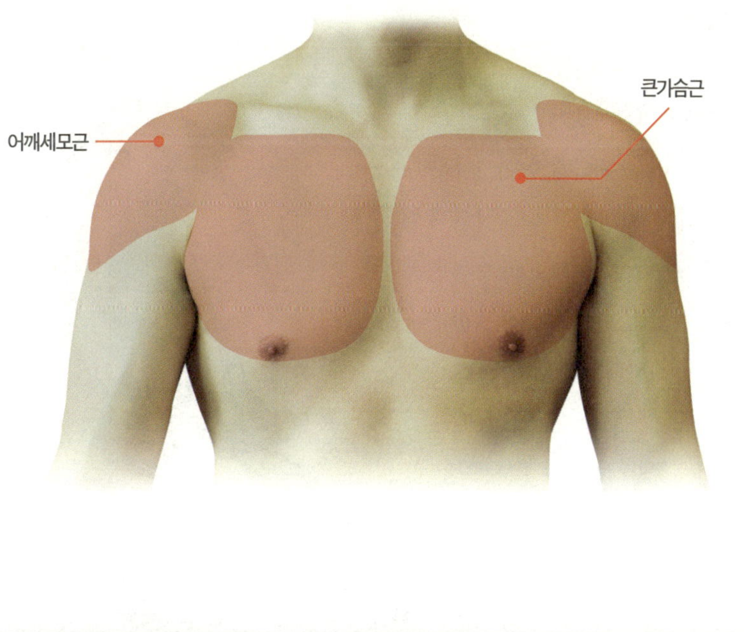

근력 발달 부위

7 옆구리

옆구리 틀기

바닥에 등을 대고 양쪽 무릎을 세우고 눕는다. 한쪽으로 옆구리를 틀어 10~30초간 유지했다가 반대 방향으로 교대한다.

유의 발바닥과 엉덩이를 바닥에 밀착하여 몸의 균형을 유지한다.

효과 옆구리(배속빗근, 배바깥빗근) 근력 강화

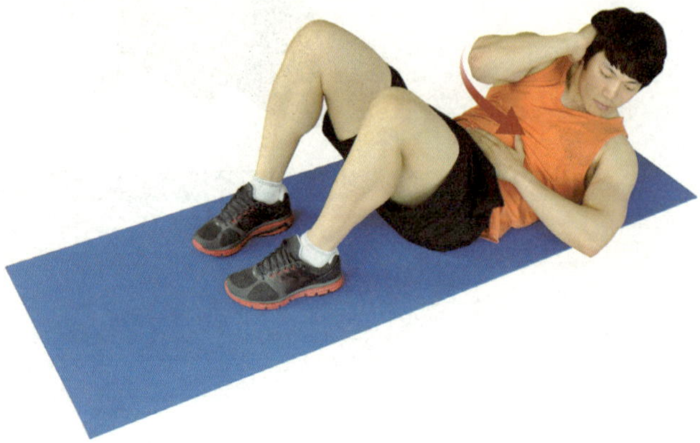

:: 응용동작

한 손 머리 위로 뻗기

두 발을 어깨너비보다 넓게 벌리고 서서 왼손으로 허벅지를 짚고 무릎을 살짝 구부린다. 다리와 옆구리가 일자가 되도록 오른손을 위로 뻗어 올린 자세로 10~30초간 유지한 후 방향을 바꿔 반복한다.

유의 옆구리와 무릎, 팔꿈치가 일직선이 되도록 자세를 유지한다.

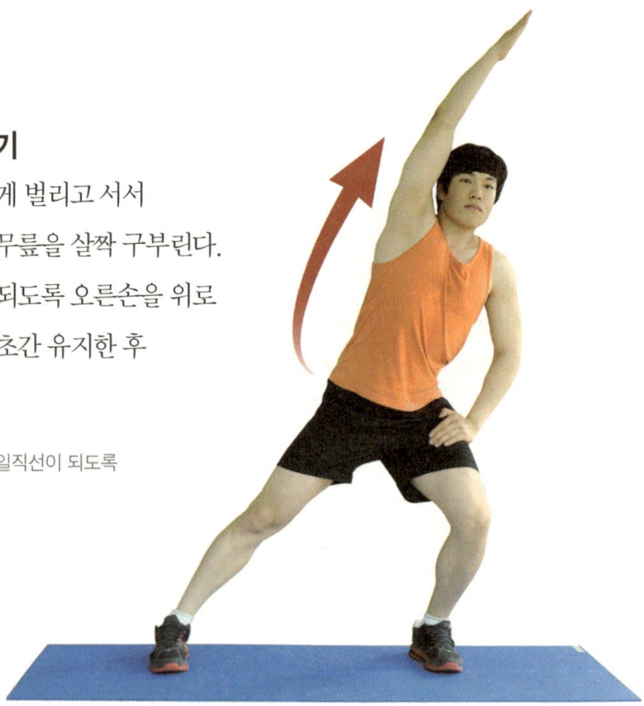

➡ 다리 벌리고 옆구리 틀기

두 다리를 벌리고 서서 한 손으로 반대 손목을 잡고 머리 위로 뻗는다. 옆구리가 당기도록 한쪽으로 상체를 기울여 10~30초간 유지한 후 방향을 바꿔 반복한다.

유의 시선은 앞을 응시하고 왼쪽 손으로 오른쪽 손목을 가볍게 천천히 당긴다.

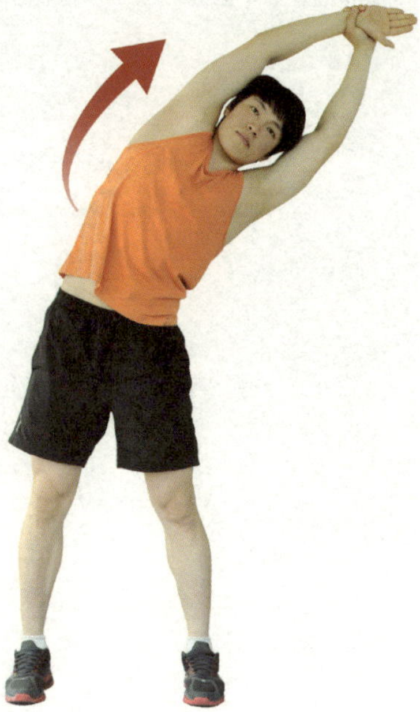

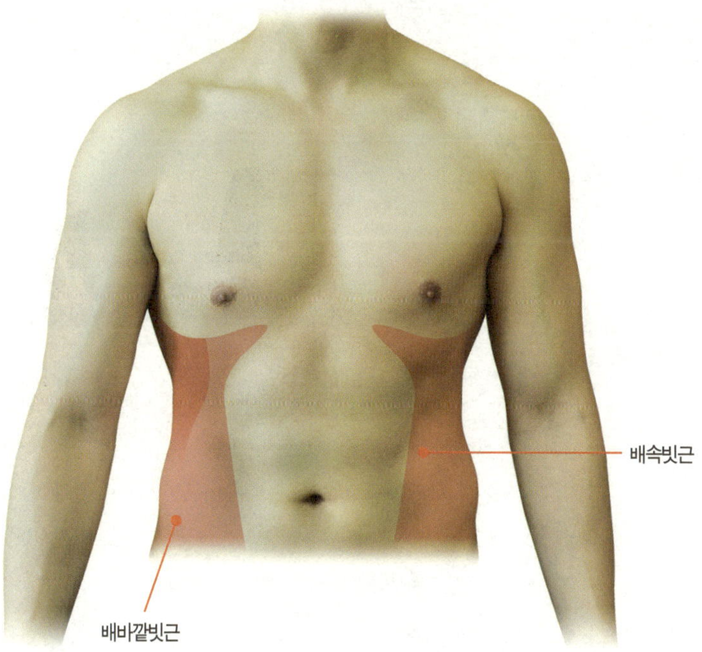

근력 발달 부위

tip

필라테스

동양의 요가와 선(禪), 고대 로마 및 그리스에서 행해지던 양생법이 혼합된 필라테스는 신체 단련 운동으로서 1900년대 독일 조세프 필라테스(Joseph H. Pilates)에 의해 새롭게 개발되었다.

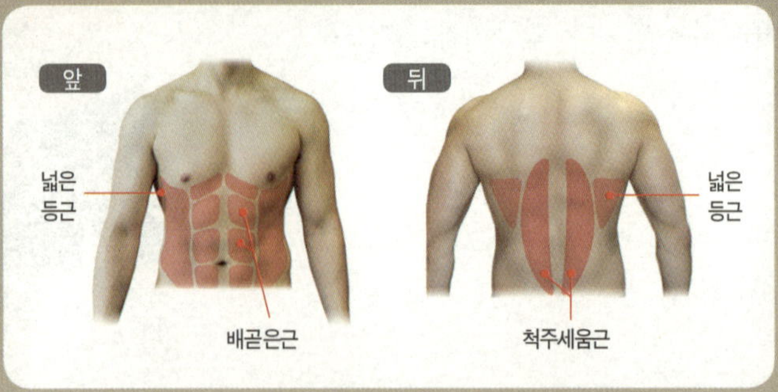

그림 2-10. 필라테스로 근력 향상이 기대되는 주요 근육

어깨 들어 팔다리 들기

바닥에 등을 대고 누워 몸 옆으로 두 손을 바닥과 수평으로 뻗어 든다. 양다리를 'ㄱ' 자로 만들면서 목과 어깨가 가슴과 평행 상태에서 10~30초간 유지한 후 처음 자세로 돌아온다.

효과 배(배곧은근) 근력 강화

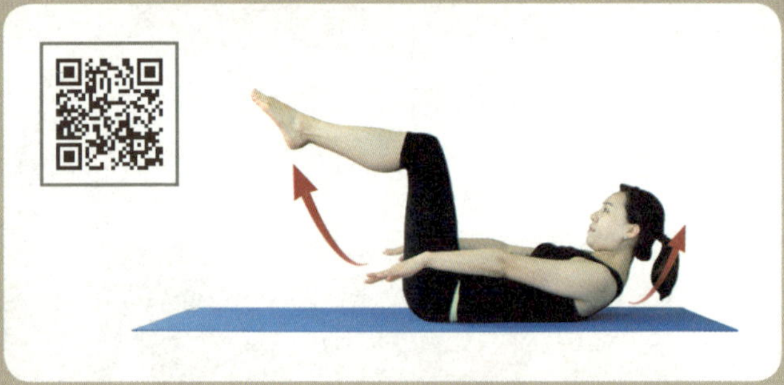

다리 들어 몸통 틀기

바닥에 등을 대고 누워 두 손을 깍지 껴 머리 뒤를 받친다. 두 다리를 든 상태에서 한쪽 다리를 접어 무릎을 가슴 쪽으로 끌어당기고 접은 다리 쪽으로 상체를 비틀어 10~30초간 유지하고 방향을 바꿔 반복한다.

효과 옆구리(배속빗근, 배바깥빗근) 근력 강화

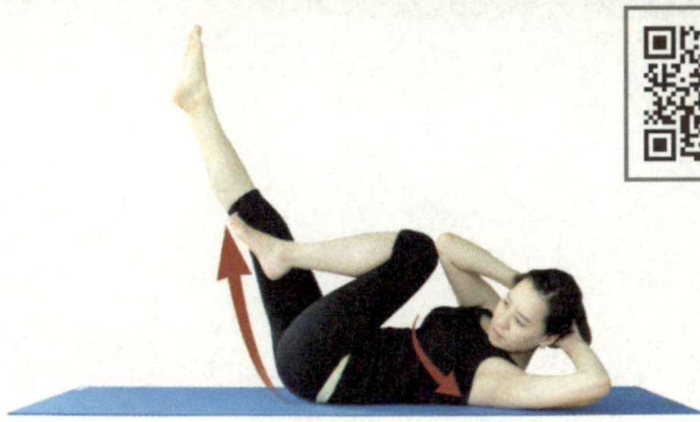

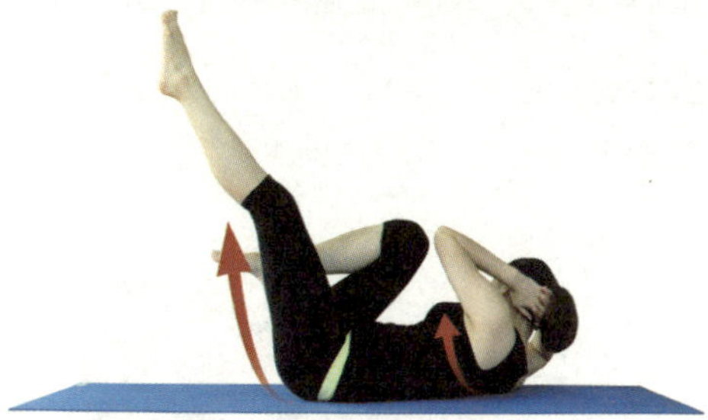

머리 넘어 다리 들기

바닥에 등을 대고 누워 숨을 들이마신다. 두 다리를 위로 들어 올려 머리 위로 보낸 자세를 10~30초간 유지하고 처음 자세로 돌아온다.

효과 아랫배(배가로근) 근력 강화

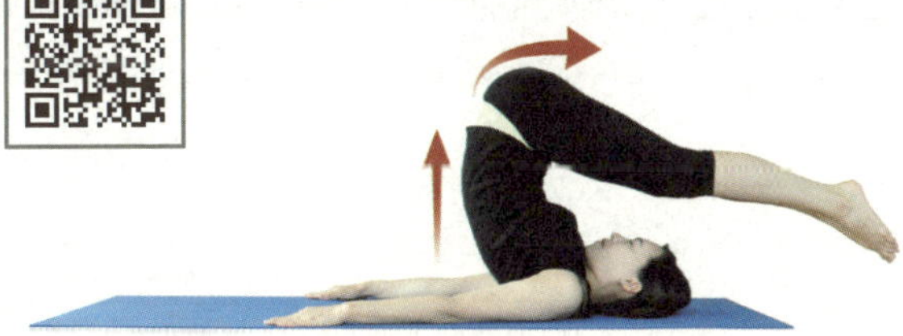

기구를 이용하는 근력 운동

❶ 다리

다리 밀기

바닥에 등을 대고 눕는다. 한쪽 발바닥에 수건을 걸고 가슴 쪽으로 잡아당기면서 무릎을 굽혀 10~30초간 밀었다가 발을 교대하여 반복한다.

유의 시선은 앞을 향하고 어깨를 바닥에 붙인 상태에서 자세를 유지한다.

효과 어깨(어깨세모근), 다리(넙다리두갈래근, 넙다리네갈래근) 근력 강화

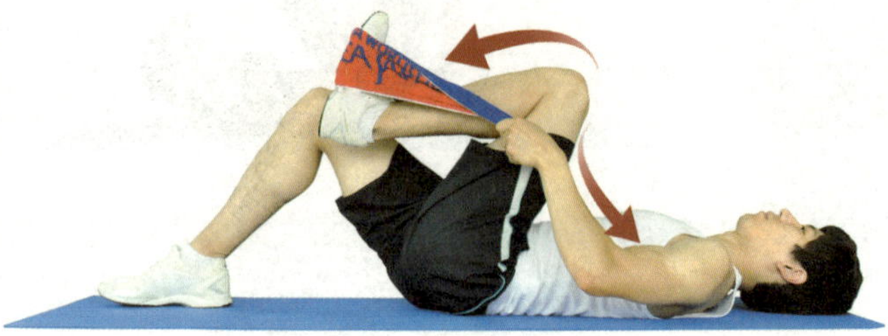

:: 응용동작

한 발 들기

바닥에 등을 대고 눕는다. 한쪽 발바닥에 수건을 걸고 가슴 쪽으로 수건을 잡아당기고 발은 수직으로 뻗어 밀면서 10~30초간 유지한 후 발을 교대하여 반복한다.

유의 실시자의 능력에 따라 발을 들고 자세를 유지한다.

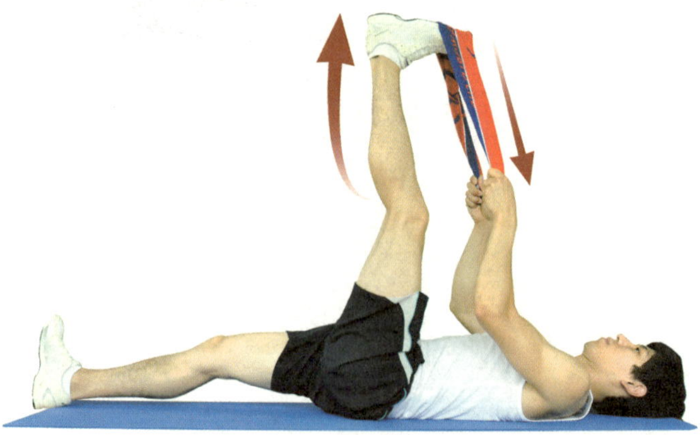

➊ 뒤꿈치 들기

두 발을 어깨너비로 벌리고 서서, 수건 잡은 양손을 머리 위로 뻗는다. 양 뒤꿈치를 들어 몸을 끌어올린 상태를 10~30초간 유지한 후 처음 자세로 돌아온다.

유의 시선은 앞을 응시하며, 양팔을 귀에 닿을 정도로 붙이고 뒤꿈치는 최대로 들고 자세를 유지한다.

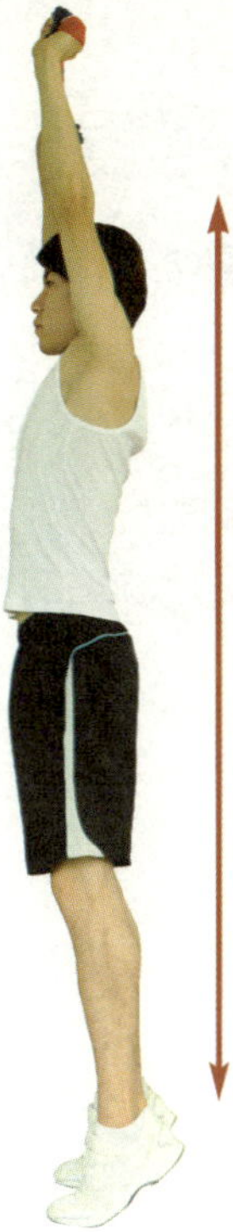

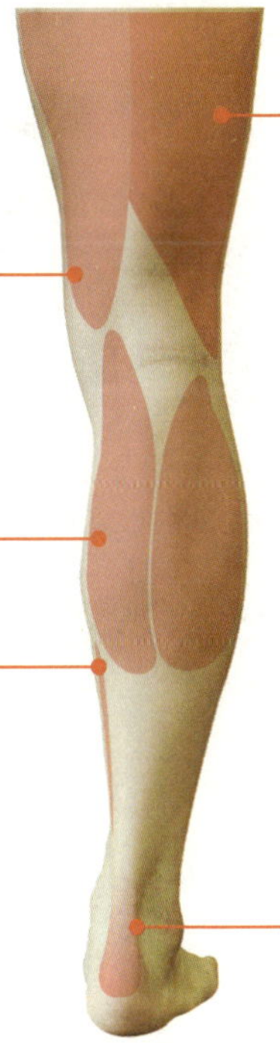

근력 발달 부위

❷ 팔

양팔 벌려 뒤로 뻗기

등 뒤에서 두 손으로 수건을 어깨너비 폭으로 맞잡고 천천히 숨을 들이마셨다가 내쉰다. 팔을 최대로 들어 올려 10~30초간 유지한 후 처음 자세로 돌아온다.

유의 가슴을 앞으로 내밀면서 펴고 자세를 유지한다.

효과 팔(위팔두갈래근, 위팔세갈래근) 근력 강화

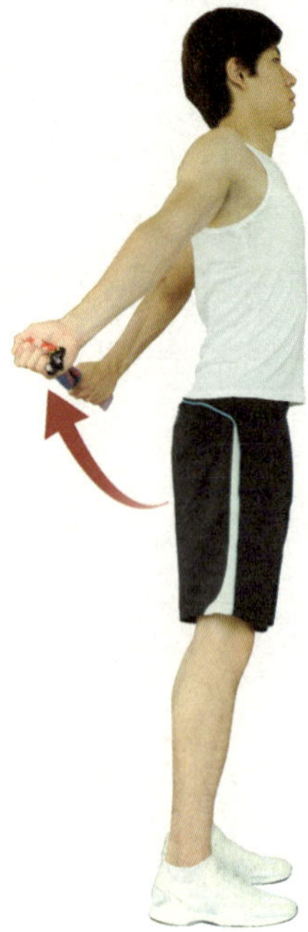

:: 응용동작

철봉 당기기

어깨너비보다 넓게 철봉을 잡고 10~30초간 최대로 당겼다가 처음 자세로 돌아온다.

유의 철봉을 잡았을 때 상체는 곧게 펴고 양다리를 붙이며, 시선은 앞 위쪽을 응시한다.

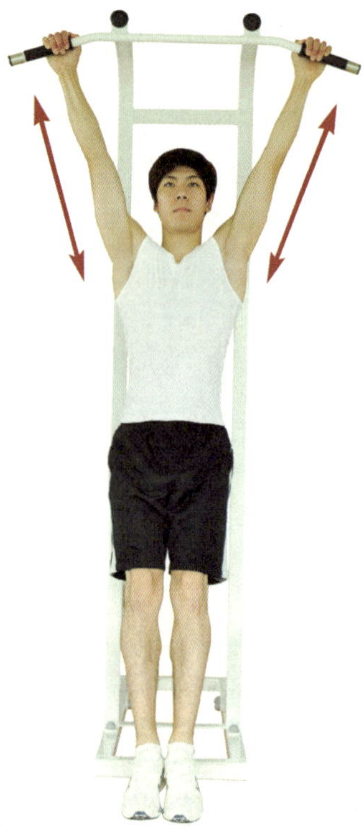

❯ 양팔 버티기

평행봉 끝 모서리를 두 손으로 팔꿈치를 펴서 10~30초간 상체를 위로 폈가 처음 자세로 돌아온다.

유의 평행봉을 잡는 위치, 팔의 간격에 따라 운동 효과가 다르므로 가슴을 내밀며 상체를 곧게 펴 다리의 흔들림을 막는다.

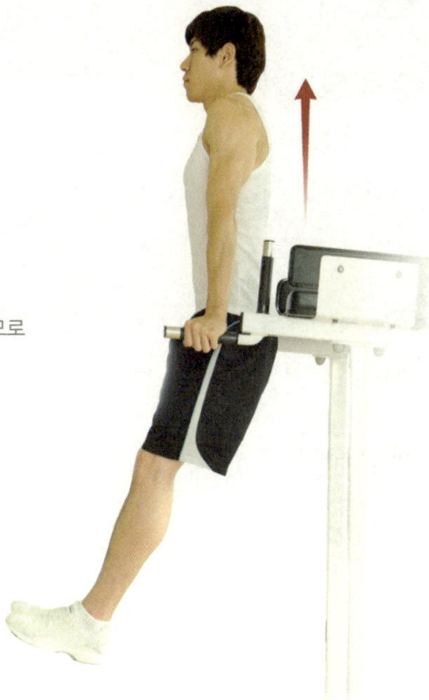

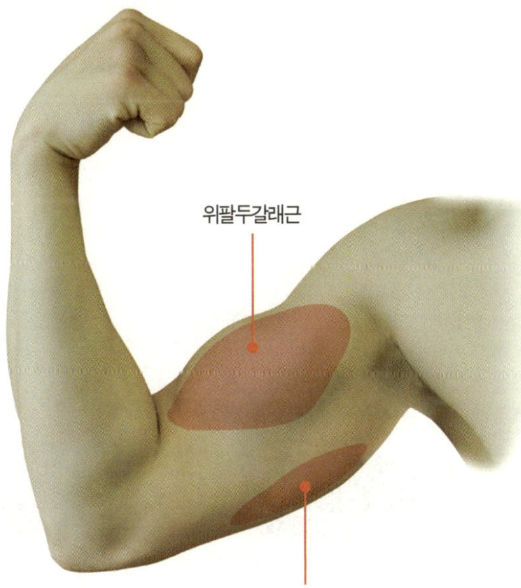

근력 발달 부위

❸ 목

목 당기기

두 손으로 수건을 잡고 목 뒤에 건다. 수건을 앞으로 잡아당기고 머리는 뒤로 밀면서 10~30초간 유지했다가 처음 자세로 돌아온다.

유의 시선은 위를 응시하고, 목은 최대로 뒤로 숙인다.

효과 목(목빗근, 등세모근) 근력 강화

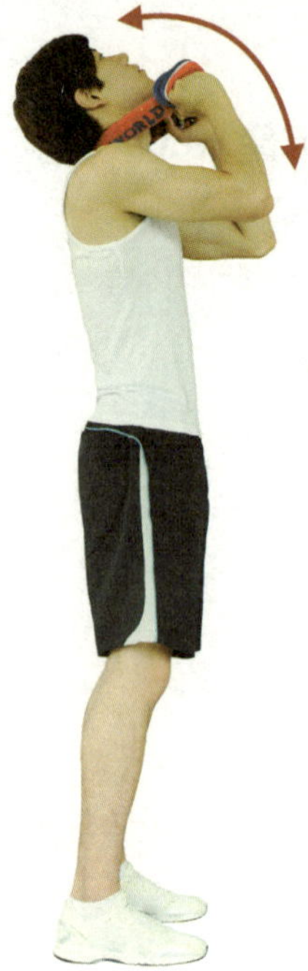

:: 응용동작

목 젖히기

매트에 머리를 붙이고 바닥에 편한 자세로 눕는다. 고개를 천천히 왼쪽 위로 젖혀 10~30초간 유지한 후 방향을 바꿔 반복한다.

유의 특정 자세에서 목의 통증이 느껴지는 곳은 근육이 좋지 않으므로 천천히 머리를 누르면서 목을 돌린다.

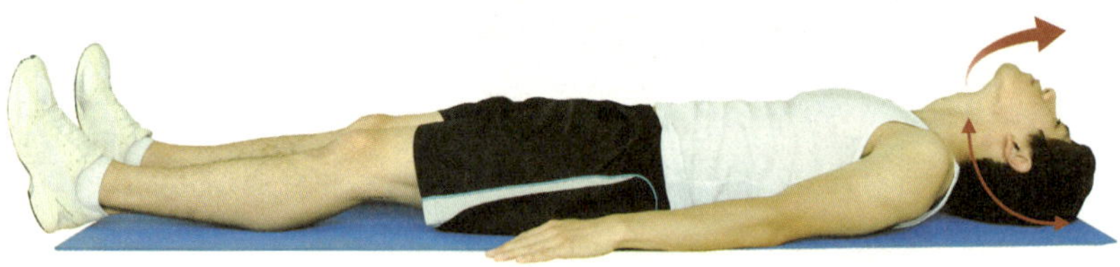

➡ 머리 굽혀 펴기

두 발을 어깨너비로 벌리고 허리를 굽혀 의자를 잡는다. 등을 곧게 펴고 상체를 아래로 밀면서 천천히 머리를 들어 올렸다 아래로 숙이는 자세를 각각 10~30초간 유지한 후 처음 자세로 돌아온다.

유의 시선은 바닥을 응시하고, 등을 곧게 펴 자세를 유지한다.

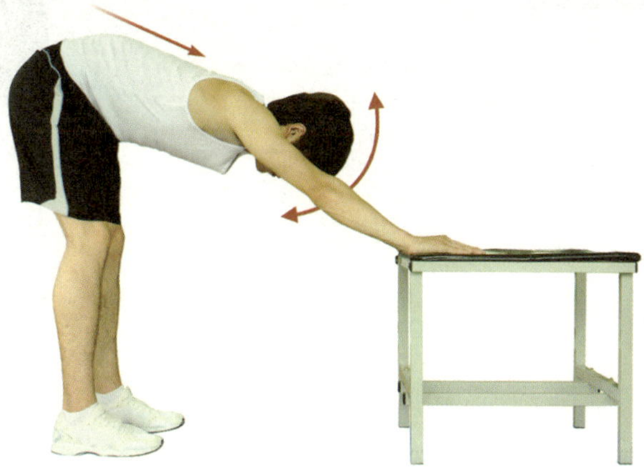

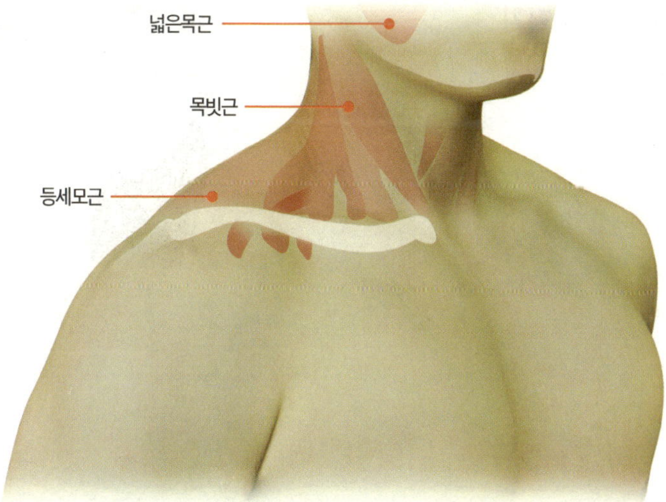

근력 발달 부위

❹ 어깨

➲ 머리 뒤 양팔 수건 당기기

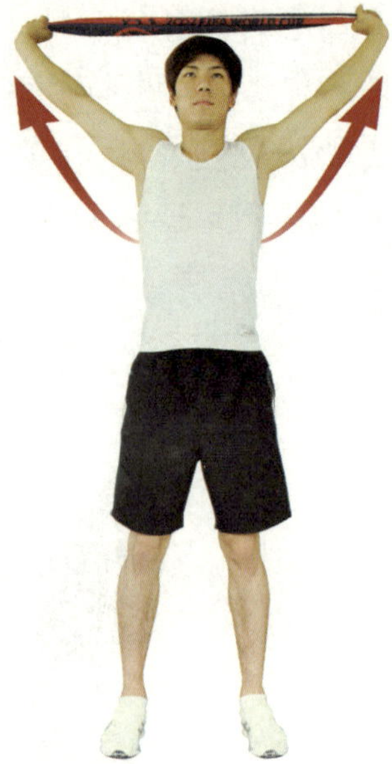

두 양발을 어깨너비로 벌리고 서거나 앉는다. 수건 양 끝을 길게 잡고 천천히 몸통 앞에서 머리 위를 지나 어깨 뒤로 넘겨 10~30초간 유지한 후 처음 자세로 돌아온다.

유의 어깨와 손의 유연성 범위에서 실시하며, 어깨 유연성이 부족하거나 근육이 뭉쳤을 때는 한 팔을 접고 실시한다.

효과 어깨(어깨세모근)와 가슴(큰가슴근) 근력 강화

:: 응용동작

➲ 어깨 뒤 수건 당기기

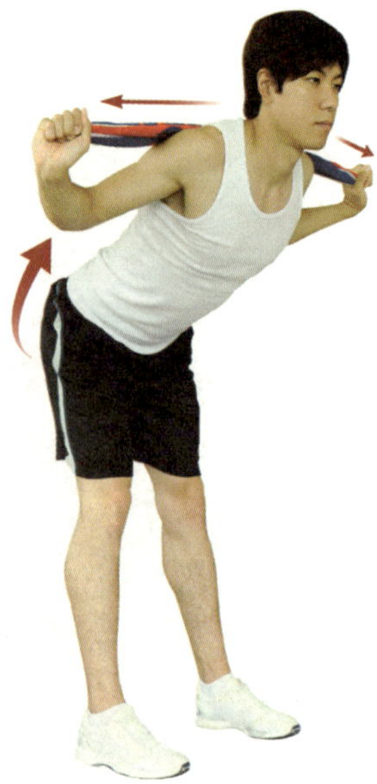

양발을 어깨너비로 벌리고 서서 수건 양 끝을 길게 잡고 어깨 뒤에 고정시킨다. 등을 바르게 펴고 상체를 70~90°로 숙여 10~30초간 유지한 후 처음 자세로 돌아온다.

유의 처음 동작으로 되돌아올 때 엉덩이가 흔들리지 않고 상체를 일으켜 세운다.

목 뒤 매달리기

양팔을 어깨너비보다 넓게 벌리고 철봉대 앞에 머리가 오도록 철봉을 잡는다. 철봉대가 목 뒤에 닿도록 매달려 10~30초간 유지한 후 처음 자세로 돌아온다.

유의 몸을 흔들지 않으며 다리는 몸의 균형을 잡기 편한 자세를 취한다.

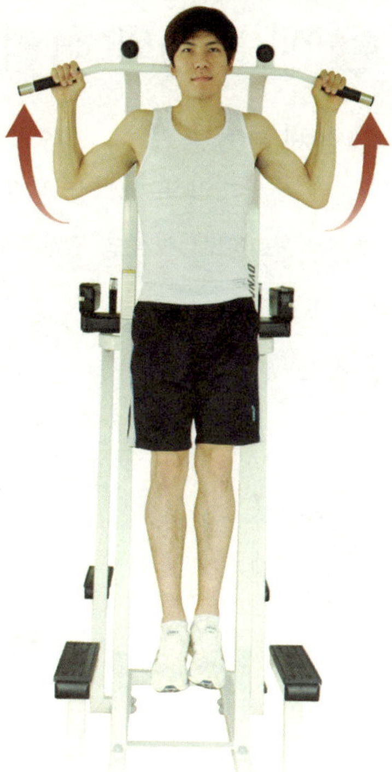

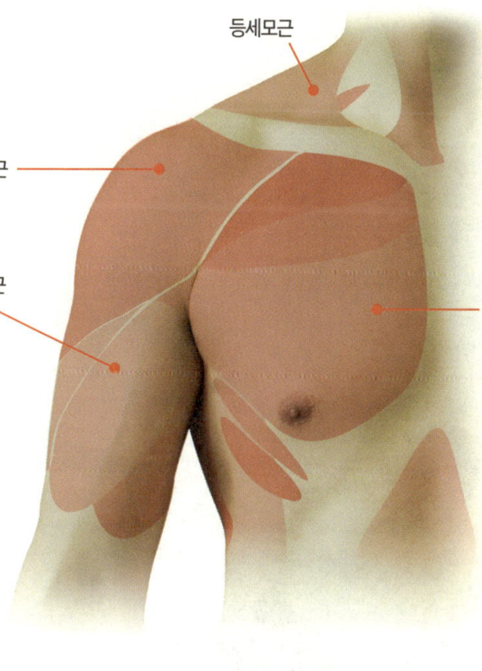

근력 발달 부위

5 배(복부)와 허리

상체 들어 틀기

무릎을 세우고 앉아 어깨너비보다 짧게 수건을 잡고 상체를 뒤로 젖힌다. 배(복부)에 자극을 느끼면서 옆으로 상체를 45° 이상 틀어 10~30초간 유지한 후 방향을 바꿔 반복한다.

유의 동작이 어려우면, 상체를 약간만 젖히고 실시한다.

효과 배(배곧은근) 및 등(척주세움근) 근력 강화

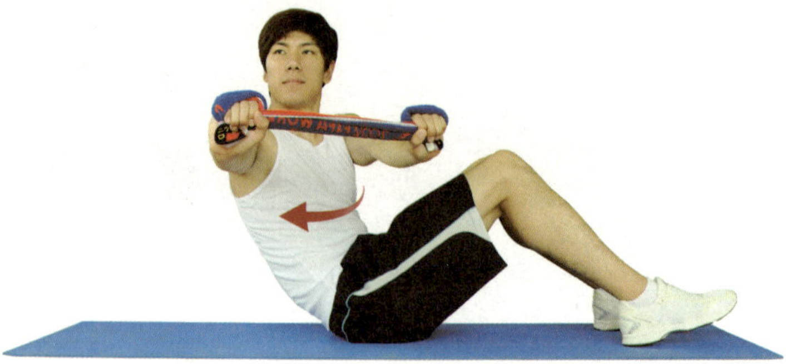

:: 응용동작

V자 만들기

바닥에 앉아 양 발바닥에 수건을 건다. 상체를 뒤로 젖히고 다리를 들어 올리면서 가슴 쪽으로 수건을 잡아당기는 자세를 10~30초간 유지한 후 처음 자세로 돌아온다.

유의 아랫배에 힘을 주어 긴장시킨다.

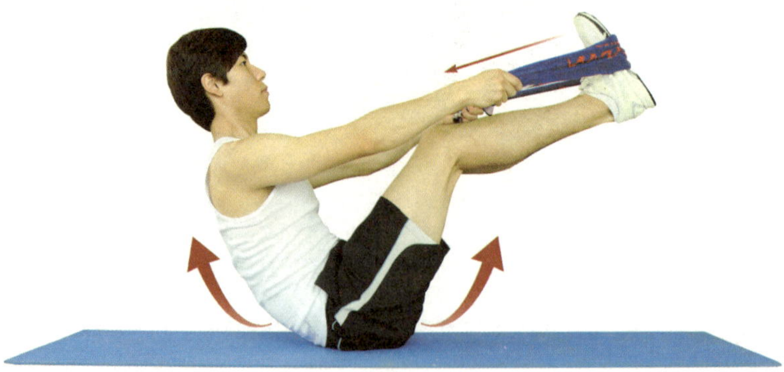

➲ 윗몸일으키기

바닥에 무릎을 세우고 누워 수건을 목에 걸고 잡아당긴다. 상체를 들어 10~30초간 유지한 후 처음 자세로 돌아온다.

유의 윗배에 힘을 주어 긴장시킨다.

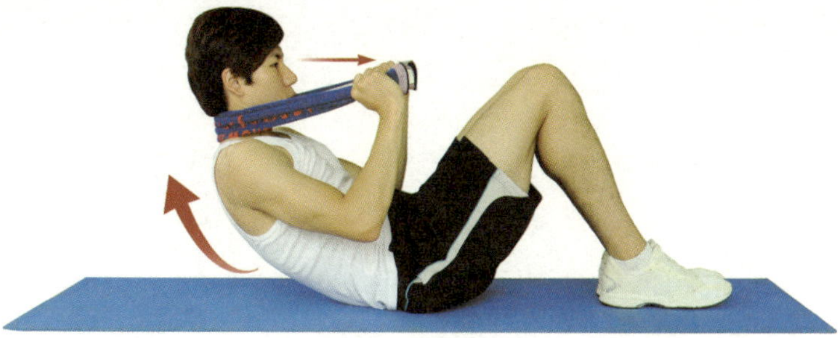

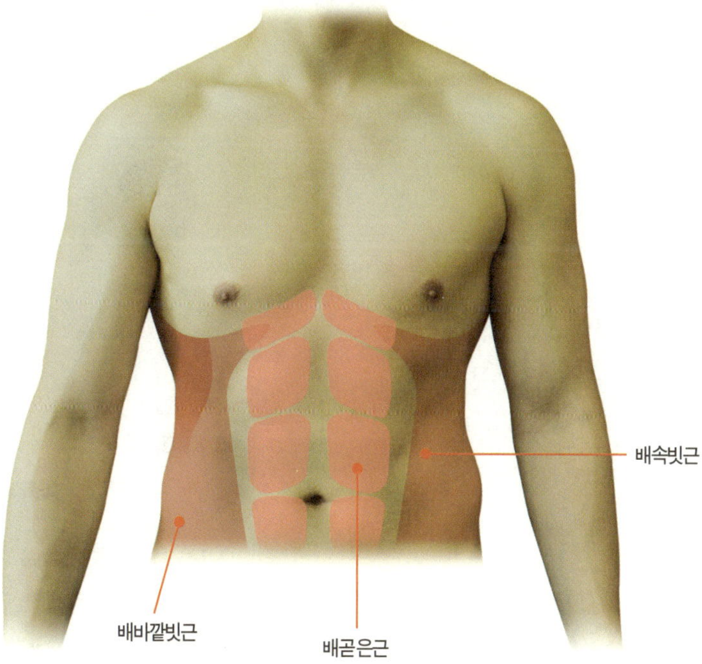

근력 발달 부위

❻ 가슴

➲ 가슴 앞 수건 당기기

양 무릎을 세우고 앉아 두 손으로 어깨너비보다 길게 수건 끝을 잡고 가슴 높이에서 수평으로 뻗는다. 상체를 한쪽으로 틀어 10~30초간 유지했다가 방향을 바꿔 반복한다.

효과 가슴(큰가슴근) 및 어깨(어깨세모근) 근력 강화

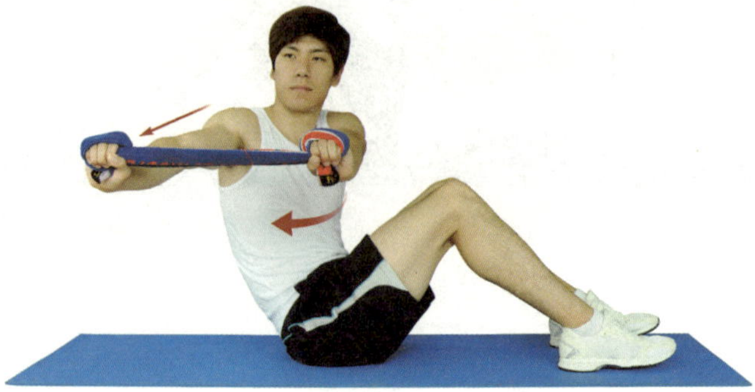

:: 응용동작

➲ 앉아 당기기

엉덩이와 허리를 뒤로 뺀다. 무거운 물체를 두 손으로 10~30초간 잡아당겼다가 처음 자세로 돌아온다.

유의 물체를 잡아당길 때 숨을 내쉬고 힘을 뺄 때 숨을 들이마신다.

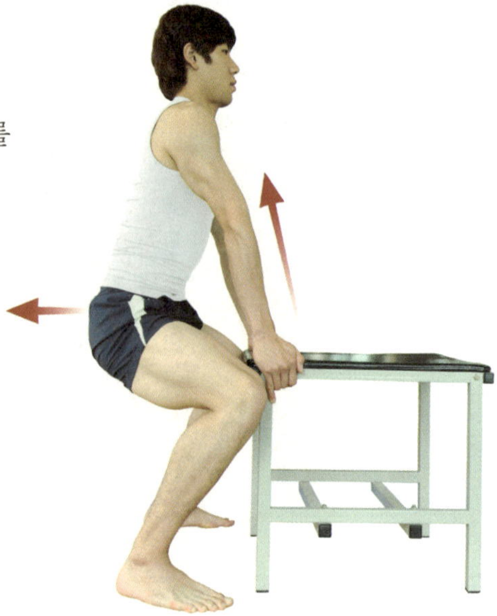

누워 당기기

바닥에 누워 무릎을 세운다. 두 팔로 무거운 물체를 잡아당기거나 들어 올리는 자세를 10~30초간 유지했다가 처음 자세로 돌아온다.

유의 물체가 가벼우면 한 팔로 실시하며, 물체를 올릴 때 숨을 내쉬고 힘을 뺄 때 숨을 들이마신다.

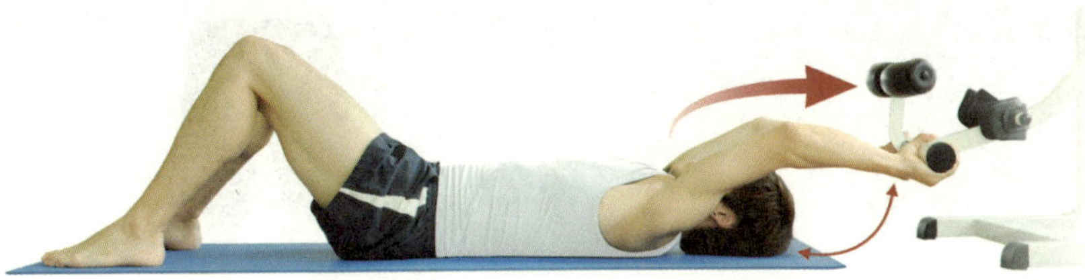

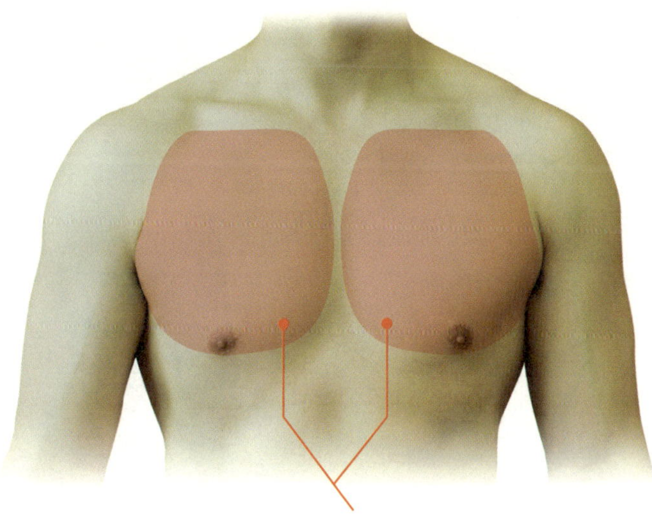

근력 발달 부위

7 옆구리

➲ 몸통 위아래 펴기

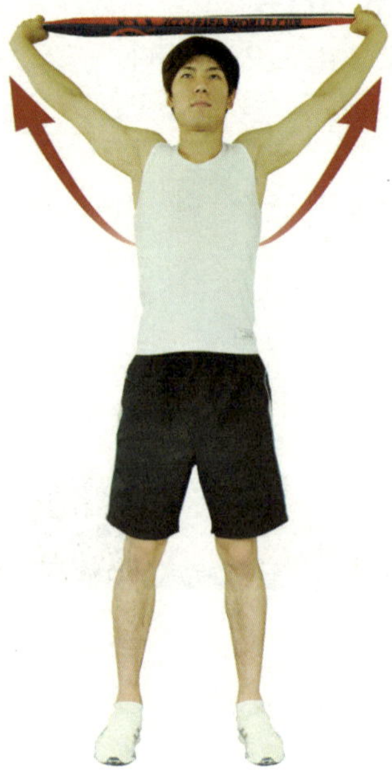

어깨너비로 양발을 벌리고 선다. 두 손으로 타월을 길게 잡고 머리 위로 팔을 뻗어 올린 자세를 10~30초간 유지한 후 처음 자세로 돌아온다.

유의 엉덩이가 옆으로 빠지지 않도록 한다.

효과 어깨(어깨세모근, 등세모근), 옆구리(배속빗근) 근력 강화

:: 응용동작

➲ 옆구리 좌우 굽히기

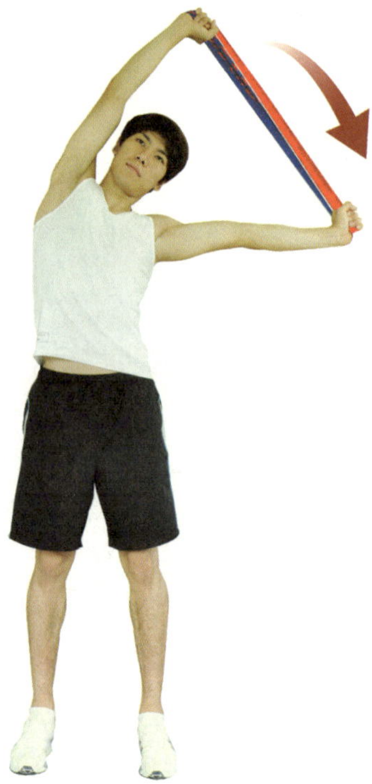

양발을 어깨너비로 벌리고 선다. 두 손으로 타월을 잡고 팔을 위로 뻗은 다음, 상체를 옆으로 천천히 굽혀 10~30초간 유지했다가 방향을 바꿔 반복한다.

유의 가슴이 앞으로 나오지 않도록 주의한다.

봉 잡고 옆구리 좌우 굽히기

막대봉을 어깨너비보다 약간 넓게 잡고 선다. 두 손을 머리 위로 들고 상체를 옆으로 최대로 굽힌 상태로 10~30초간 유지했다가 방향을 바꿔 반복한다.

유의 봉을 잡은 양팔 팔꿈치가 굽어지지 않는다.

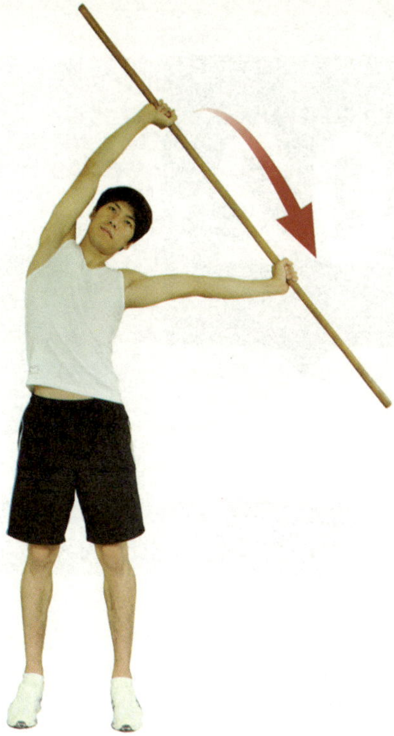

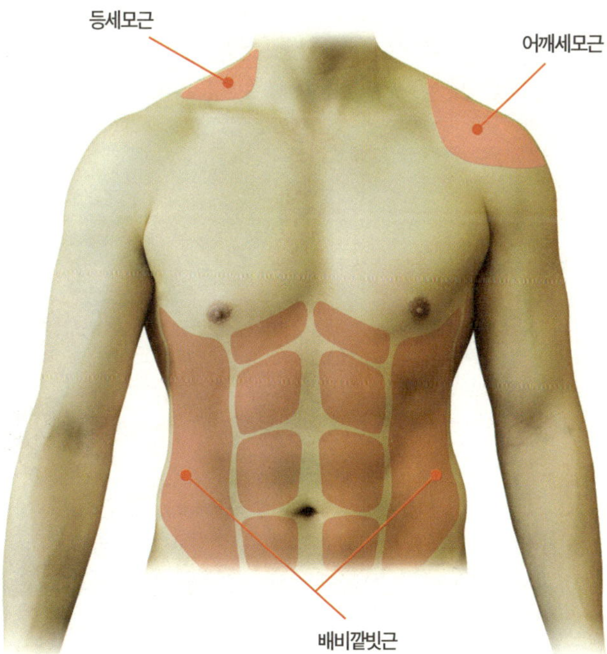

근력 발달 부위

02 몸을 움직이는 근력 운동

:: 등장성 근력 운동

자신의 체중만을 이용하는 근력 운동

① 다리

한 발 들기

팔과 다리를 90° 구부려 바닥에 대고 엎드린다. 다리와 상체가 일자가 되도록 한쪽 다리를 위로 들어 올렸다 내리는 동작을 좌우 5~10회 반복한다.

유의 시선은 앞을 응시하고 바닥을 지지하고 있는 반대 다리로 중심을 잘 잡아 몸의 균형을 유지한다.

효과 다리(넙다리두갈래근, 넙다리네갈래근)와 엉덩이(큰볼기근) 근력 강화

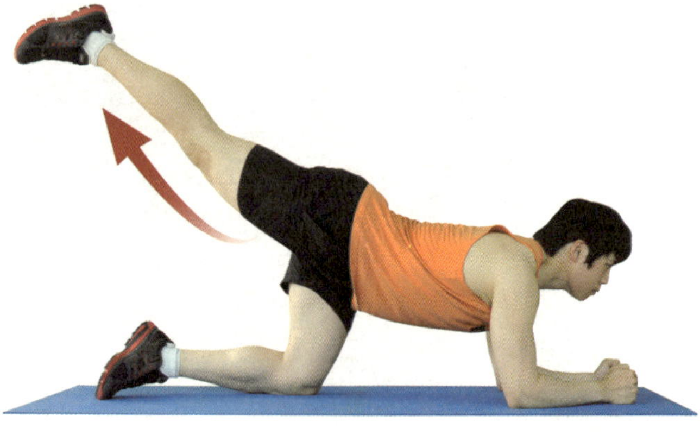

:: 응용동작

다리 앞으로 뻗기

허리에 두 손을 짚고 양발을 앞뒤로 넓게 벌리고 선다. 양 무릎을 구부려 상체를 깊이 내렸다가 처음 자세로 돌아오는 동작을 5~10회 실시하고, 발을 바꿔 반복한다.

유의 시선은 정면을 향하고, 상체를 곧게 세운다.

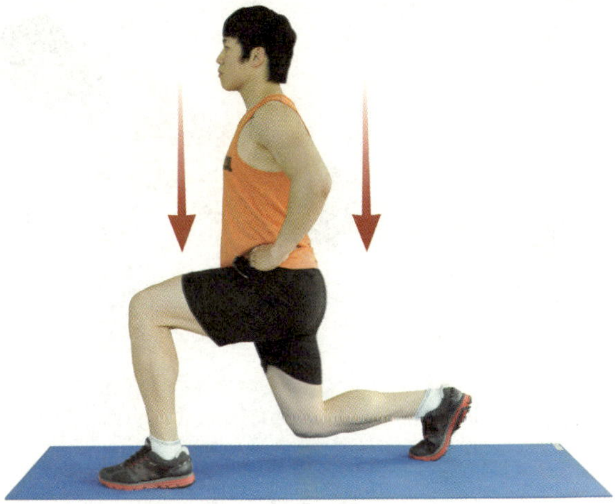

머리 위로 다리 뻗기

바닥에 등을 대고 누워 두 다리를 위로 들어 머리 위로 올려 뻗었다가 처음 위치로 돌아오는 동작을 5~10회 반복한다.

유의 실시자의 능력에 따라 양다리를 머리 너머 최대로 뻗는다.

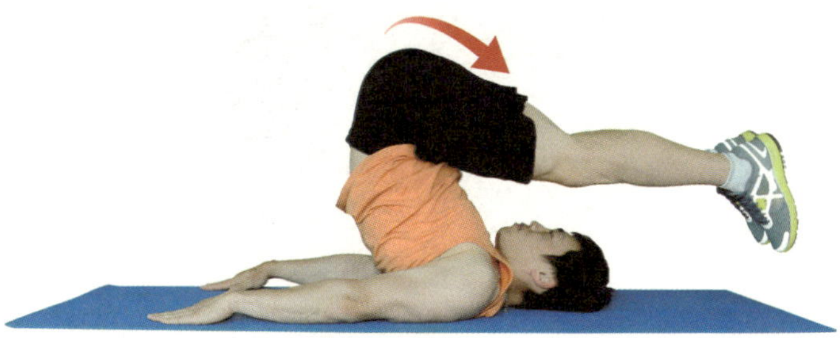

❷ 팔

팔굽혀펴기

두 팔을 어깨너비보다 넓게 벌려 바닥을 짚고 엎드린다. 복부(배)에 힘을 주고 팔꿈치를 90° 정도로 굽혔다 펴는 동작을 2~3초에 1회 속도로 5~10회 반복한다.

유의 엉덩이와 어깨, 머리를 일직선으로 유지한다.

효과 팔(위팔두갈래근, 위팔세갈래근), 가슴(큰가슴근) 근력 강화

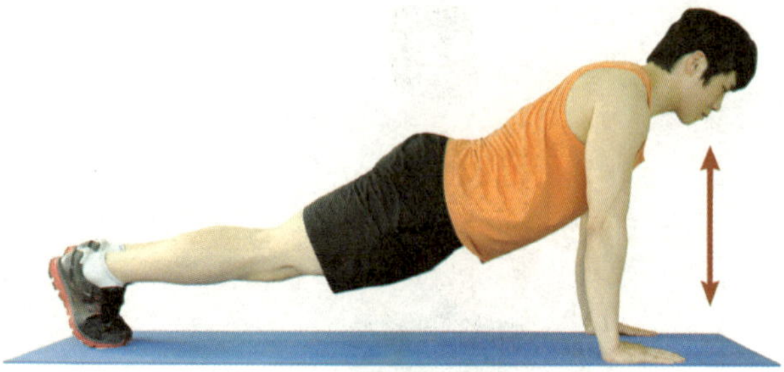

:: 응용동작

턱걸이

두 손으로 철봉대를 잡고 상체를 위로 끌어올려 턱이 철봉대에 닿거나 위에 오게 하여 2~3초 유지하는 동작을 5~10회 반복한다.

유의 시선은 앞을 향하고, 상체를 곧게 펴고 실시한다.

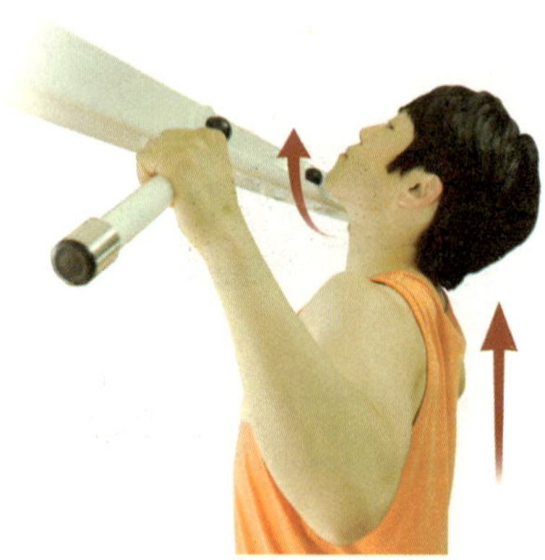

➲ 팔 뒤로 굽혀펴기

의자를 등 뒤에 놓고 두 손으로 의자를 잡는다. 무릎은 굽히고 상체를 편 자세에서, 팔꿈치를 90~100° 굽혀 2~3초 유지한 후 처음 자세로 돌아오는 동작을 5~10회 반복한다.

유의 시선은 정면을 향하고, 상체를 곧게 펴고 실시한다.

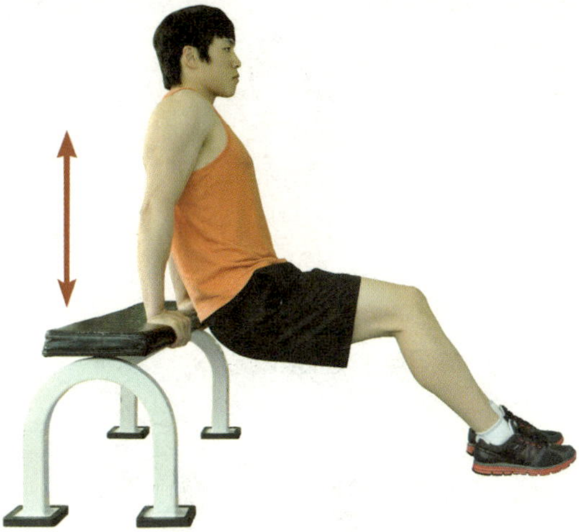

❸ 목

➲ 머리 앞으로 당기기

의자에 앉거나 선다. 머리 뒤에 두 손을 포개 대고 머리를 앞으로 천천히 당겼다 힘을 빼는 동작을 5~10회 반복한다.

유의 두 손을 앞으로 당길 때 머리는 뒤로 힘을 주어 고개가 숙여지지 않도록 한다.

효과 목(넓은목근, 뒤머리곧은근) 근력 강화

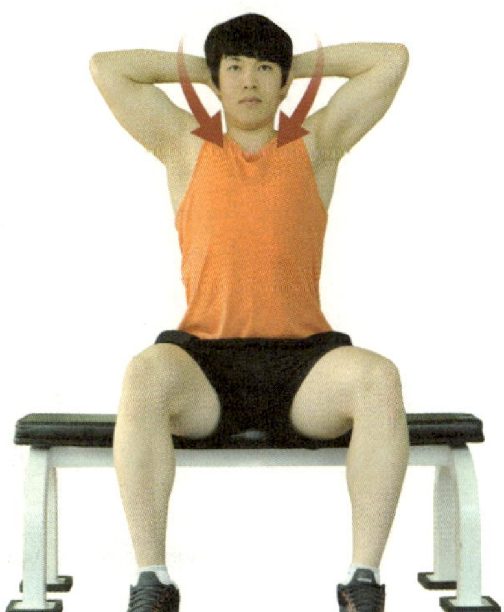

:: 응용동작

➲ 머리 뒤로 밀기

두 손을 포개 이마에 대고 머리를 뒤로 천천히 힘껏 밀었다 힘을 빼는 동작을 5~10회 반복한다.

유의 시선은 앞을 향하고, 상체를 곧게 펴고 실시한다.

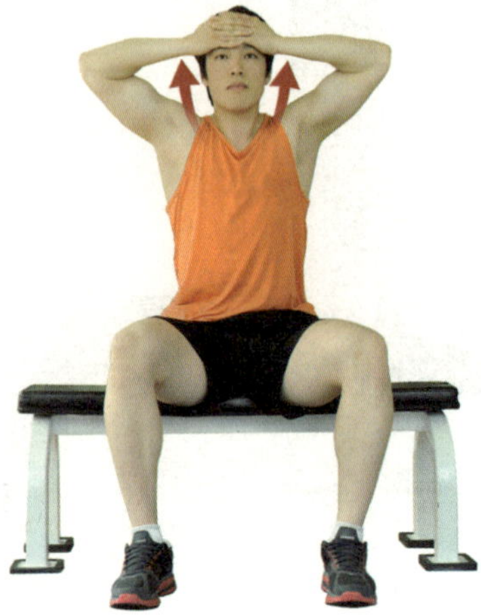

➲ 머리 앞뒤로 젖히기

목에 약간 힘을 주고 머리를 천천히 뒤로 크게 젖혔다 앞으로 숙이는 동작을 5~10회 반복한다.

유의 머리를 뒤로 최대로 젖힌다.

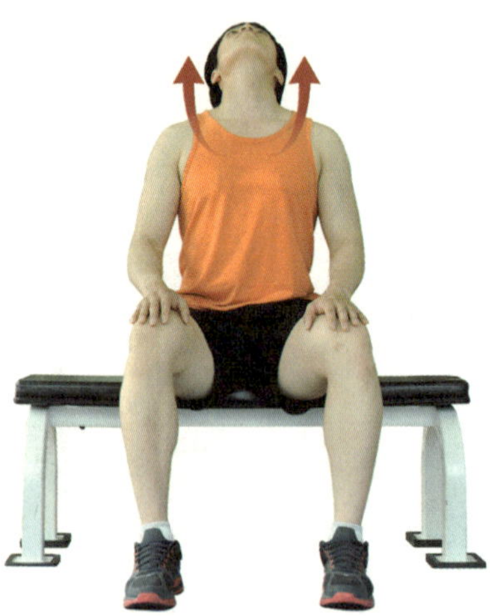

❹ 어깨

어깨 앞으로 밀기

손가락 끝이 무릎을 향하도록 두 팔로 바닥을 짚고 엎드린다. 천천히 어깨를 앞으로 밀어 상체를 최대로 낮추었다가 올리는 동작을 5~10회 반복한다.

유의 상체를 앞으로 밀 때 어깨에 긴장감을 주면서 정면을 응시한다.

효과 어깨(어깨세모근, 등세모근) 근력 강화

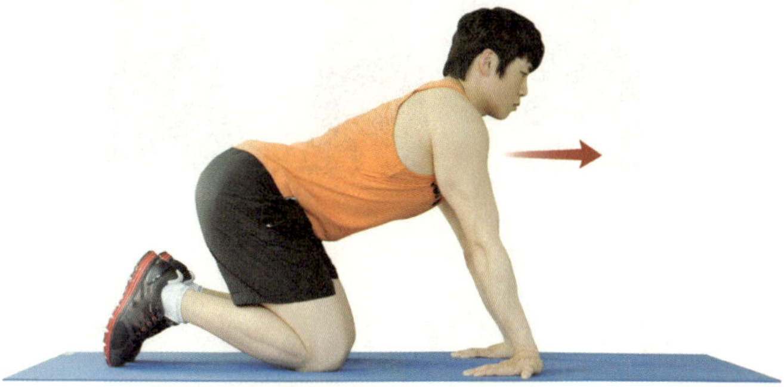

:: 응용동작

머리 아래로 누르기

엎드려 눕는다. 팔꿈치로 바닥을 지탱하고 두 손으로 머리 뒤를 잡아 아래로 누르는 동작을 5~10회 반복한다.

유의 머리를 힘껏 누른다.

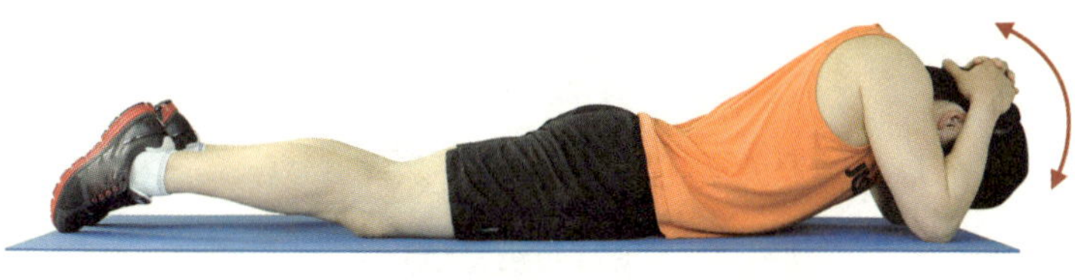

➡ 옆구리 좌우로 틀기

사진 ❶과 같이 한 손을 등에 얹고 반대쪽 손으로 팔꿈치를 잡는다. 사진 ❷, ❸과 같이 상체를 곧게 펴고 옆구리를 굽히는 동작을 좌우 5~10회 반복한다.

유의 허리를 곧게 펴고 시선은 정면을 향한다.

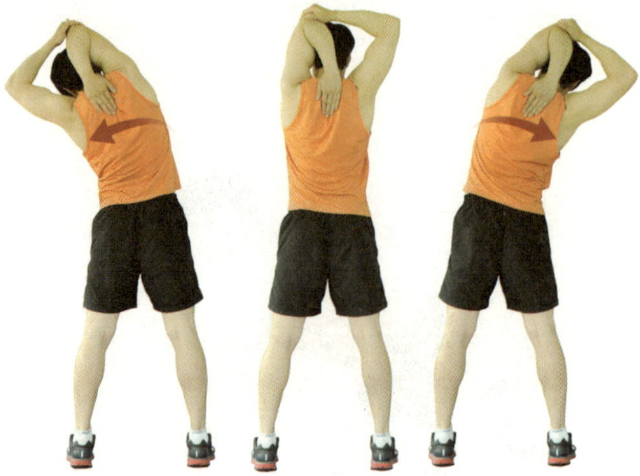

❷ ❶ ❸

5 배(복부)와 허리

➡ 엉덩이 들었다 내리기

바닥에 누워 무릎을 붙이고 다리를 직각으로 세운다. 입으로 숨을 내쉬면서 아랫배 힘만으로 엉덩이를 올렸다 내리는 동작을 5~10회 반복한다.

효과 배(배곧은근) 근력 강화

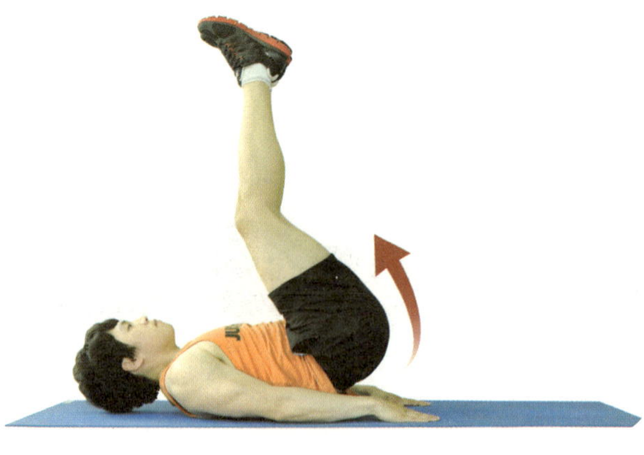

:: 응용동작

팔다리 위로 들기

바닥에 엎드려 팔다리를 어깨너비로 벌려 앞으로 뻗는다. 숨을 내쉬면서 팔다리를 들어 올렸다 내리는 동작을 5~10회 반복한다.

유의 목은 척추와 일직선으로 유지한다.

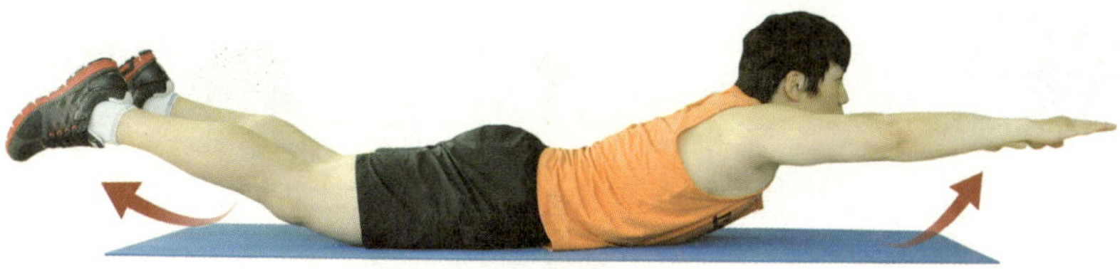

활 자세

바닥에 엎드려 두 손을 뒤로 보내 양 발등을 잡는다. 힘을 주어 상체와 하체를 들어 올려 바닥에 배(복부)만 닿아 있는 상태로 몸을 앞뒤로 천천히 5~10회 흔들기를 반복한다.

유의 시선은 앞을 향하고, 가슴이 바닥에 닿지 않도록 한다.

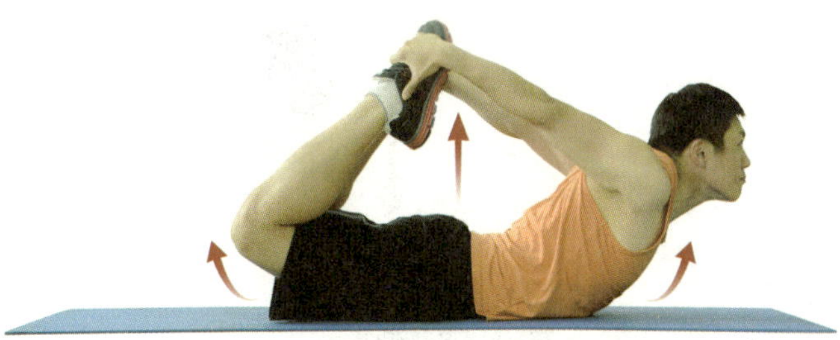

6 가슴

가슴 올렸다 내리기

사진과 같은 자세에서 상체를 천천히 크게 아래로 내렸다 올리는 동작을 5~10회 반복한다.

유의 체중 이동이 중요하며, 시선은 45° 아래를 응시한다. 엉덩이가 뒤로 빠지거나 머리를 아래로 떨어뜨려 절하는 자세가 되지 않도록 한다.

효과 가슴(큰가슴근), 배(배곧은근) 및 허리(척주세움근) 근력 강화

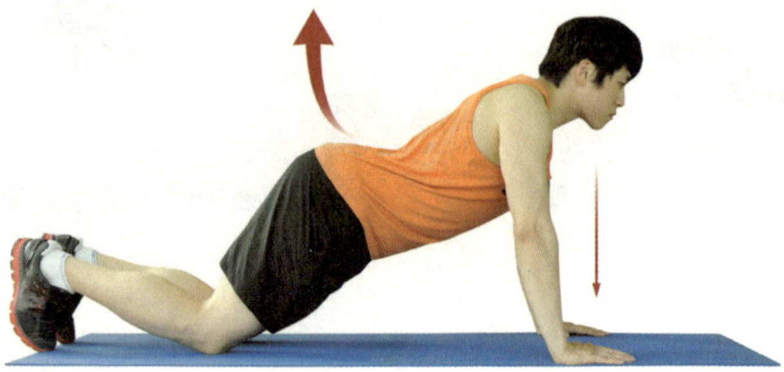

:: 응용동작

가슴 뒤로 젖히기

바닥에 무릎과 허벅지를 붙이고 두 팔을 곧게 뻗어 상체를 위로 세운다. 윗몸을 서서히 뒤로 최대로 젖혔다 내리는 동작을 5~10회 반복한다.

유의 시선은 앞 위쪽을 응시하고, 허리를 최대로 굽혔다 편다.

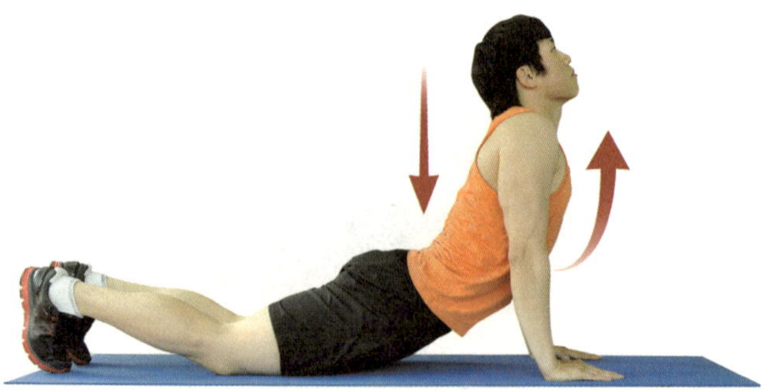

손바닥 마주 밀기

양 손바닥을 가슴 앞에 마주 붙이고 서로 힘을 주었다 힘을 빼는 동작을 5~10회 반복한다.

유의 시선은 앞을 응시하고, 상체를 곧게 편다.

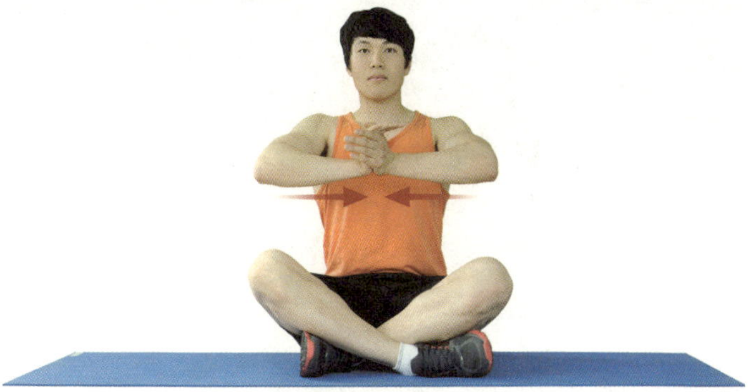

7 옆구리

다리 들었다 내리기

옆으로 누워 한쪽 팔꿈치로 바닥을 지탱하고 반대쪽 팔을 머리 뒤에 올린다. 위쪽 다리를 천천히 최대로 들어 올렸다 내리는 동작을 좌우 5~10회 반복한다.

유의 시선은 앞을 응시하고, 다리를 최대로 들어 올린다.

효과 옆구리(배속빗근, 배바깥빗근), 배(배곧은근) 근력 강화

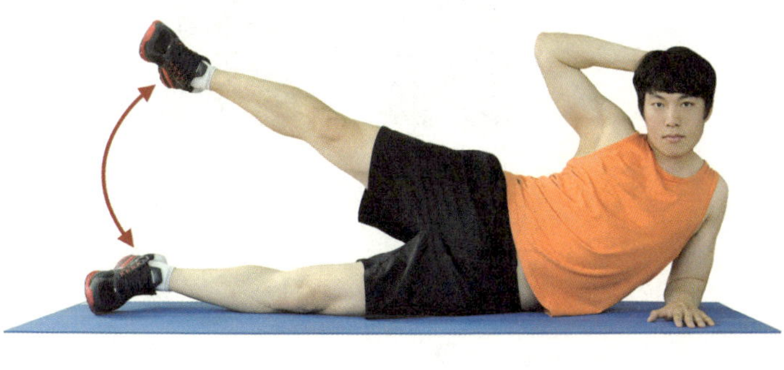

:: 응용동작

앉아서 옆구리 펴기

양반다리를 하고 앉아 허리를 곧게 펴고 깍지 낀 손을 머리 위로 쭉 뻗는다. 상체와 함께 옆구리를 굽히는 동작을 좌우 5~10회 반복한다.

유의 시선은 앞을 응시하고, 상체를 곧게 편다.

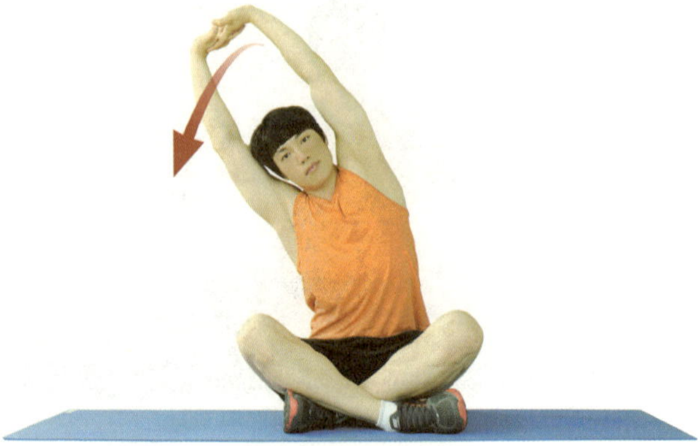

서서 옆구리 펴기

두 발을 어깨너비로 벌리고 서서 양손을 머리 위로 올려 한쪽 팔꿈치를 잡는다. 가슴을 펴고 사진 ❶과 같이 상체를 기울여 옆구리를 최대로 늘였다가 사진 ❷와 같이 반대쪽으로 기울이는 동작을 좌우 5~10회 반복한다.

유의 시선은 앞을 향하고, 등에 댄 손바닥이 떨어지지 않는다.

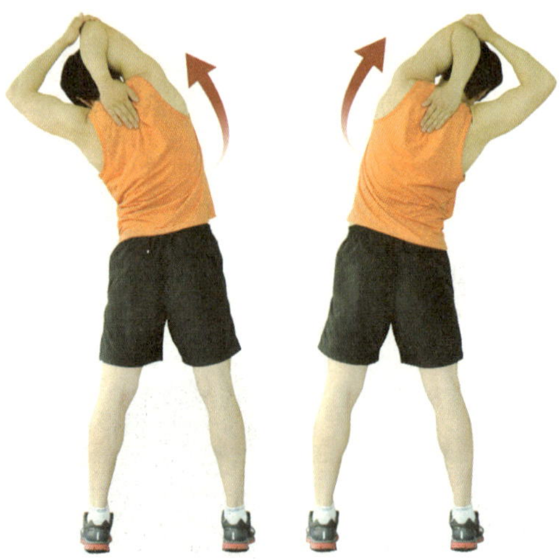

❶ ❷

8 온몸

팔 뒤로 굽혀펴기

누운 자세에서 두 손을 허리 아래에 놓고 바닥과 직각으로 팔꿈치를 놓는다. 엉덩이와 몸통을 들어 올렸다 내리는 동작을 5~10회 반복한다.

유의 몸을 위로 올렸을 때 머리, 가슴, 다리를 일자로 유지한다.

효과 팔(위팔두갈래근, 위팔세갈래근), 다리(장딴지근, 넙다리두갈래근, 넙다리곧은근), 가슴(큰가슴근), 배(배곧은근), 등(넓은등근), 어깨(어깨세모근) 근력 강화

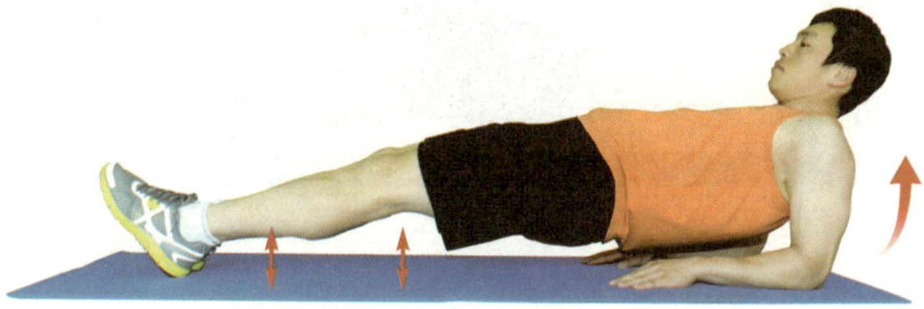

:: 응용동작

엉덩이 들었다 내리기

양 무릎을 세우고 눕는다. 양 손바닥으로 바닥을 밀면서 엉덩이를 위로 들었다 내리는 동작을 5~10회 반복한다.

유의 엉덩이를 올릴 때 가능하면 등도 함께 올린다.

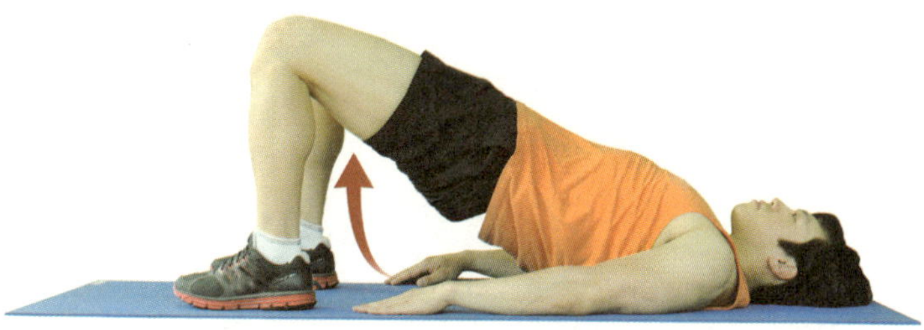

온몸 들었다 내리기

양 팔꿈치를 바닥에 대고 엎드린다. 발끝으로 바닥을 지탱하며 다리를 곧게 펴고, 엉덩이와 몸통을 들었다 내리는 동작을 5~10회 반복한다.

유의 무릎을 곧게 펴 몸이 일자가 되게 한다.

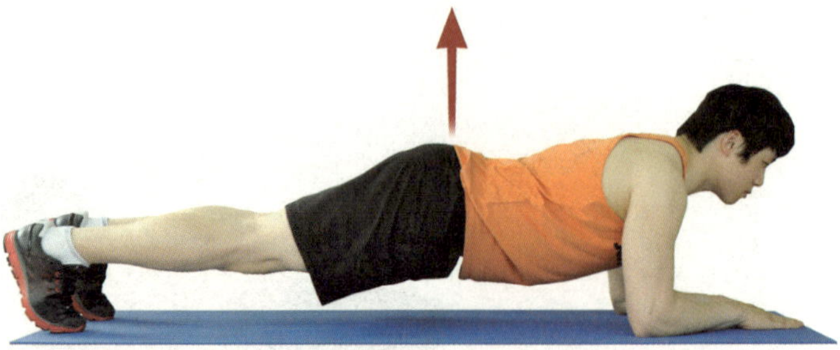

기구를 이용하는 근력 운동

아령이나 덤벨, 머신 웨이트, 탄성 기구, 탄력밴드 등의 웨이트 트레이닝 기구를 이용하여 관절과 근육을 함께 움직이면서 하는 근력 운동이다.

등장성 운동은 등척성 운동에 비해 관절의 유연성과 근력 향상에 효과적일 뿐 아니라 여러 운동기구를 다양하게 사용하기 때문에 운동의 단조로움이 적고 동기유발 효과가 높으나 근육통이나 상해 발생에 주의하여야 한다.

운동방법

- 아령, 덤벨, 머신 웨이트 또는 바벨과 같이 중량으로 근력 운동을 할 경우 주요 운동종목의 1RM을 측정하여 이를 운동부하 기준으로 삼고 정기적으로 측정하여 운동부하를 조절한다.
- 운동기구를 들어 올리고 내릴 때는 빠르지 않은 속도(최대 빠르기의 1/5 정도)와 정확한 동작으로 동일하게 실시한다.
- 운동 시 호흡은 힘을 줄 때 숨을 내쉬고 힘을 뺄 때 숨을 들이쉬는 것이 원칙이지만, 초보자는 자연스럽게 동작이 완료되었을 때 숨을 내쉰다.
- 큰 근육(가슴, 허벅지, 등, 배 등) 운동을 먼저 한 후 작은 근육(팔, 발목, 손가락 등) 운동을 하면 근육을 효과적으로 증가시키고 근피로를 줄일 수 있다.
- 신장성(근육을 펴는) 운동에서 단축성(근육을 줄이는) 운동 순으로 실시한다.
- 주동근(운동 시 가장 큰 힘을 내는 근육)과 길항근(주동근과 반대 역할하는 근육)의 균형을 유지하면서 운동한다.

유의사항

- 상해 발생의 위험이 있으므로 혼자보다는 2인이 함께 운동하면서 상대방의 운동을 돕는다.
- 운동 후 1시간 동안은 다량의 수분 섭취는 절제하는 것이 바람직하다.
- 운동 후 2일 이상 계속 쉬지 않는 것이 근육 및 근력 유지에 효과적이다.

✓ check

1RM 측정 요령

근력 운동은 자신의 최대근력(1RM)을 알아야 운동의 양과 강도를 효과적으로 조정하고 운동 효과를 높일 수 있다. 그러나 모든 운동종목의 1RM을 정확히 측정하기란 쉽지 않고 측정을 자주 하면 중추신경계의 피로가 따르기 마련이다. 아래와 같은 차트를 이용하면 최대 중량을 직접 들지 않고도 자신의 최대근력(1RM)이 어느 정도인지 알 수 있다.

표 2-10. 1RM 차트

반복횟수 (RM)	1회	2회	3회	4회	5회	6회	7회	8회	9회	10회
최대근력 (1RM)	100%	95%	93%	90%	87%	85%	83%	80%	77%	75%
기구 무게 (kg)	10	9	9	9	9	9	8	8	8	8
	20	19	19	18	17	17	17	16	15	15
	30	29	28	27	26	26	25	24	23	23
	40	38	37	36	35	34	33	32	31	30
	50	48	47	45	44	43	42	40	39	38
	60	57	56	54	52	51	50	48	46	45
	70	67	65	63	61	60	58	56	54	53
	80	76	74	72	70	68	66	64	62	60
	90	86	84	81	78	77	75	72	69	68
	100	95	93	90	87	85	83	80	77	75
	110	105	102	99	96	94	91	88	85	83
	120	114	112	108	104	102	100	96	92	90
	130	124	121	117	113	111	108	104	100	98
	140	133	130	126	122	119	116	112	108	105
	150	143	140	135	131	128	125	120	116	113
	160	152	149	144	139	136	133	128	123	120
	170	162	158	153	148	145	141	136	131	128
	180	171	167	162	157	153	149	144	139	135

기구 무게 (kg)	190	181	177	171	165	162	158	152	146	136
	200	190	186	180	174	170	166	160	154	150
	210	200	195	189	183	179	174	168	162	158
	220	209	205	198	191	187	183	176	169	165
	230	219	214	207	200	196	191	184	177	173
	240	228	223	216	209	204	199	192	185	180
	250	238	233	225	218	213	208	200	193	188
	260	247	241	234	226	221	206	208	200	195
	270	257	251	243	235	230	224	216	208	203
	280	266	260	252	244	238	232	224	216	210
	290	276	270	261	252	247	241	232	223	218
	300	285	279	270	261	255	249	240	231	225

〈차트 보는 방법〉

현재 실시하는 반복횟수에서 그에 해당하는 세로 열의 중량을 찾는다.

예 10회 반복해서 60kg으로 운동할 수 있는 경우, 최대근력(1RM)은 80kg
3회 반복해서 130kg으로 운동할 수 있는 경우, 최대근력(1RM)은 140kg

03

dumbbell

아령운동

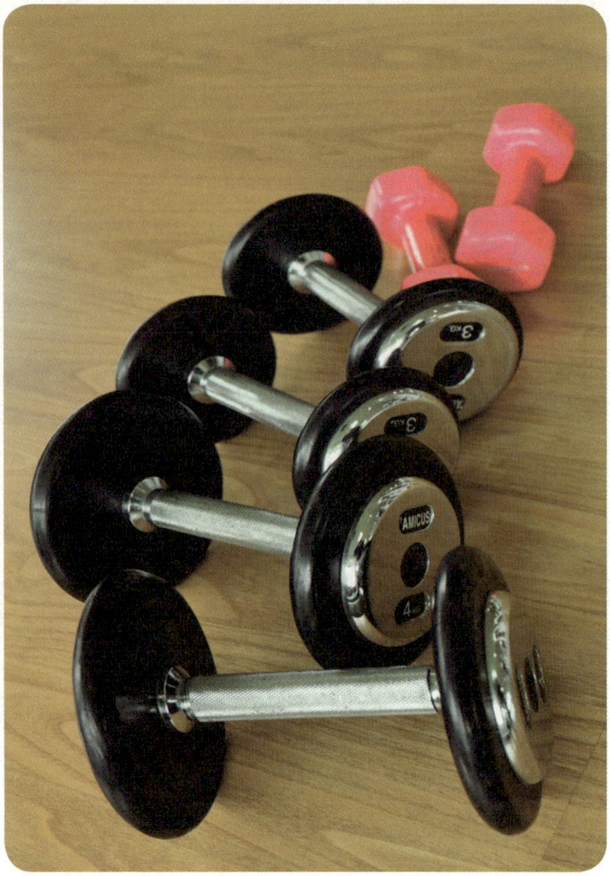

일정 수준(생활체력)의 근력을 소유하고 있는 경우, 탄력 있고 균형 잡힌 건강 체형을 만들기 위하여 1~3kg 내외의 아령으로 근력 운동을 한다.

아령은 가벼운 기구를 이용하는 근력 운동이므로 우람하고 커다란 근육을 발달시키기보다는 전신 또는 어깨, 가슴, 등 근육과 같은 특정 부위 근력을 집중적으로 발달시키는 데 효과적이다.

운동방법

- 몸의 반동을 이용하지 않고 정확한 자세로 실시한다.
- 운동기구의 무게는 10회 내외를 반복(1세트)할 수 있는 무게(초보자의 경우 아령을 머리 위로 올렸을 때 묵직한 무게를 느끼는 정도)로 하루 10~20분 내외, 1주에

3~4일 실시한다.

- 운동 한 종목에서 3세트 이상 반복할 수 있으면 종목을 추가하거나 운동 실시횟수를 증가한다.
- 초보자의 경우 세트 간 휴식은 약 30~60초로 하되, 근력이 향상되면 휴식시간을 30초 이내로 단축하고 운동강도(500g씩, 운동시간, 운동횟수 등)를 증가한다.
- 운동 시 힘을 주는 동작(근수축)에서 숨을 내쉬고 힘을 빼는 동작(근이완)에서 숨을 들이마시는(호흡에 너무 신경 쓰면 운동자세가 부정확해질 수 있기 때문에 편하게 호흡) 호흡법이 권장된다.
- 아령을 들 때 1초, 내릴 때 2초 정도로 천천히 실시한다.

유의사항

- 배에 약간 힘을 주어 당기면서 실시한다.
- 팔꿈치는 완전히 펴고 반동이 없어야 한다.
- 아령을 들어 올릴 때 몸을 꼬거나 비틀지 말고 상체를 똑바로 유지한다.
- 운동 중 허리 또는 관절에 통증이 오면 운동을 중단한다.

아령 운동의 종류

❶ 팔

팔 굽혀 들기

양손으로 아령을 들고 선다. 팔을 천천히 교대로 어깨 높이까지 올렸다 내리는 동작을 좌우 5~10회 반복한다.

유의 앞을 응시하고 몸의 반동을 이용하지 않는다.

효과 팔(위팔두갈래근, 위팔세갈래근) 근력 강화

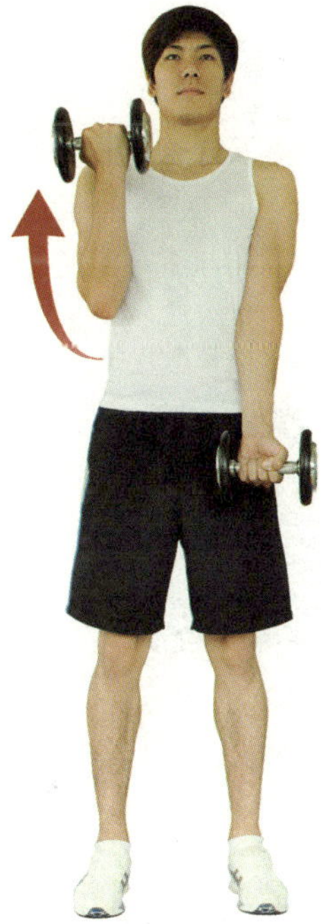

:: 응용동작

➲ 팔 앞으로 뻗기

두 손으로 아령을 들고 선다. 한 팔을 뻗어 천천히 아령을 들었다 내리는 동작을 좌우 5~10회 반복한다.

유의 앞을 응시하고 상체를 펴며, 몸의 반동을 이용하지 않는다.

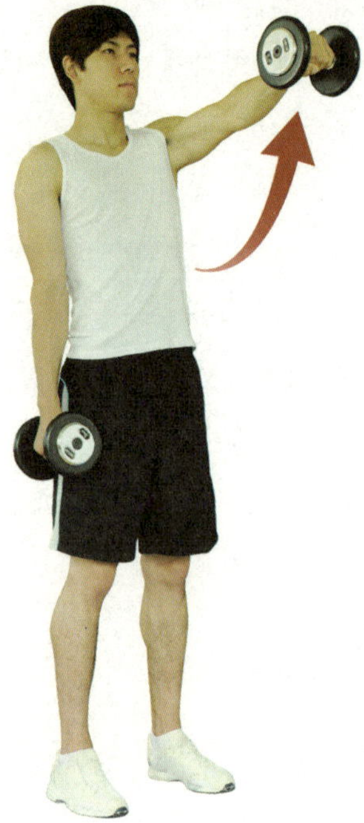

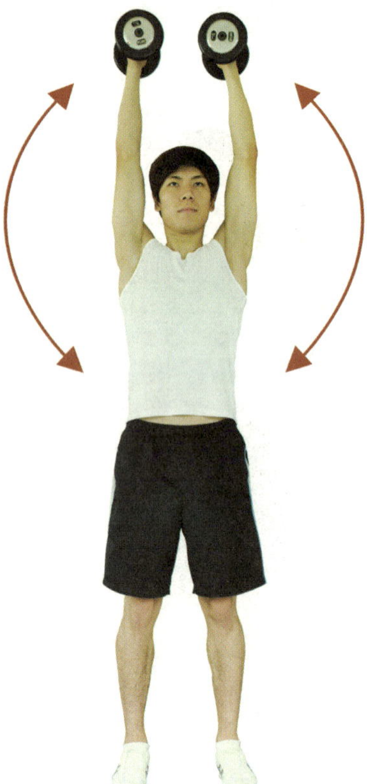

➲ 양팔 위아래로 들기

두 손에 아령을 들고 팔을 바지선에 대고 선다. 두 손을 동시에 몸 바깥쪽으로 원을 그리듯 머리 위까지 올렸다 처음 자세로 돌아오는 동작을 5~10회 반복한다.

유의 아령을 들어 올렸을 때 귀를 가볍게 스치며, 상체는 앞으로 숙이지 않는다.

② 다리

➡ 다리 굽혔다 펴기

두 손으로 아령을 들고 의자에 앉은 자세를 취한다. 무릎을 90~120° 굽혔다 펴는 동작을 5~10회 반복한다.

유의 아령 든 손은 움직이지 않으며, 운동 시 아령으로 몸의 중심을 유지한다.

효과 다리(넙다리두갈래근, 넙다리네갈래근) 근력 강화

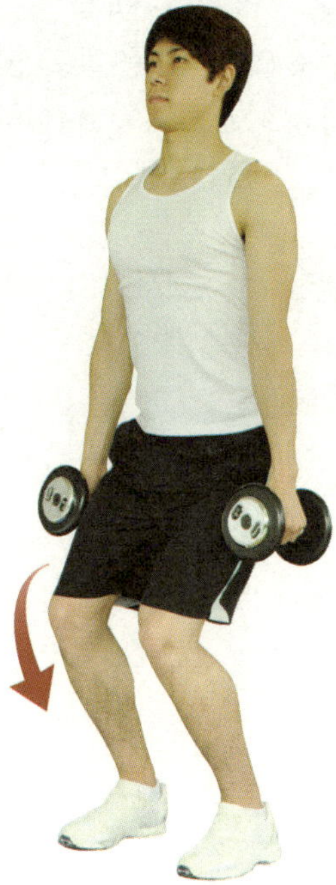

:: 응용동작

➡ 무릎 굽혀 앉았다 일어나기

두 손으로 아령을 들고 서서 상체와 아령 든 손이 일직선이 되도록 한다. 깊이 앉았다 일어나는 동작을 5~10회 반복한다.

유의 아령 든 두 팔을 약간 뒤로 하며, 상체를 곧게 펴고 앞을 응시한다.

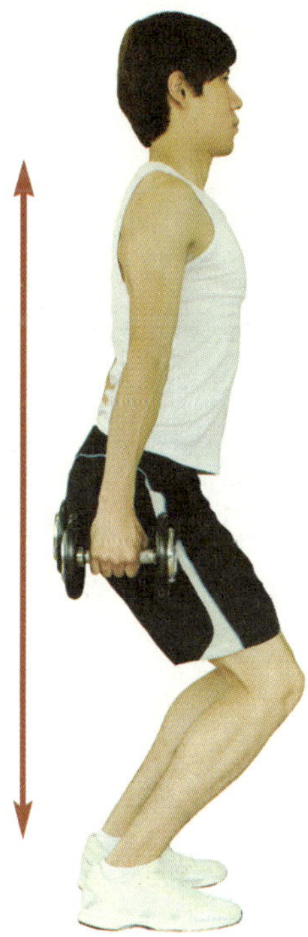

➲ 발 앞으로 내딛기

두 손으로 아령을 들고 선다. 한쪽 손을 가슴 높이로 뻗어 올리며 동시에 같은 방향의 발을 앞으로 크게 내딛었다가 처음 자세로 돌아오는 동작을 좌우 교대로 5~10회 반복한다.

유의 아령 든 왼팔은 지면과 수평으로, 오른팔은 지면과 수직 자세를 취한다.

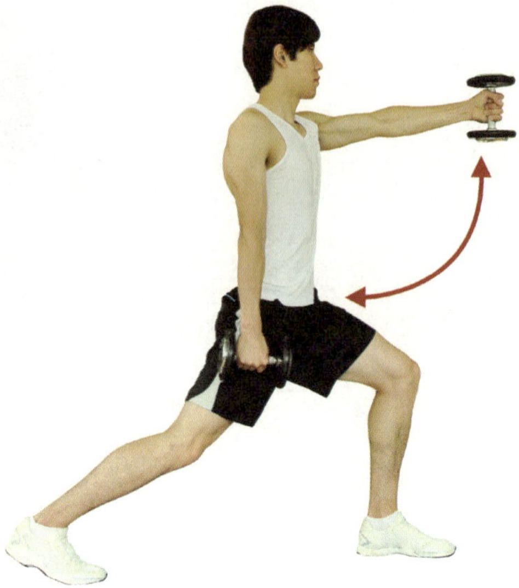

③ 어깨

➲ 다리 벌려 앞뒤로 들기

앞으로 내딛은 다리의 무릎을 굽히고 손을 얹어 균형을 잡고 선다. 아령 든 팔을 팔꿈치가 굽은 상태에서 뒤쪽으로 올렸다가 처음 위치로 돌아오는 동작을 좌우 5~10회 반복한다.

유의 양 무릎은 편하게 굽히고 아령 든 팔꿈치는 90°로 굽힌다.

효과 어깨(어깨세모근, 등세모근) 근력 강화

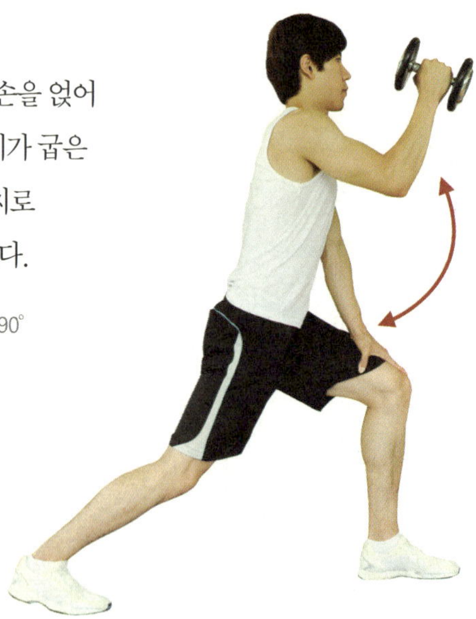

:: 응용동작

양팔 머리 위로 들기

바닥에 무릎을 세우고 눕는다. 아령 잡은 두 손을 팔꿈치가 굽은 상태에서 머리 위로 올렸다가 처음 자세로 돌아오는 동작을 5~10회 반복한다.

유의 어깨가 아령 든 양팔의 운동축이 된다.

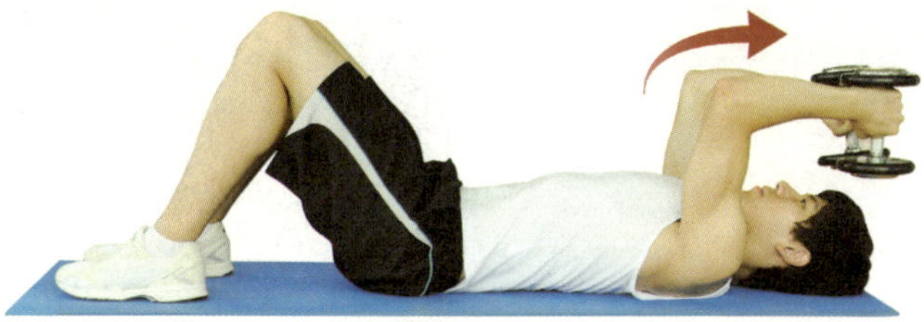

양팔 위로 들기

아령을 든 양팔을 좌우로 벌려 뻗는다. 어깨와 일직선이 될 때까지 아령을 머리 위로 들어 올렸다가 천천히 내리는 동작을 5~10회 반복한다.

유의 팔꿈치는 실시자의 능력에 맞게 굽힌다.

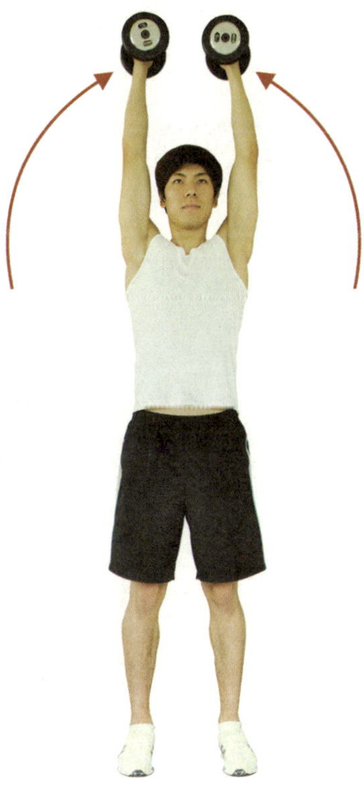

④ 배(복부)

양팔 뒤로 들기

아령을 들고 서서 상체를 숙이고 무릎을 살짝 구부린다. 아령 든 양팔을 엉덩이 뒤쪽으로 천천히 크게 들어 올렸다 내리는 동작을 5~10회 반복한다.

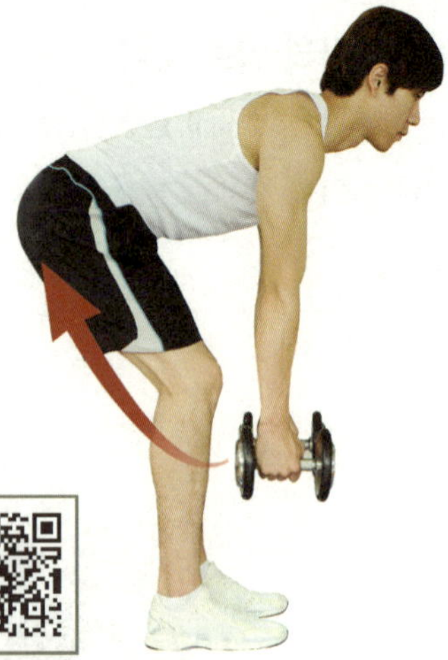

유의 시선은 앞을 응시하고 무릎을 흔들지 않는다.

효과 허리(척주세움근), 가슴(큰가슴근), 어깨(어깨세모근) 근력 강화

:: 응용동작

상체 젖히기

사진 ❶과 같이 상체를 앞으로 굽혀 아령을 발등 쪽으로 내린다. 사진 ❷와 같이 허리를 펴면서 일어나 팔을 굽혀 아령 잡은 양손을 어깨 위에 얹고 기지개를 켜듯 상체를 뒤로 천천히 젖혔다가 처음 자세로 돌아오는 동작을 5~10회 반복한다.

유의 아령을 내렸을 때 팔과 다리는 평행이 되며, 아령을 들었을 때는 아령이 귀 가까이 온다.

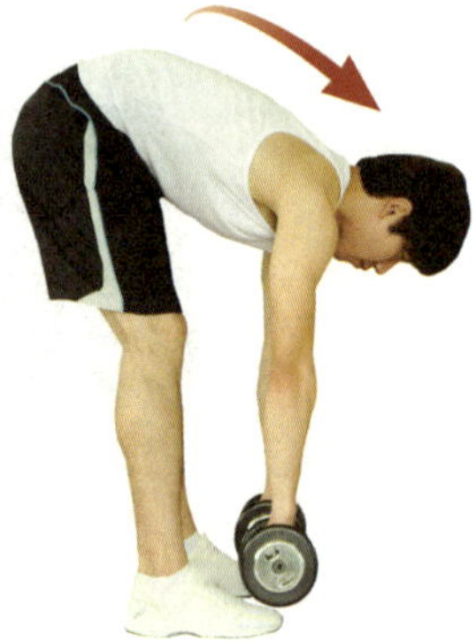

❶

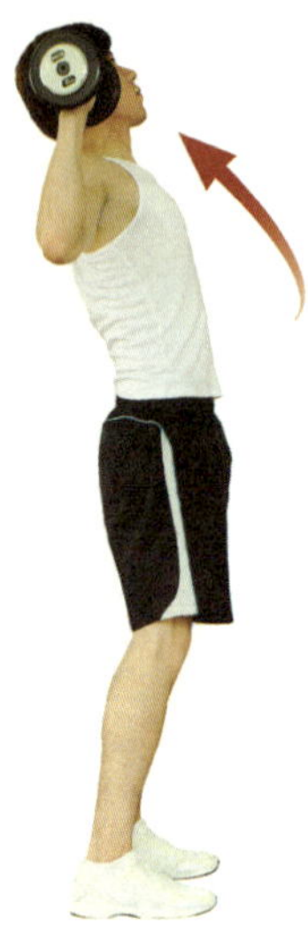

❷

➡ 양손으로 휘젓기

사진 ❶과 같이 상체를 앞으로 숙여 아령을 양 허벅지 옆으로 올린다. 사진 ❷와 같이 허리를 뒤로 젖히면서 아령을 머리 위로 올렸다 처음 자세로 돌아오는 동작을 5~10회 반복한다.

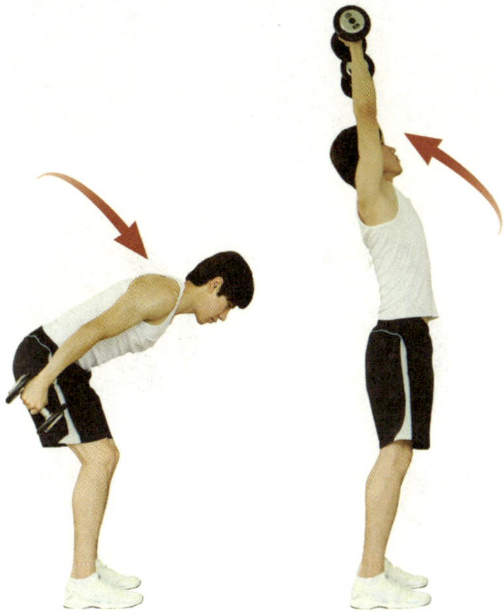

❶ ❷

❺ 가슴

➡ 상체 숙여 들기

상체를 숙이고 선다. 팔꿈치를 굽혀 아령을 수직 방향으로 겨드랑이까지 올렸다 내리는 동작을 5~10회 반복한다.

유의 아령 이동에 따라 무릎을 움직이지 않는다.

효과 가슴(큰가슴근), 어깨(어깨세모근) 근력 강화

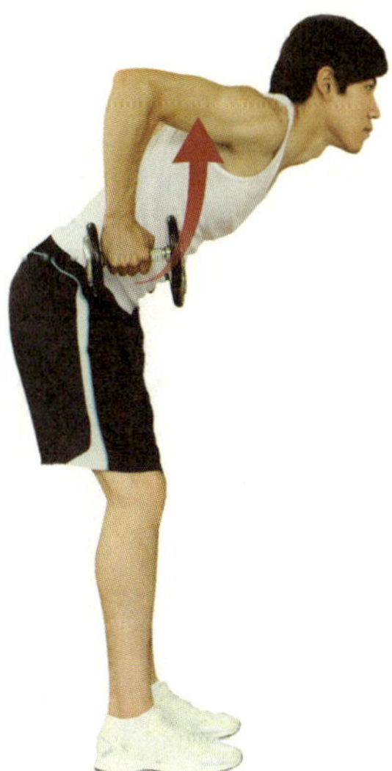

:: 응용동작

누워 양팔로 들기

두 팔을 양옆으로 벌리고 바닥에 눕는다. 앞으로나란히 하듯 아령을 가슴 위로 천천히 들어 올렸다 처음 자세로 돌아오는 동작을 5~10회 반복한다.

유의 아령을 들어 올릴 때 천천히 가슴을 펴고 시선은 위를 향한다.

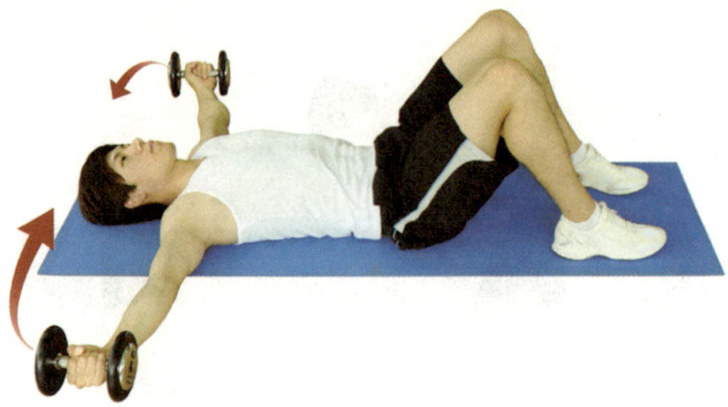

윗몸일으키기

바닥에 눕는다. 두 팔을 굽혀 아령을 머리 옆에 대고 윗몸일으키기를 5~10회 반복한다.

유의 상체를 위로 들 때 아령이 머리에서 떨어지지 않는다.

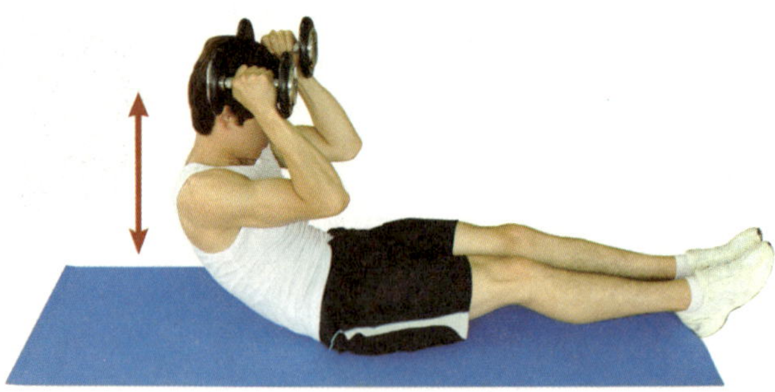

04

band

밴드운동

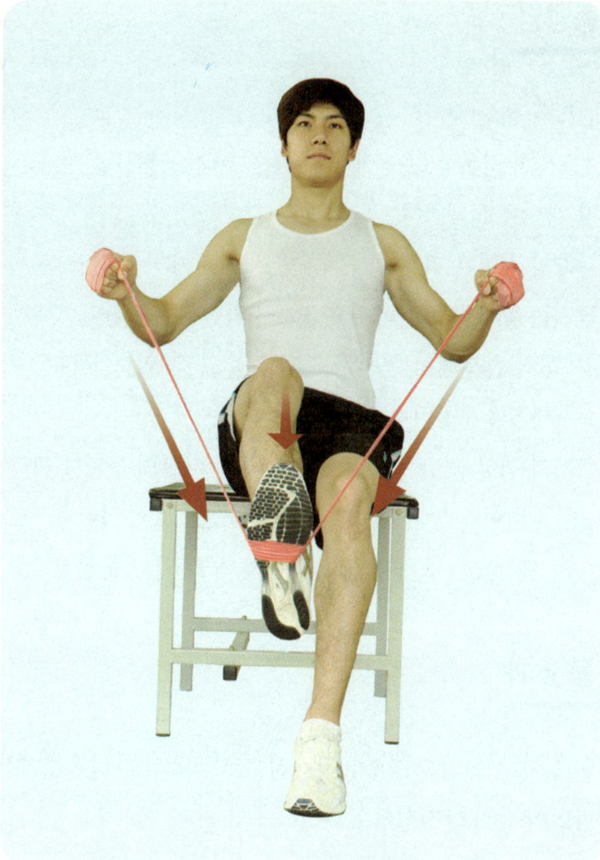

고무줄이나 스프링(spring)과 같은 물체의 탄성(물체의 길이 또는 크기가 늘었다 줄었다 하는 특성)을 이용하는 근력 운동이다. 고무줄 탄성을 이용한 근력 운동 기구는 튜닝밴드와 세라밴드가 있는데, 다른 운동기구에 비해 관절 및 근육의 상해 위험이 적으며 실시자의 근력이나 체력에 맞게 운동강도를 자유롭게 조절할 수 있을 뿐 아니라 부피가 작아 집에서나 여행 혹은 출장 시 간편하게 휴대하여 운동할 수 있다.

밴드(고무줄) 근력 운동은 운동 시 관절의 움직이는 각도의 크기와 관절에 미치는 저항이 비례하기 때문에 초보자는 탄성이 큰(쉽게 늘어나는) 밴드로 관절 각도가 적은 운동부터 시작해서 점차 탄성을 줄이고 관절 각도를 증가하여 운동한다.

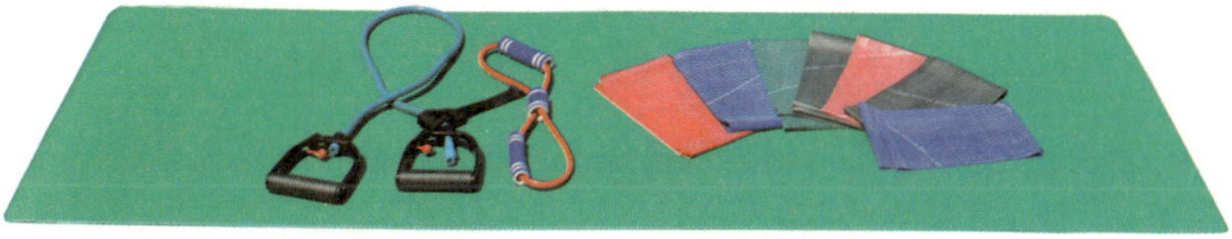

튜닝밴드 세라밴드

운동방법

- 밴드의 색깔에 따라 강도가 다르므로(초보자는 노란색~빨간색, 기초체력 단계는 초록색~검은색, 운동체력 단계는 은색~금색) 실시자의 체력과 운동 목적에 따라 밴드를 선택한다.
- 동작의 시작은 작은 힘(근력), 후반으로 가면서 점차 큰 힘이 요구되며, 당기고 되돌리는 동작을 천천히 탄력을 유지하면서 운동한다.
- 8~15회 반복해서 동일한 길이로 늘릴 수 있는 부하를 기준으로, 1일 20~40분, 1주 4~5일 운동한다.
- 밴드의 색상, 잡은 폭, 길이, 잡은 위치, 다발의 부피에 따라 강도가 다르다.
- 운동능력이 향상되면(동일한 색상의 밴드로 동일한 동작을 20회 이상 할 경우), 밴드의 색상을 바꾸거나, 짧게 또는 두 줄로 잡고 운동강도를 높인다.

운동 효과

- 밴드(고무줄)의 탄성으로 운동하므로 근육의 탄력을 효과적으로 향상시키고 운동 방법이 쉬워 안전성이 높다.
- 근력, 근지구력, 유연성, 평형성 등을 향상시킨다.
- 근력 강화, 외상 장애 시 재활, 상해 재발 방지 및 근신경 개선에 효과가 높다.
- 관절 가동 범위를 증가시킨다.

유의사항

- 운동 전 밴드의 안전을 확인한다.
- 밴드가 약간 팽팽하게 당겨진 상태에서 운동을 시작한다.
- 근육이 뻐근할 정도(통증이 발생하지 않는 범위)까지 밴드를 늘이면서 운동한다.
- 동작 시작에서 마칠 때까지 밴드를 천천히 당겨 운동 정점에서 5~10초 동안 동작을 정지한다.
- 관절이나 신체 부위에 이상이 있는 경우, 운동 시작 전 전문의사와 상의한다.
- 운동 중 밴드가 미끄러지지 않도록 양말이나 운동화를 착용한다.
- 근육이 피곤하거나 무리하지 않은 상태에서 운동한다.

밴드 운동의 종류

❶ 팔

양손 위로 밀기

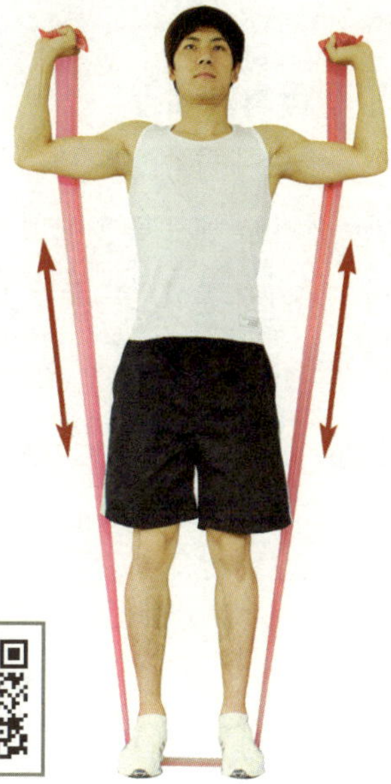

밴드 중앙을 밟고 선다. 밴드 끝을 양손으로 잡고 팔을 직각으로 세운 상태에서, 팔을 천천히 머리 위로 뻗었다가 처음 자세로 돌아오는 동작을 5~10회 반복한다.

유의 상체를 곧게 펴고 천천히 실시한다.

효과 팔(위팔세갈래근), 어깨(등세모근) 근력 강화

:: 응용동작

양팔 벌려 당기기

밴드 중앙을 밟고 서서 (실시자의 능력에 맞게) 팔꿈치를 곧게 좌우로 뻗는다. 밴드 잡은 양팔을 어깨와 평행이 되도록 최대로 뻗었다가 처음 자세로 돌아오는 동작을 5~10회 반복한다.

유의 양팔과 가슴이 일직선이 되며, 시선은 앞을 응시한다.

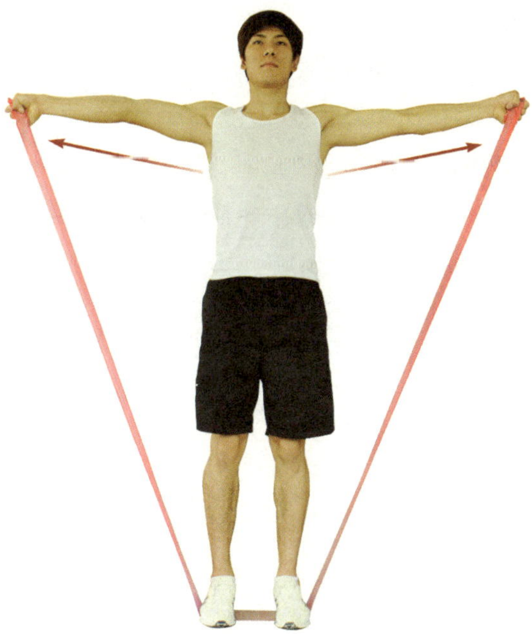

➡ 팔굽혀펴기

의자에 앉아 한쪽 발로 밴드를 밟아 고정시킨다. 반대 손으로 밴드 끝을 잡고 위로 끌어당겼다 처음 자세로 돌아오는 동작을 좌우 5~10회 반복한다.

유의 윗팔은 움직이지 않으며 아래 팔로만 실시한다.

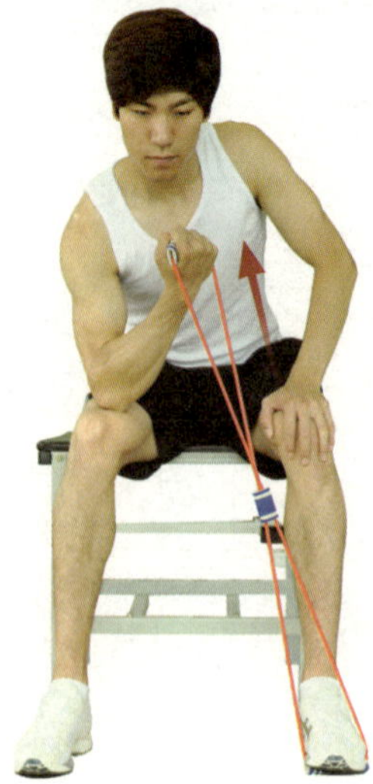

❷ 다리

➡ 다리 밀기

의자에 앉아 한쪽 다리를 바닥에 고정하고 반대 다리에 밴드를 건다. 양손으로 밴드 끝을 잡고 다리를 앞으로 천천히 뻗었다 처음 자세로 돌아오는 동작을 좌우 5~10회 반복한다.

유의 밴드를 잡은 양손은 움직이지 않는다.

효과 다리(넙다리곧은근, 장딴지근) 근력 강화

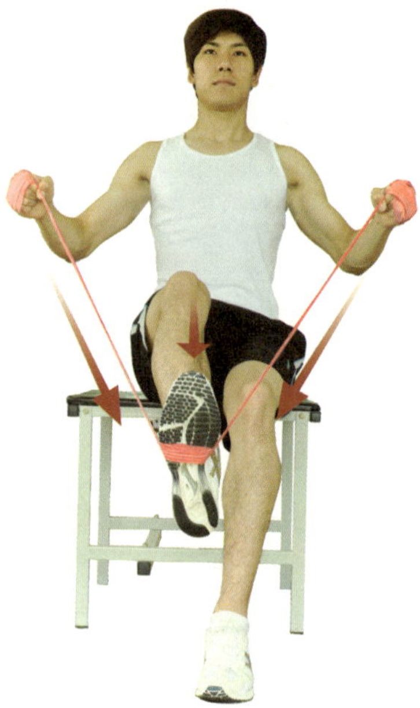

:: 응용동작

앉았다 일어서기

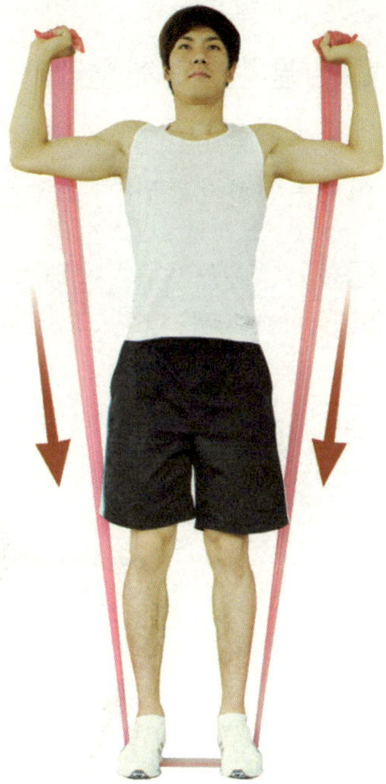

밴드 중앙을 밟고 끝을 양손으로 잡고 선다.
양팔을 직각으로 뻗어 등을 곧게 펴고
무릎을 40~90° 앉았다 일어서는 동작을
5~10회 반복한다.

유의 앉았다 일어날 때 상체를 앞뒤로 움직이지 말고 다리만 사용한다.

발바닥 밀기

바닥에 앉아 발끝에 밴드를 걸고 끝을 양손으로 잡는다. 발바닥을 앞으로 천천히 뻗었다 처음 위치로 돌아오는 동작을 좌우 5~10회 반복한다.

유의 밴드를 잡은 손은 움직이지 말고 다리만으로 밴드를 민다.

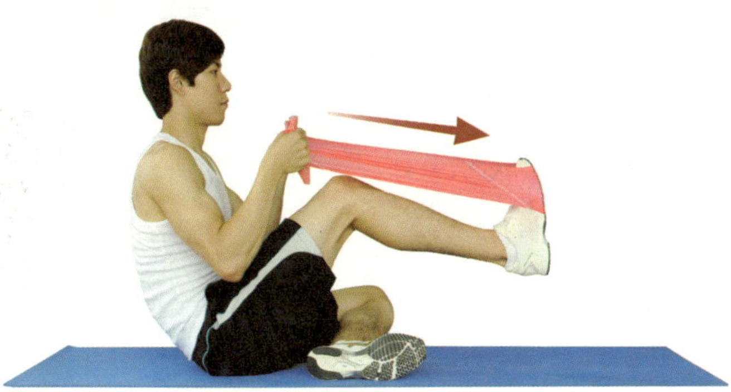

❸ 어깨

양팔 벌려 어깨 돌리기

밴드 중앙을 밟고 선다. 양손으로 밴드 끝을 잡고 어깨 높이까지 끌어올려 양팔과 어깨를 천천히 좌우 5~10회 돌린다.

유의 실시자의 능력에 맞게 어깨 회전 및 빠르기를 조절한다.

효과 어깨(어깨세모근, 등세모근) 근력 강화

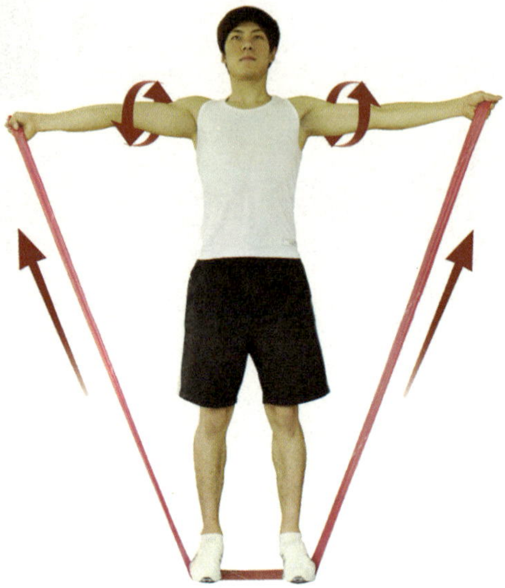

:: 응용동작

양 손등 마주보기

밴드를 밟고 두 손으로 끝을 잡는다. 팔꿈치를 굽혀 가슴 높이까지 밴드를 잡아당겨 양 손등이 맞닿았다 처음 위치로 돌아오는 동작을 5~10회 반복한다.

유의 어깨만을 움직여 밴드를 끌어올린다.

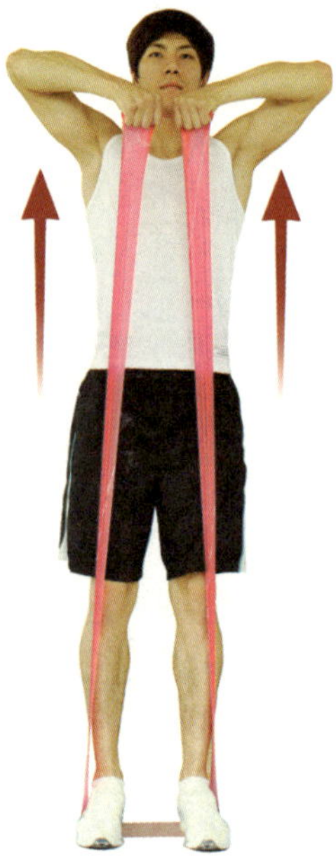

⮕ 양손 어깨 뒤 당기기

밴드 중앙을 밟고 선다. 두 손으로 밴드 손잡이를 등 뒤 머리 위까지 끌어당긴 후 천천히 처음 자세로 내리는 동작을 5~10회 반복한다.

유의 양손과 어깨만을 움직여 밴드를 잡아당긴다.

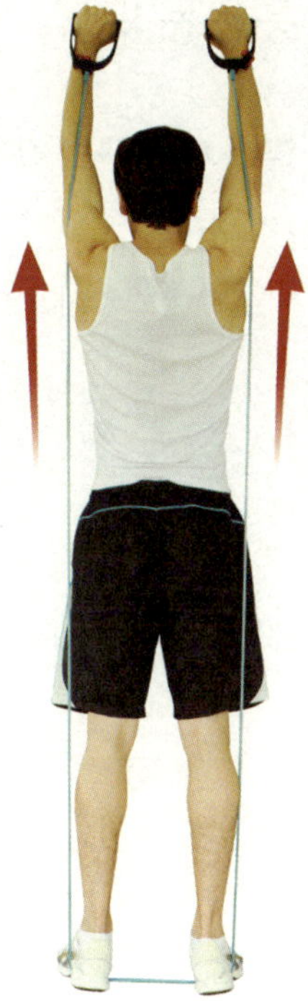

❹ 옆구리

⮕ 옆구리 좌우 굽히기

밴드 중앙을 밟고 서서 한 손으로 밴드 끝을 당겨 잡는다. 옆구리를 굽혔다 펴기를 좌우 5~10회 반복한다.

유의 밴드를 잡은 손과 발 사이의 밴드는 최대로 긴장감을 유지시킨다.

효과 옆구리(배바깥빗근, 배속빗근) 근력 강화

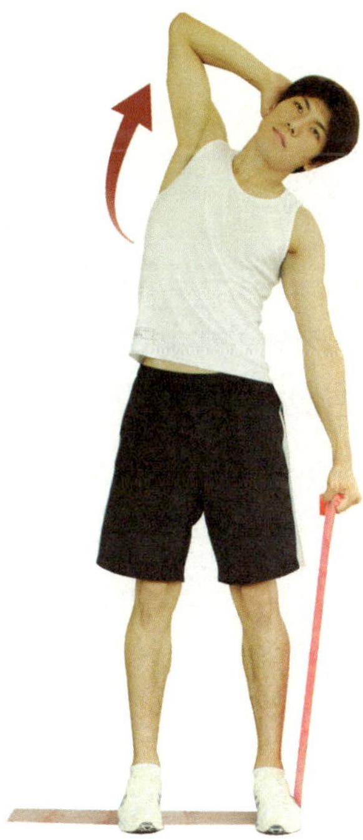

:: 응용동작

앉아서 옆구리 좌우로 굽히기

바닥에 앉아서 양손으로 밴드를 잡고 양팔을 머리 위로 뻗는다. 옆구리를 45° 굽혔다가 처음 자세로 돌아오는 동작을 5~10회 반복한다.

유의 상체를 곧게 펴고 엉덩이로 몸의 중심을 유지한다.

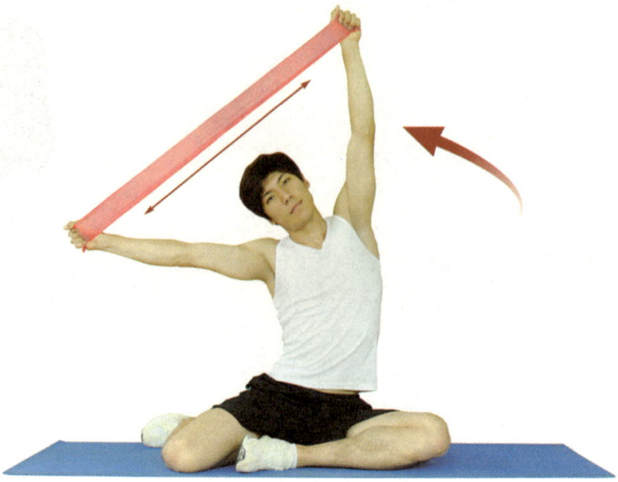

온몸 좌우로 굽히기

두 다리를 어깨너비만큼 벌리고 선다. 양손으로 밴드를 잡고 머리 위로 뻗어 상체를 최대로 옆으로 굽혀 멈추었다가 처음 자세로 돌아오는 동작을 좌우 5~10회 반복한다.

유의 굽혀진 옆구리가 최대로 긴장되도록 한다.

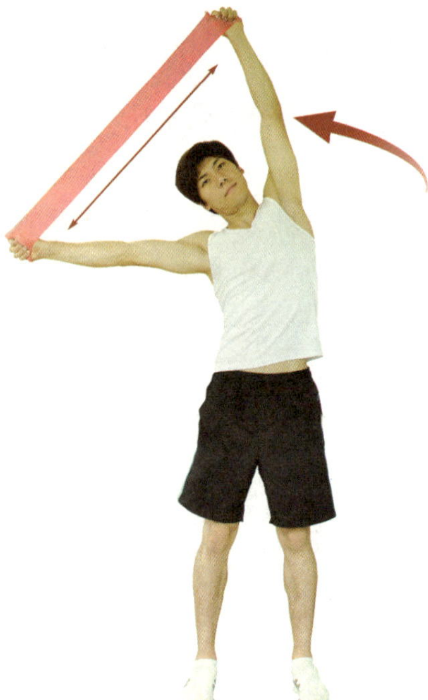

5 배(복부)

윗몸 앞으로 굽히기

다리를 받침대에 얹고 앉는다. 밴드를 발끝에 걸고 배(복부)가 무릎에 닿을 정도로 밴드를 잡아 당겼다가 처음 자세로 돌아오는 동작을 좌우 5~10회 반복한다.

유의 무릎 쪽으로 상체를 굽힐 때 시선은 아래를 응시한다.

효과 배(배곧은근), 허리(척주세움근) 근력 강화

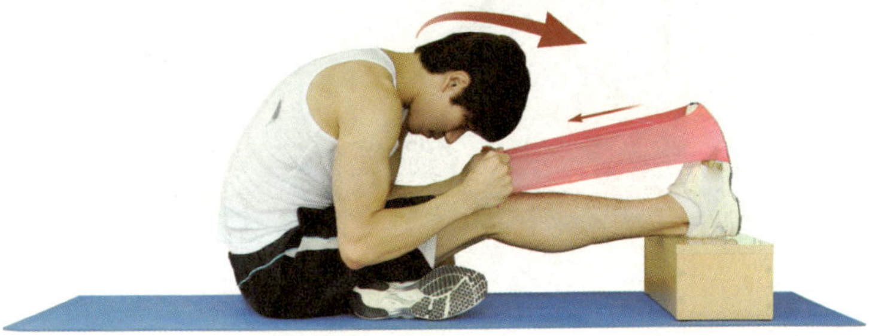

:: 응용동작

복부 밀어올리기

무릎을 세우고 앉아 밴드를 배에 걸고 양손으로 밴드 끝을 잡고 바닥에 고정한다. 엉덩이를 들어 올려 등과 바닥이 수평을 유지했다가 처음 자세로 돌아오는 동작을 5~10회 반복한다.

유의 엉덩이를 들 때 상체를 최대로 위로 들어 올린다.

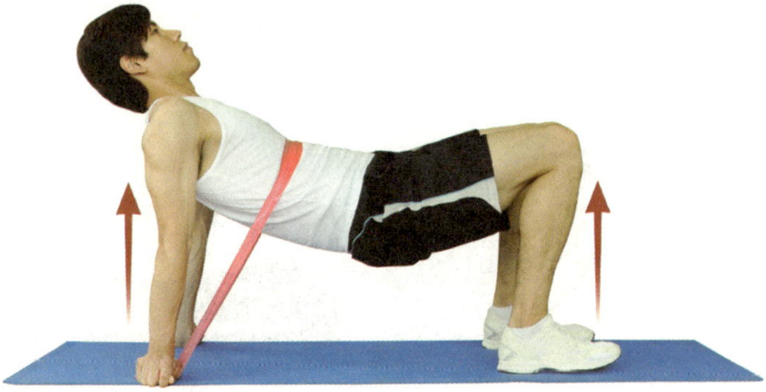

상체 들기

바닥에 엎드려 밴드를 등에 걸고 사진과 같이 바닥에 고정한다. 상체를 위로 들어 올려 바닥과 60~90°로 유지한 후 처음 자세로 돌아오는 동작을 5~10회 반복한다.

유의 상체를 들어 올릴 때 팔을 펴고 머리를 뒤로 눕히며 시선은 정면을 응시한다.

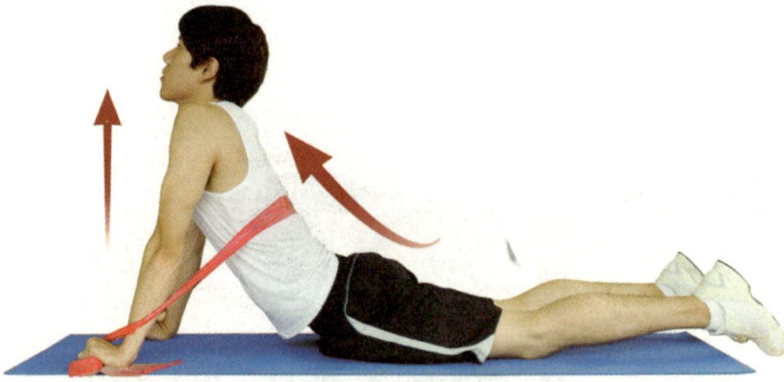

6 허리

엎드려 허리 들기

두 발을 어깨 너비로 벌리고 엎드린다. 양팔을 등 뒤로 뻗어 반으로 접은 밴드를 잡고 상체와 팔을 동시에 들어 올렸다가 처음 자세로 돌아오는 동작을 5~10회 반복한다.

유의 힘을 줄 때 엉덩이를 조이고 배는 바닥에 단단히 밀착시키며, 팔을 들어 올리는 것보다 상체를 부드럽게 올리는 것에 집중한다.

효과 허리(척주세움근), 배(배곧은근) 근력 강화

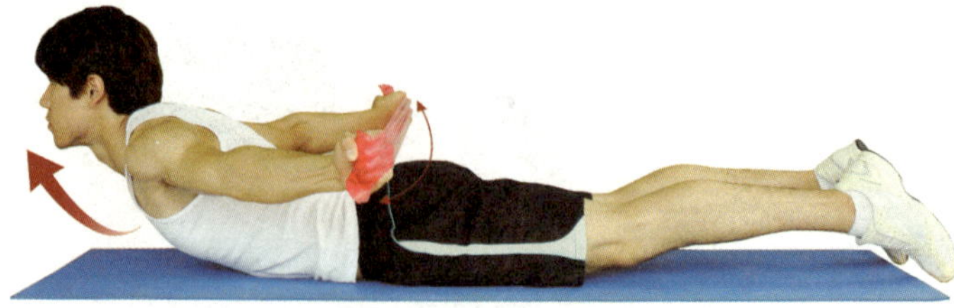

응용동작

허리 뒤로 젖히기

무릎을 세우고 바닥에 앉는다. 양손으로 밴드를 잡고 앞으로 뻗은 상태에서 허리를 뒤로 30~45° 젖혔다가 허리를 펴는 동작을 5~10회 반복한다.

유의 실시자의 능력에 맞게 상체를 뒤로 젖힌다.

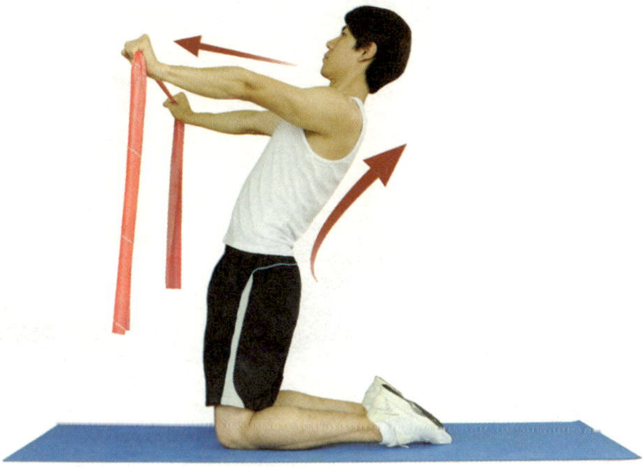

상체 위로 들기

바닥에 엎드려 밴드를 허리에 걸고 양손으로 밴드 끝을 잡고 바닥에 고정한다. 상체를 위로 들어 60~90°로 유지했다가 펴는 동작을 5~10회 반복한다.

유의 시선과 가슴은 정면을 향하고, 허벅지를 바닥에 밀착시킨다.

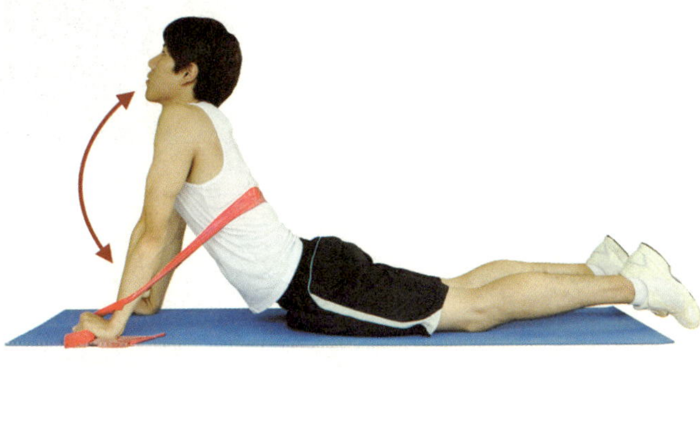

❼ 가슴

가슴 모으기

무릎을 세우고 누워 어깨 뒤에 밴드를 고정한다. 밴드의 양끝을 잡고 팔을 위로 쭉 뻗어 수직으로 모아 올렸다 내리는 동작을 5~10회 반복한다.

유의 가슴에 최대로 긴장감을 주면서 밀어 올린다.

효과 가슴(큰가슴근) 근력 강화

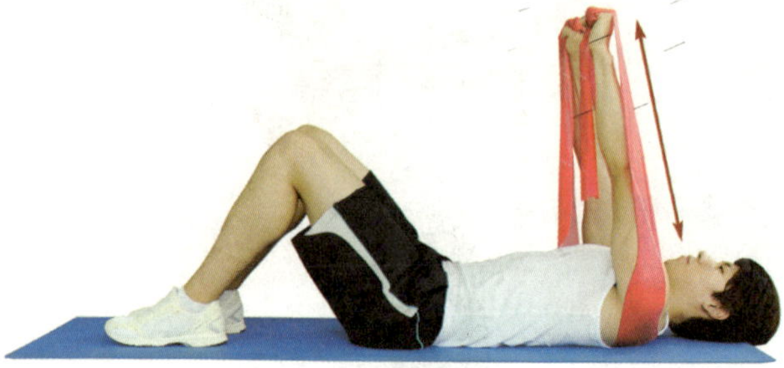

:: 응용동작

팔 모으기

두 발로 밴드를 고정하고 가슴너비만큼 앞으로 벌려 잡는다. 양손을 어깨와 일자로 평행되도록 벌렸다가 가슴 앞으로 모아 멈추는 동작을 5~10회 반복한다.

유의 양팔은 가슴과 일직선상에 오고 바닥과 평행이 되도록 벌린다.

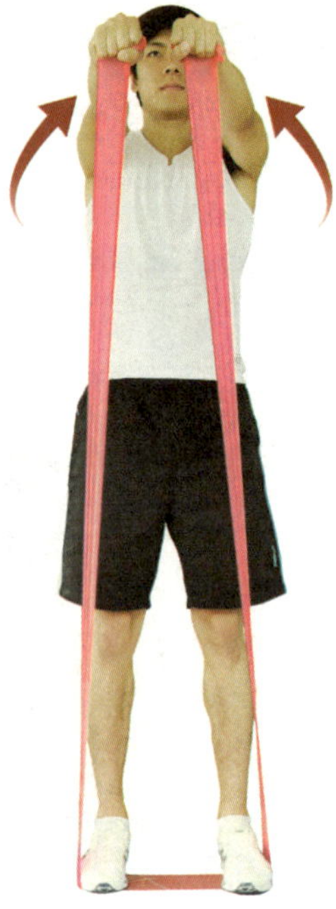

양팔 앞으로 뻗기

밴드를 등 뒤 고정대에 걸고 양손으로 손잡이를 잡는다. 발을 앞뒤로 벌리고 서서 양팔을 앞으로 쭉 뻗어 가슴 앞에서 모았다 처음 자세로 돌아가는 동작을 5~10회 반복한다.

유의 양팔을 앞으로 뻗을 때 시선은 앞을 응시하며 앞발 무릎을 약간 굽힌다.

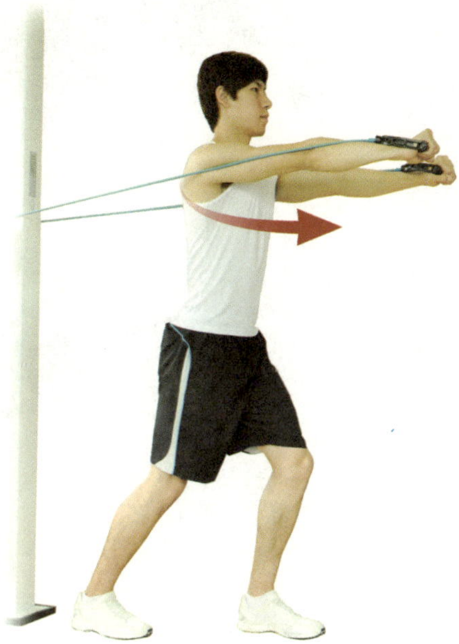

05

machine weight

머신웨이트

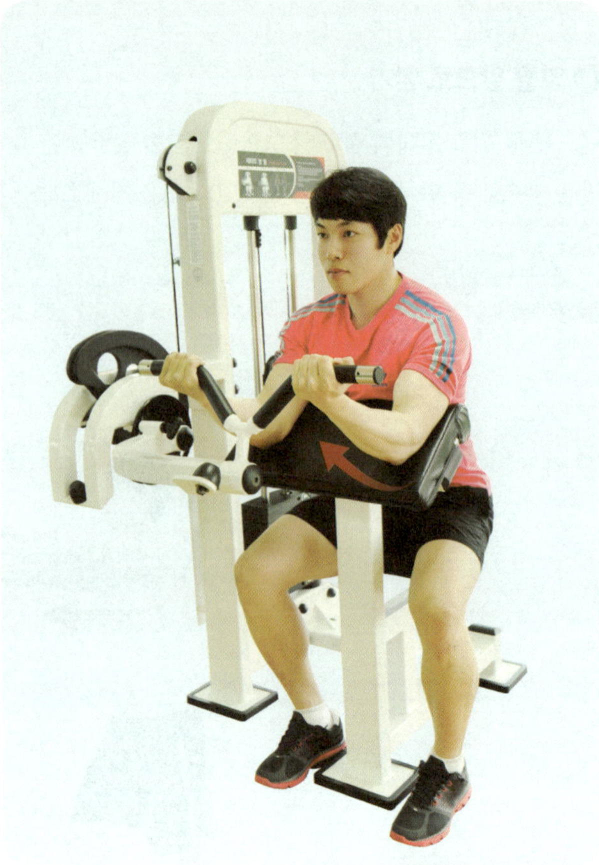

머신 웨이트 운동은 정해진 기계의 기능 내에서 보다 다양한 무게로 안전하게 할 수 있는 운동이다. 몸의 균형을 효과적으로 유지하며 특정 부위 근력 향상에 효과적이다. 또한 안정성 그리고 동작의 정확성을 높일 수 있어 근력 운동 초보자들에게 적합하다.

아령이나 덤벨보다 무게가 무겁고 운동기구가 다소 복잡하며 운동방법도 세심한 주의가 요구되기 때문에 초보자들은 자신의 체중을 이용한 근력 운동 또는 아령 운동으로 근력을 일정 수준 향상시킨 후 머신 웨이트 운동을 하는 것이 바람직하다.

운동방법

- 운동 초기, 모든 운동종목의 최대근력(1RM, 1번 들 수 있는 최대 무게)을 측정하여 이를 기준으로 머신 웨이트 기구의 무게를 조절한다.

- 운동 전후 또는 세트 이동 시 충분한 준비운동과 스트레칭을 한다.
- 머신 웨이트 기구를 들어 올릴 때(무게를 느끼고 힘을 쓸 때) 약 2초, 내릴 때(무게를 느끼면서 힘을 뺄 때) 약 3초의 빠르지 않은 속도로 정확한 동작으로 실시한다.
- 머신 웨이트 기구를 올리거나 들 때(힘을 쓸 때) 숨을 입으로 내쉬고, 내릴 때(힘을 뺄 때) 숨을 코로 들이마시는 호흡법을 익힌다.
- 큰 근육(가슴, 배, 등, 허벅지 등) 운동을 먼저 한 후 작은 근육(손목, 목, 발목 등) 운동을 하면 근피로를 줄일 수 있다.
- 운동 시, 주동근(운동할 때 가장 큰 힘을 내는 근육)과 길항근(주동근과 반대로 움직이는 근육)의 균형을 유지한다.
- 1주에 2~3일 5~7종목을, 1종목에 8~10회씩 2~3세트 실시하며, 운동을 시작한 지5~8주 후부터는 점차 머신 웨이트 운동의 무게와 실시횟수, 운동종목 및 운동일수를 증가한다.

✓ check

운동기구의 무게, 반복횟수, 세트 수 그리고 운동종목

무게, 반복횟수, 실시 세트 수

- 초보자는 정확한 자세로 1종목을 8~10번 반복(1세트)할 수 있는 5~8종목을 선택하고, 운동 초기에는 2세트 정도 실시하다가 점차 3세트까지 늘린다(운동 1종목당 최대 목표를 3세트로 한다).
- 3세트로 운동을 실시한 후, 동일 종목을 1세트에 15회 이상 반복할 수 있으면 기구 무게를 증가하여 앞의 방법에 따른다.
- 증가한 무게로 2일 운동 후, 근육통이 없으면 자신에게 적합한 무게로 간주한다.

운동종목

- 가슴, 배, 등, 엉덩이, 허벅지와 같은 큰 근육이 운동에 참여하는 다관절 운동을 운동 전반부에 하고, 손목이나 발목과 같은 작은 근육들이 참여하는 단관절 운동을 후반부에 한다.

  예 상체운동: 가슴 → 어깨 → 팔 → 손목, 하체운동: 엉덩이 → 허벅지 → 종아리
- 초보자의 경우 상체운동과 하체운동 중에서 각각 3~4종목을 실시한다.

운동 효과

- 운동 시 기구와 동작에 정신을 집중하고 정확한 자세로 운동한다.
- 바(bar)를 잡는 모양, 양손 사이의 거리에 따라 운동 효과가 다르다.
- 운동 사이사이 또는 운동 실시 전후 스트레칭을 충분히 실시하여 유연성을 개선하고 운동에 따른 근피로를 회복한다(가슴운동의 경우, 가슴과 팔 근육 스트레칭 실시하는 등 운동에 사용한 근육을 이완시키는 스트레칭으로 근피로를 효과적으로 푼다).

✔ check

머신 웨이트의 손 잡는 방법(grip)과 자세(stance)

손 잡는 방법

구 분	언더핸드 그립	오버핸드 그립	리버스 그립	후크 그립
손 자세	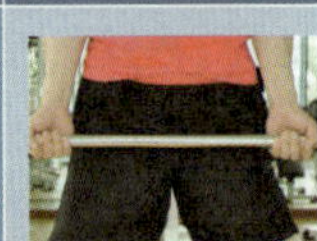	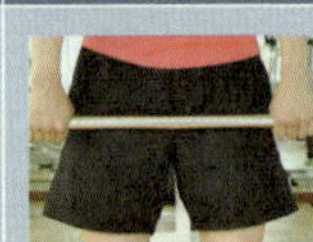	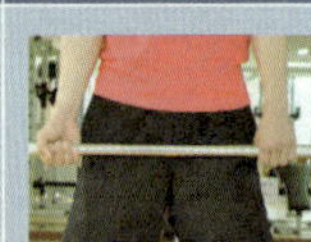	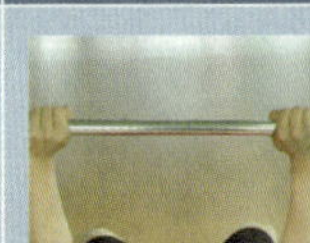
특 징	손바닥이 위(바깥쪽)를 향한다.	손바닥이 아래(안쪽)를 향한다.	한 손은 오버핸드 그립, 다른 손은 언더핸드 그립	엄지손가락을 나머지 손가락으로 감싸 바를 잡는다.

그림 2-11. 머신 웨이트 그립의 손 자세

손 잡는 간격

구 분	내로우(좁은) 그립	스탠더드(표준) 그립	와이드(넓은) 그립
손 간격	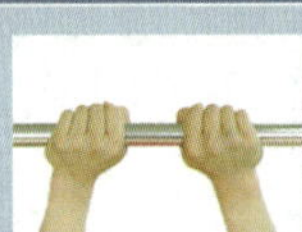	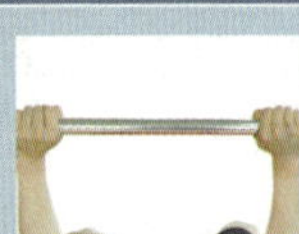	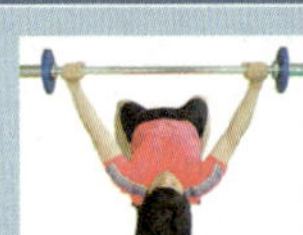
특 징	어깨 너비보다 좁게 바를 잡는다.	어깨 너비만큼 양손을 벌려 바를 잡는다.	어깨 너비보다 넓게 바를 잡는다.

그림 2-12. 머신 웨이트 그립의 손 간격

자세

구 분	내로우(좁은) 스탠스	스탠더드(표준) 스탠스	와이드(넓은) 스탠스
발 간격	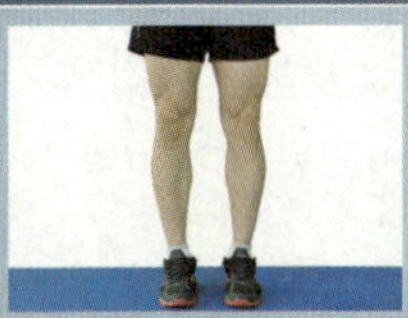	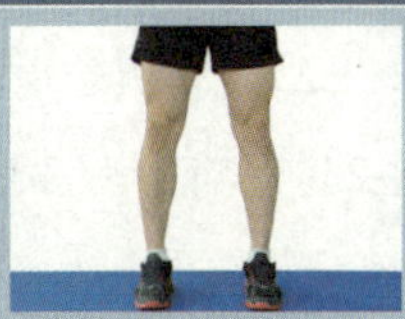	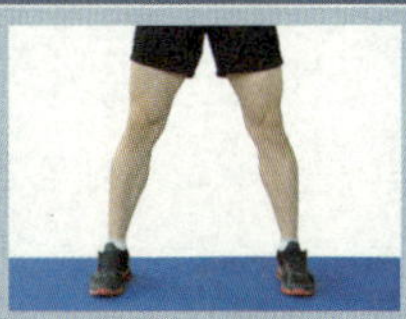
특 징	기본적인 자세로 어깨보다 양발의 간격이 좁다.	어깨너비와 양발의 간격이 같다.	어깨너비보다 양발의 간격이 넓다.

그림 2-13. 머신 웨이트 운동 시 발 간격

머신 웨이트 운동의 종류

❶ 가슴

프론트 프레스

등을 고정시키고 앉는다. 손바닥이 아래로 향하게 손잡이를 잡고 앞으로 밀었다가 처음 자세로 돌아오는 동작을 8~10회 반복한다.

유의 손잡이를 앞으로 밀 때 손잡이와 팔이 일직선이 되도록 한다.

효과 가슴(큰가슴근), 어깨(어깨세모근) 근력 강화

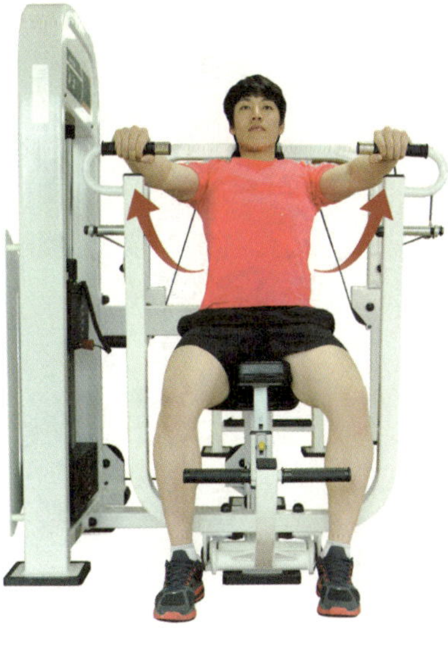

:: 응용동작

팩덱 플라이

등을 고정시키고 앉는다. 두 손으로 손잡이를 잡고 팔꿈치를 천천히 가슴 쪽으로 모아 붙였다가 처음 자세로 돌아오는 동작을 8~10회 반복한다.

유의 가슴을 펴고 시선은 앞을 향한다.

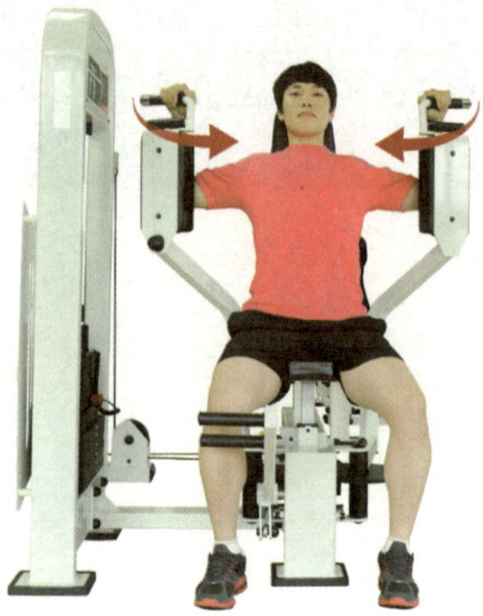

케이블 크로스 오버

두 팔로 손잡이를 천천히 잡아당겨 가슴 가까이 모아 붙였다가 처음 자세로 돌아오는 동작을 8~10회 반복한다.

유의 가슴을 앞으로 펴 내밀면서 손잡이를 잡아당긴다.

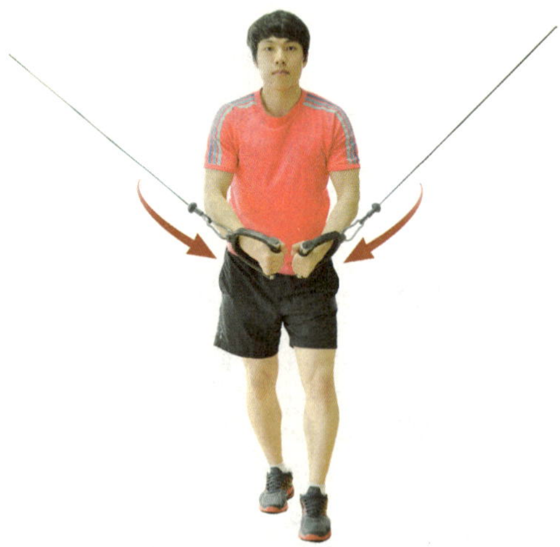

❷ 등

➔ 랫 풀 다운

목과 등은 곧게 펴고 허리를 앞으로 약간 기울여 앉는다. 숨을 들이쉬고 바를 턱 앞으로 오도록 손잡이를 끌어 내렸다 처음 자세로 돌아가는 동작을 8~10회 반복한다.

유의 양팔의 힘으로만 손잡이를 당긴다.

효과 어깨(등세모근), 팔(위팔두갈래근, 위팔세갈래근) 근력 강화

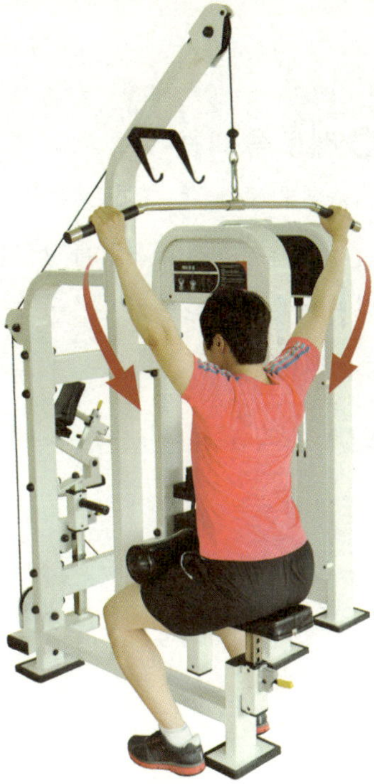

:: 응용동작

➔ 시티드-로우

상체를 약간 앞으로 숙이고 앉는다. 손잡이를 가슴에 닿을 정도 잡아당겼다 처음 자세로 돌아가는 동작을 8~10회 반복한다.

유의 가슴을 펴고 양팔의 힘으로만 손잡이를 잡아당긴다.

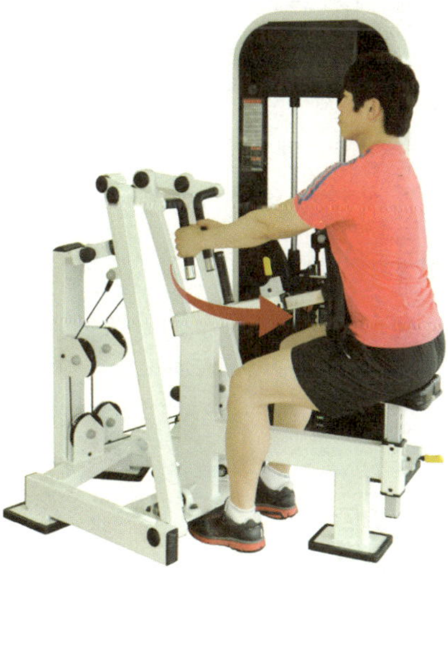

➡ 래트 풀 다운

기구에 앉는다. 두 손으로 어깨너비보다 약간 넓게 손잡이를 잡고 어깨에 닿을 때까지 당겼다가 처음 위치로 돌아가는 동작을 8~10회 반복한다.

유의 양팔의 힘으로만 손잡이를 등 뒤로 잡아당긴다.

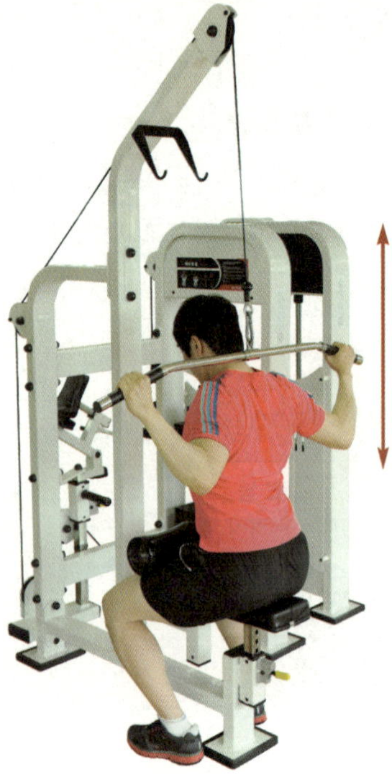

3 배(복부)

➡ 크런치

가슴을 숙여 패드에 붙인다. 뒤로 젖혔다가 처음 위치로 돌아오는 동작을 8~10회 반복한다.

유의 엉덩이가 의자에서 떨어지지 않도록 하고, 시선은 상체 동작에 따라 이동한다.

효과 배(배곧은근) 근력 강화

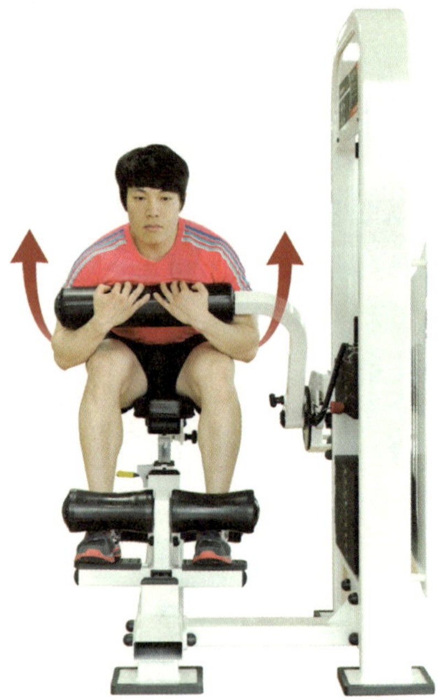

:: 응용동작

머신 크런치

손잡이를 잡고 눕는다. 손잡이를 당기면서 발로 발판을 밀어 상체를 세웠다가 처음 자세로 돌아오는 동작을 8~10회 반복한다.

유의 양손과 양발만을 이용하여 실시한다.

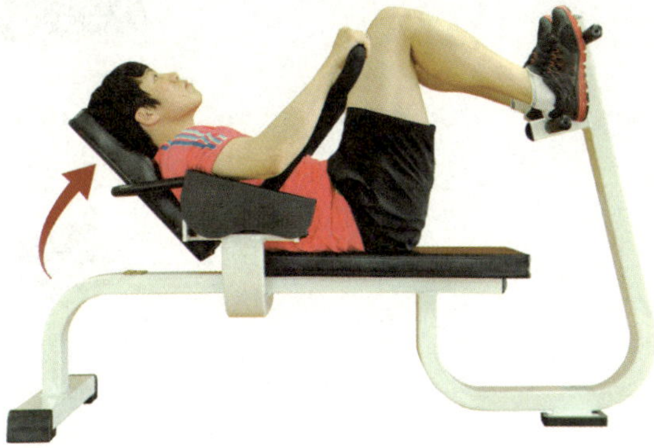

디클라인 벤치 크런치

사진과 같이 패드 밑에 발을 걸고 가슴 위에 양팔을 교차시킨다. 윗몸일으키기를 8~10회 반복한다.

유의 배의 힘으로만 상체를 일으킨다.

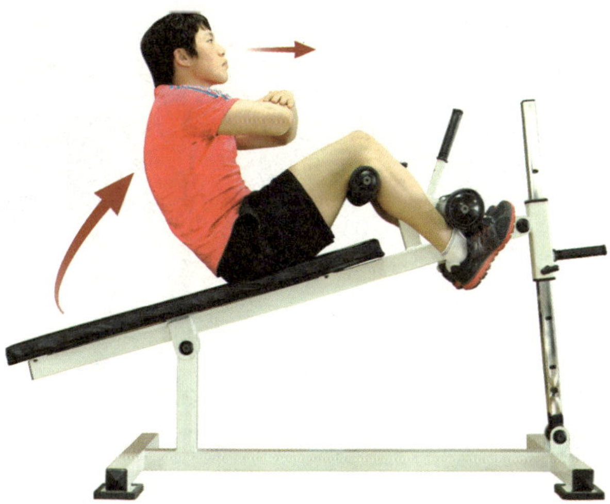

❹ 옆구리

트위스트

회전판 위에 양발을 고정시키고 상체와 엉덩이를 반대 방향으로 좌우 20~30회 회전한다.

유의 상체를 곧게 세우고, 회전 동작을 크게 한다.

효과 옆구리(배바깥빗근), 배(배곧은근) 근력 강화

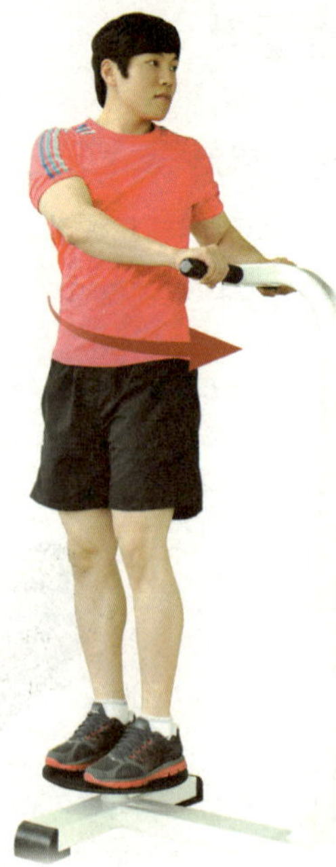

:: 응용동작

케이블 풀리 사이드 밴드

두 발을 벌리고 기구 옆에 선다. 한 손으로 손잡이를 잡고 반대쪽 손은 머리 또는 허리에 얹고 상체를 옆으로 숙여 손잡이를 잡아당겼다 처음 자세로 돌아오는 동작을 좌우 8~10회 반복한다.

유의 상체를 움직이지 않고, 손으로만 손잡이를 잡아당긴다.

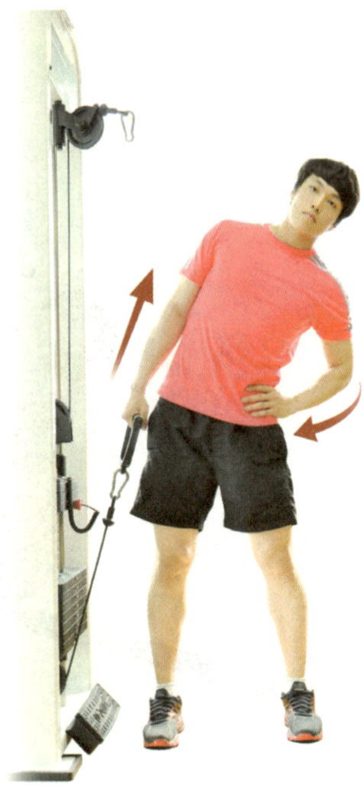

사이드 익스텐션

허벅지를 패드에 대고 기구에 빗대 눕는다.
상체를 90° 아래로 굽혔다가 처음 자세로 돌아오는 동작을 8~10회 반복한다.

유의 상체를 펼 때 등과 엉덩이가 일직선으로 유지한다.

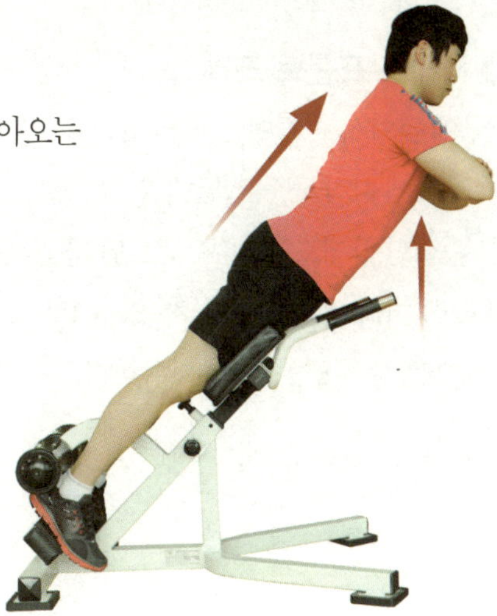

5 어깨

오버헤드 프레스

팔꿈치와 손목이 일직선이 되도록 손잡이를 잡고 앉는다. 팔이 완전히 펴질 때까지 손잡이를 머리 위로 밀었다 처음 자세로 돌아오는 동작을 8~10회 반복한다.

유의 상체를 흔들지 않는다.

효과 어깨(어깨세모근, 등세모근) 근력 강화

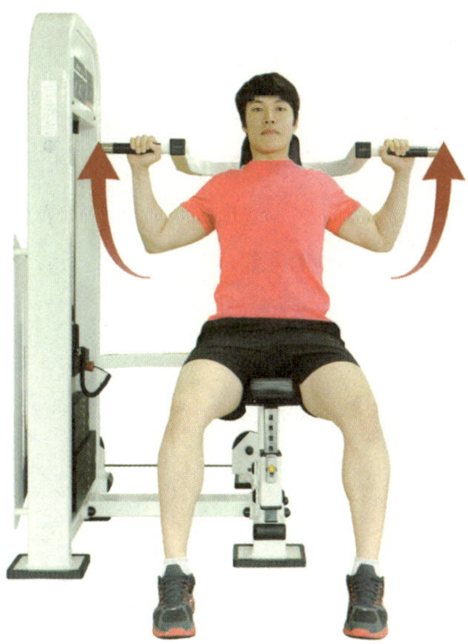

:: 응용동작

시티드 프론트 프레스

기구에 앉아서 손잡이를 넓게 잡고 (손의 폭에 따라 근육 발달 부위가 다르다. 좁으면 앞세모근, 너무 넓으면 가운데 세모근) 머리 위로 밀었다 처음 자세로 내려오는 동작을 8~10회 반복한다.

유의 등을 곧게 펴고 양팔의 힘으로만 손잡이를 민다.

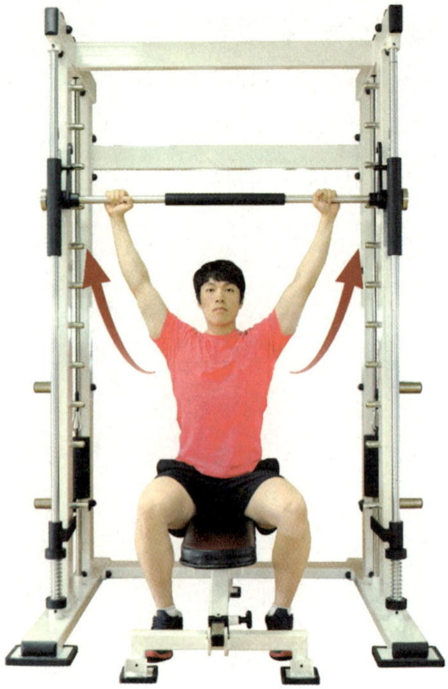

원 핸드 케이블 레이즈

어깨너비만큼 다리를 벌리고 선다. 한쪽 팔로 손잡이를 어깨 높이까지 당겼다 처음 자세로 돌아오는 동작을 좌우 8~10회 반복한다.

유의 상체를 흔들지 말고 팔의 힘만으로 손잡이를 잡아당긴다.

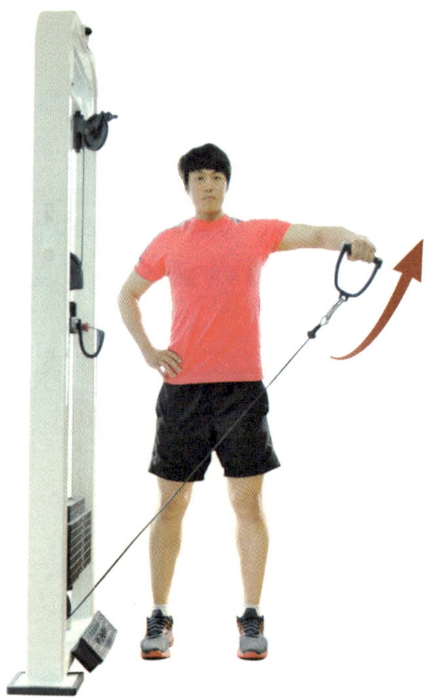

6 팔

머신 바이셉스 컬

기구에 앉아 언더 그립으로 손잡이를 잡는다.
손잡이를 위팔(위팔두갈래근) 가까이
끌어당겼다가 처음 위치로 돌아오는 동작을
8~10회 반복한다.

유의 상체를 흔들지 않고, 팔 힘만으로 손잡이를 끌어당긴다.

효과 팔(위팔두갈래근, 위팔세갈래근) 근력 강화

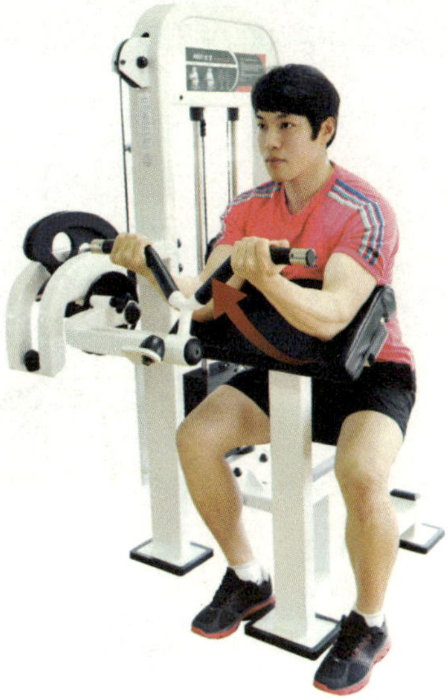

:: 응용동작

원(투) 핸드 케이블 컬

케이블 머신 1m 앞에 서서 손잡이를
한 손(양손)으로 잡는다. 가슴 높이까지
손잡이를 잡아당기기를 8~10회 반복한다.

유의 상체를 흔들지 않고 팔 힘만으로 손잡이를 잡아당긴다.

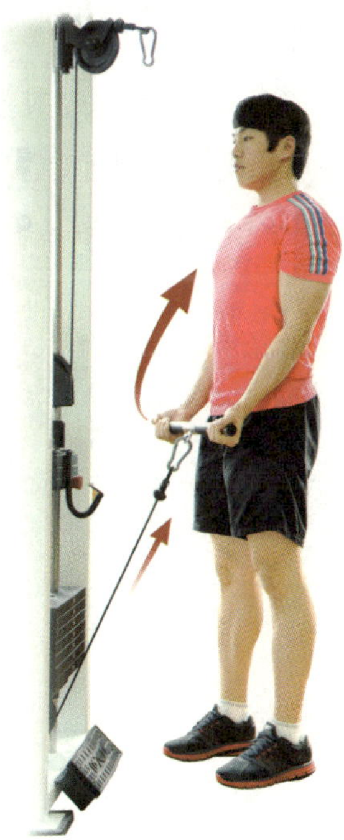

머신 바이셉스 컬

머리 위에서 손잡이를 두 손으로 잡고 무릎을 바닥에 밀착시킨다. 손잡이를 바닥 쪽으로 잡아당겼다 처음 위치로 돌아가는 동작을 8~10회 반복한다.

유의 바닥에 무릎을 밀착시키고 실시한다.

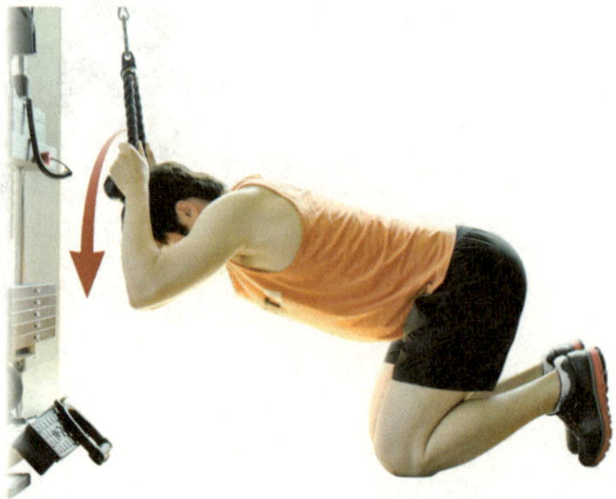

7 다리

레그 프레스

기구에 앉아 허벅지가 배(복부)에 닿을 정도 무릎을 가슴 쪽으로 당겼다가 무릎을 완전히 편다. 발바닥으로 발판 위쪽을 미는(발판에 놓는 발의 위치에 따라 운동 효과가 달라진다. 발판 아래에 발을 놓으면 넙다리네갈래근, 위쪽에 놓으면 엉덩이근 강화) 동작을 8~10회 반복한다.

유의 두 손으로 손잡이를 잡고 등을 등판에 밀착시킨다.

효과 다리(넙다리두갈래근, 넙다리네갈래근) 근력 강화

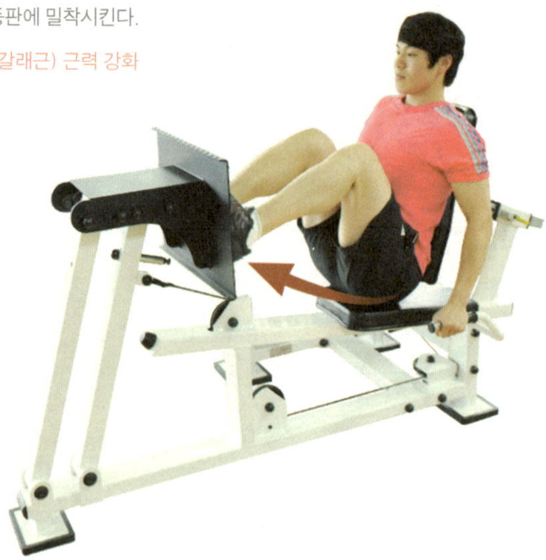

레그 익스텐션

기구에 앉아 두 손으로 손잡이를 잡고 패드에 발등을 건다. 무릎을 일자로 펴면서 밀어올리기를 8~10회 반복한다.

유의 몸을 고정시키고 발등만으로 패드를 들어 올린다.

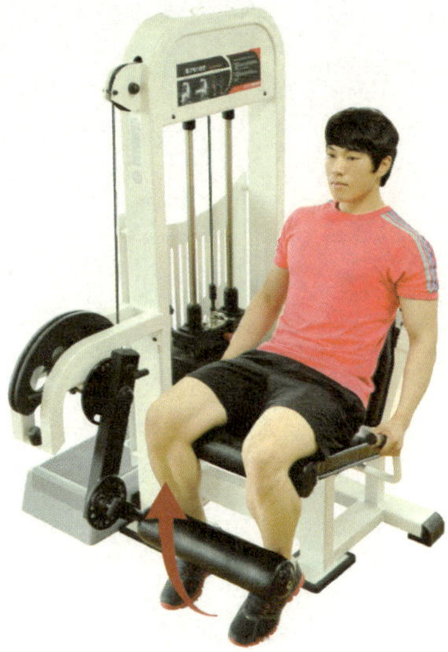

라잉 레그 컬

기구에 엎드려 누워 양 발목으로 패드를 엉덩이에 닿을 정도로 당겼다 내리는 동작을 8~10회 반복한다.

유의 복부를 기구에 밀착시키고 장딴지만으로 패드를 끌어올린다.

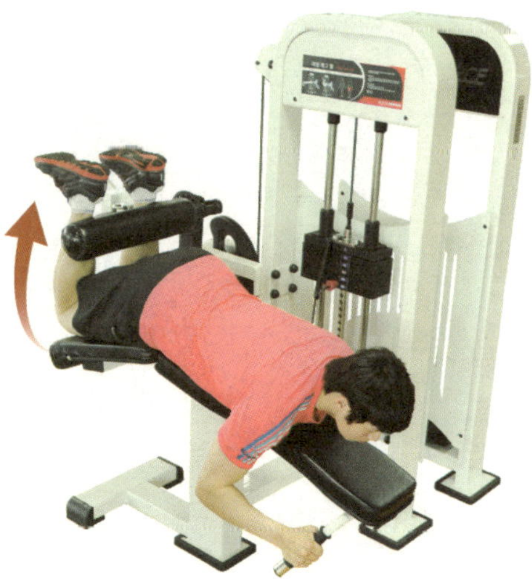

3

유연성 운동

유연성은 관절과 근육은 물론

인대의 탄력을 증가하여

심혈관계 기능을 향상시킨다

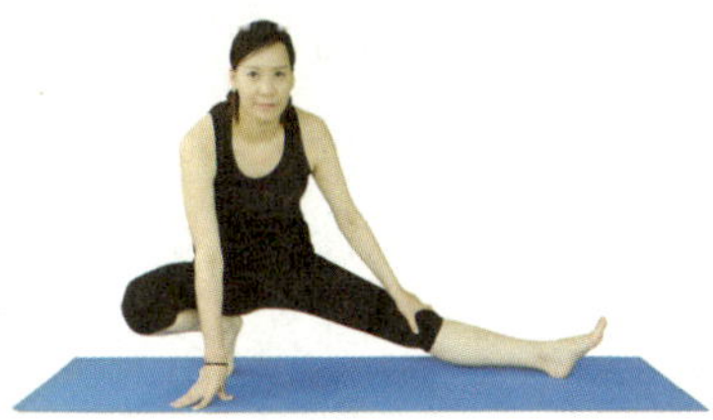

운동원칙

- 몸을 움직이지 않으면서 하는 정적 유연성 운동과 몸을 움직이면서 하는 동적 유연성 운동으로 구별된다.
- 정적 유연성은 신체와 다리의 정지된 유연성에, 동적 유연성은 팔과 다리의 빠르기와 방향을 바꾸거나 달리는 스피드에 영향을 미친다.
- 노화가 진행됨에 따라 유연성은 감소하고 운동을 중지하면 빠르게 저하되는 특성이 있으므로 지속적이고 꾸준하게 매일 운동하여야 유연성이 유지되고 향상된다.
- 유연성 운동은 운동하기 전 가볍게 걷거나 움직여 체온을 상승시킨 후 실시하여야 운동 효과를 높일 수 있다(아래 그림은 안정 시 시간대에 따른 몸의 유연성을 나타내고 있다. 오전 11시 무렵 유연성이 가장 좋고, 새벽에 가장 저조하다).

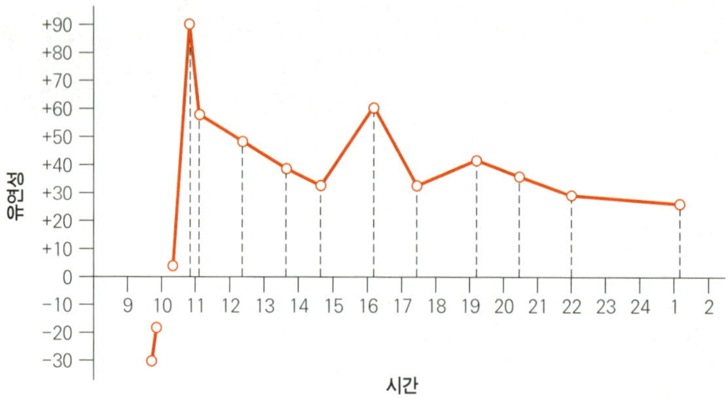

그림 2-14. 시간대에 따른 몸의 유연성 변화

- 운동 부위에 예비동작을 반복 실시하여 근과 관절을 워밍업(준비운동) 후 유연성 운동을 한다.
- 무리하지 않으며 자연스럽고 부드럽게, 서두르지 말고 천천히 실시한다.
- 몸에 반동을 주지 않는다.
- 집중력을 갖고 부드러우며 규칙적으로 호흡하면서 실시한다.
- 각 동작을 10~15초(근육의 이완을 뇌가 인식하고 반응하는 시간) 동안 유지한다.

운동 효과

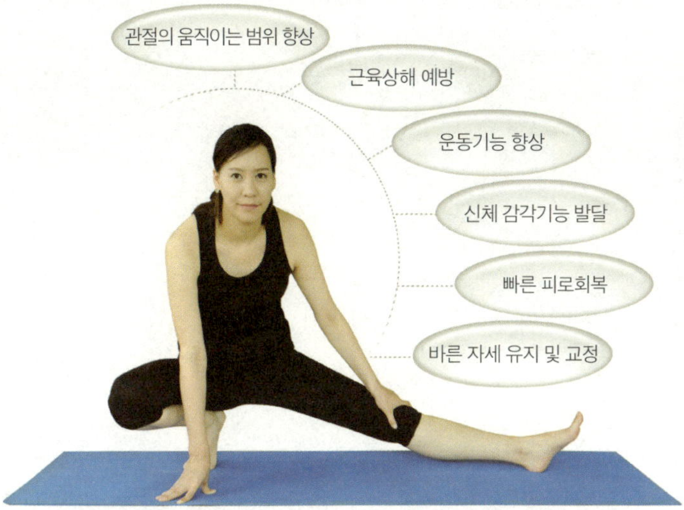
관절의 움직이는 범위 향상
근육상해 예방
운동기능 향상
신체 감각기능 발달
빠른 피로회복
바른 자세 유지 및 교정

그림 2-15. 유연성 운동의 효과

유의사항

- 유연성이 부족하면 피로회복이 늦으며, 심리적 안정에 지장이 초래된다.
- 유연성 동작은 체온이 떨어지지 않는 범위(1분 내외)에서 종목별 휴식을 갖는다.

표 2-11. 유연성 운동의 단계별 운동부하 및 운동목표

종 목	구분 / 단계	운동부하		운동목표
		운동강도	운동량	
맨손체조	생활체력	관절과 근육이 시원한 느낌	팔, 다리 → 가슴 운동까지 5~10종목	관절과 근육의 정상 가동
	기초체력	관절과 근육이 뻐근한 느낌	• 준비 · 정리운동(팔, 다리 → 가슴 운동까지 5~10종목) • 특정 신체 부위의 가동력 개선	관절의 유연성 향상
	운동체력	본 운동의 준비 · 정리 운동 또는 보강운동	본 운동 기능 극대화 및 보완을 위해 선택적으로 3~5종목	운동기능 향상 및 보완
스트레칭	생활체력	관절과 근육이 시원한 느낌	팔, 다리 → 가슴 운동까지 5~10종목	관절과 근육의 정상 가동
	기초체력	관절과 근육이 뻐근한 느낌	본 운동 기능 향상 및 보완, 5~7종목	관절의 유연성 향상
	운동체력	본 운동의 준비 · 정리 운동 또는 보강운동	본 운동 기능 향상 및 보완, 5~10종목	신체의 가동력 강화 및 경기기능 향상
짐볼 운동	생활체력	관절과 근육이 시원한 느낌	기본 운동 범위	인체 균형의 정상화
	기초체력	관절과 근육이 뻐근한 느낌	관절과 근육의 유연성, 인체의 균형감각 향상을 위한 5~7종목	관절과 인체 균형감각 향상 및 자세 조절
	운동체력	특정 신체 부위 조정력 및 동적 유연성	근력, 인체 균형감각의 극대화를 위한 5~7종목	관절과 인체 균형감각 및 근력 강화

✔ check

유연성 운동 용어

굴근(flexor muscle)
몸을 구부리거나 팔 또는 다리를 구부리는 운동에 사용되는 근육

신근(extensor muscle)
몸을 뻗거나 펴는 운동에 사용하는 근육

정적 스트레칭(static stretching)
정지된 상태에서 몸의 일부 또는 근육, 인대 관절을 펴주는 동작

동적 스트레칭(dynamic stretching)
움직이면서 실시하는 유연성 운동

능동적 유연성 운동
개인이 실시하는 유연성 운동

수동적 유연성 운동
보조자의 도움을 받으며 실시하는 유연성 운동

복합적 유연성 운동
능동적 또는 수동적 운동이 결합된 유연성 운동으로서 최대 관절 한계까지 구부려(최고의 강도) 실시한다(운동시간 4~6초, 여러 차례 반복 실시).

01

free exercises

맨손체조

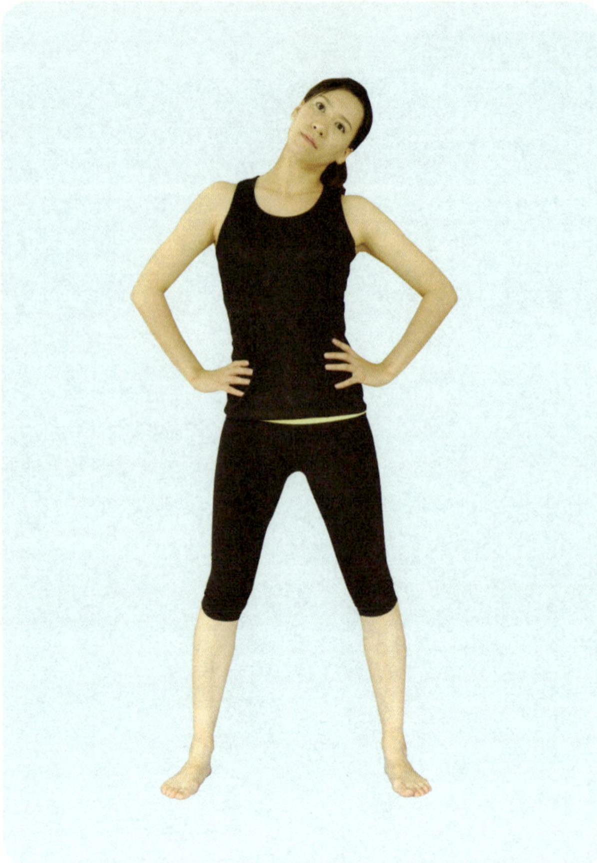

맨손체조는 운동하는 시간이 적고 많은 공간이 필요하지 않으면서 건강한 몸과 바른 자세를 만들 수 있는 장점을 갖고 있다.

맨손체조는 심장에서 먼 신체 부위, 힘이 적게 들고 운동량이 적은 동작에서부터 시작하여 점차 부하량을 증가시키면서 심장 부위 쪽을 실시한다.

운동방법

- 정확한 동작으로 한다.
- 특정 부위에 치우치지 않고 온몸운동을 한다.
- 운동하는 근육이 뻐근할 정도로 움직이면서 운동한다.
- 신체의 탄력이나 반동을 이용하지 않는다.

- 운동 중에는 자연스럽게 호흡한다.
- 한 동작을 10~20초 정도(종목별, 8호간), 2~3회 반복한다.
- 각 종목에서 예비동작(예비 흔들기)을 주 동작에 효율적으로 연결한다.
- 심장에서 먼 부위인 다리, 목, 팔 운동부터 심장 부위인 가슴, 옆구리 및 온몸운동, 다시 팔다리 운동과 숨쉬기 운동 순으로 실시한다.

유의사항

- 부분운동과 전신운동 포함, 운동량은 적게 시작해서 점차 늘리고 인체의 상하, 전후 및 좌우 대칭을 고려해 바르고 정확한 자세로 한다.
- 실시자의 체력과 수준에 맞는 운동종목을 택하여 운동강도를 조절한다.
- 반동을 이용하지 않고 가능한 범위에서 동작을 크게, 가벼운 준비운동으로 체온을 상승시킨 후 복잡한 운동을 한다.

맨손체조의 종류

1 다리

다리 펴기

한쪽 다리를 옆으로 뻗고 쪼그려 앉는다. 발끝을 위로 세우고 가볍게 엉덩이를 2~3회 아래로 내렸다 올리는 동작을 좌우 발 바꿔 2~4회 반복한다.

유의 허리를 곧게 편다.

효과 다리(장딴지근, 넙다리두갈래근, 넙다리네갈래근), 무릎 및 엉덩이 관절의 유연성 향상

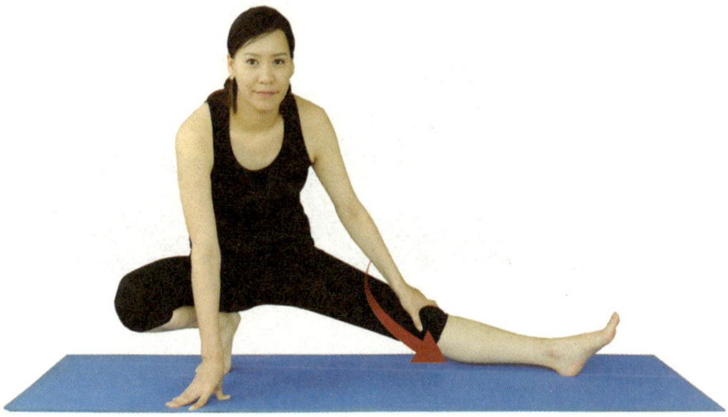

:: 응용동작

무릎 올렸다 내리기

발바닥을 마주 대고 앉는다. 양 무릎을 위로 올렸다 처음 자세로 돌아오는 동작을 2~8회 반복한다.

유의 시선은 앞을 응시하고 등을 곧게 편다.

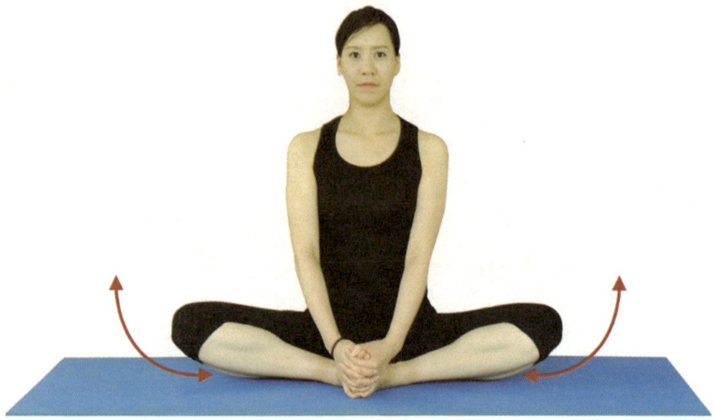

발목 당기기

옆으로 누워 한 손으로 머리를 받치고 다른 손으로 발목을 잡는다. 뒤꿈치를 엉덩이로 끌어당기면서 등을 곧게 펴 5~10초 유지하는 동작을 좌우 발 바꿔 반복한다.

유의 허리를 곧게 펴고 시선은 앞을 응시한다.

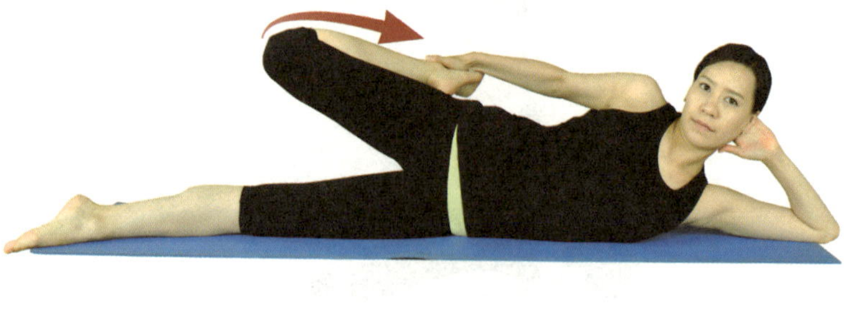

❷ 팔

팔 좌우로 뻗기

두 발을 벌리고 선다. 한쪽 손은 허리에 얹고 옆구리를 30~40° 굽혀 반대 손을 머리 위로 쭉 뻗어 올리는 동작을 좌우 2~4회씩 손 바꿔 반복한다.

유의 허리를 곧게 펴고 시선은 앞을 응시한다.

효과 팔(위팔근) 유연성 향상

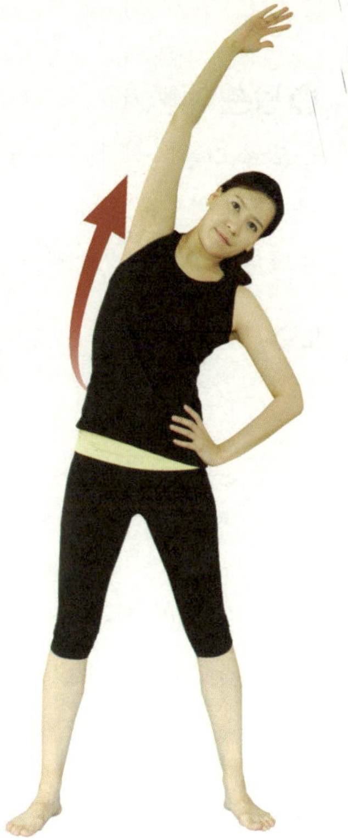

:: 응용동작

양 손바닥 앞으로 뻗기

두 발을 벌리고 선다. 양손을 깍지 끼고 가슴 높이에서 손바닥이 앞쪽을 향하여 최대로 뻗었다가 처음 자세로 돌아오는 동작을 2~8회 반복한다.

유의 두 손을 앞으로 뻗을 때 가슴은 뒤로 민다.

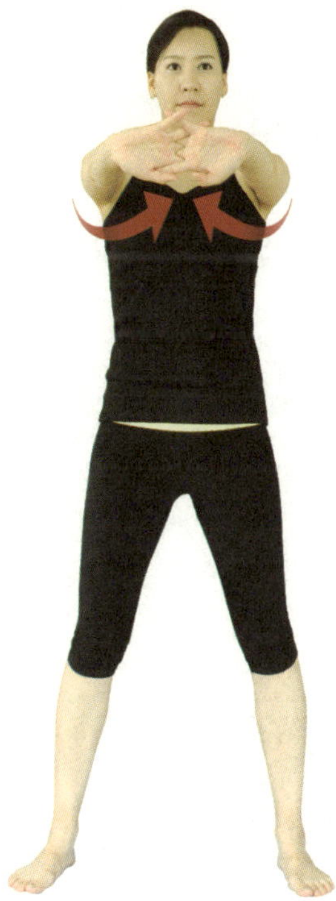

➡ 양손 위 뻗기

두 발을 벌리고 선다. 몸을 곧게 펴 깍지 낀 손바닥이 하늘을 향하도록 힘껏 뻗어 1~2초 유지한 후 팔을 수평으로 내려 앞으로 뻗는 동작을 2~8회 반복한다.

유의 팔을 뻗을 때 시선은 손등을 향한다.

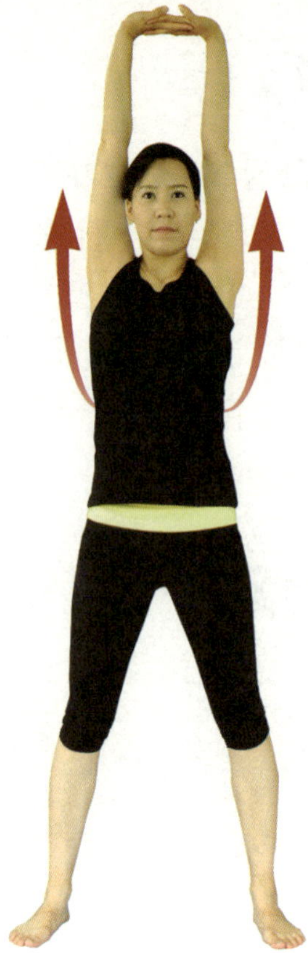

❸ 목

➡ 목 좌우로 굽히기

두 손을 옆구리에 대고 양발을 벌리고 선다. 몸에 힘을 빼고 천천히, 부드럽게 목을 굽혔다 펴는 동작을 좌우 2~4회씩 방향 바꿔 반복한다.

유의 목이 굽혀지는 반대 방향의 어깨는 가볍게 위로 올려 목 운동을 돕는다.

효과 목(목빗근), 어깨(등세모근)의 유연성 향상

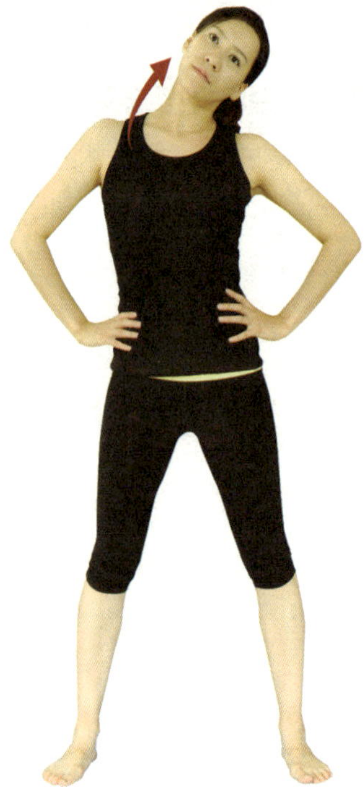

:: 응용동작

발 내딛고 머리 돌리기

한 발을 앞으로 가볍게 내딛고 선다. 머리를 시계 방향으로 2~4회, 시계 반대 방향으로 2~4회 부드럽게 돌린다.

유의 앞으로 내딛은 다리의 무릎은 편다.

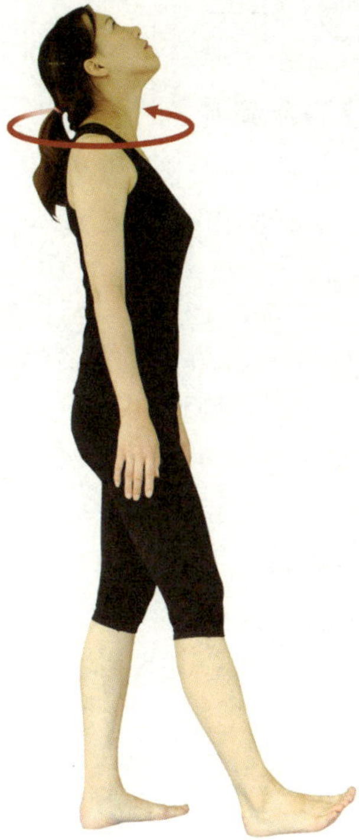

목 돌리기

제자리에 서서 목을 2~4회씩 좌우 교대로 가볍게 돌리거나, 앞뒤로 굽히기를 반복한다.

유의 운동 중 목을 최대로 크게 굽힌다.

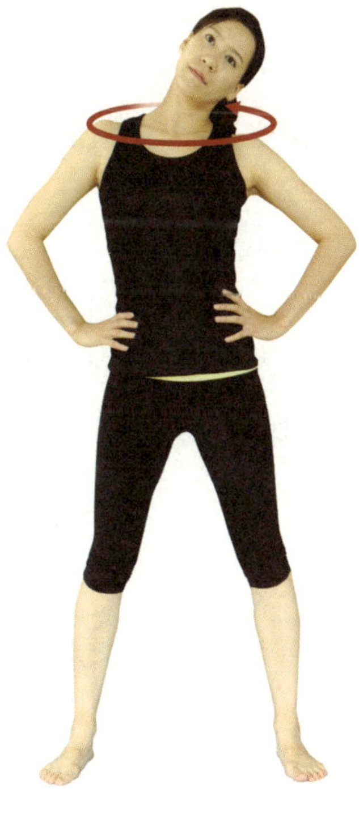

❹ 가슴

가슴 펴기

등 뒤에서 두 손을 깍지 끼고 팔을 뒤로 뻗는다. 두 손을 천천히 위로 올렸다 내리는 동작을 2~8회 반복한다.

유의 어깨너비보다 약간 넓게 두 다리를 벌리고 서며, 상체를 앞으로 굽히지 않는다.

효과 가슴(큰가슴근), 어깨(등세모근)의 유연성 향상

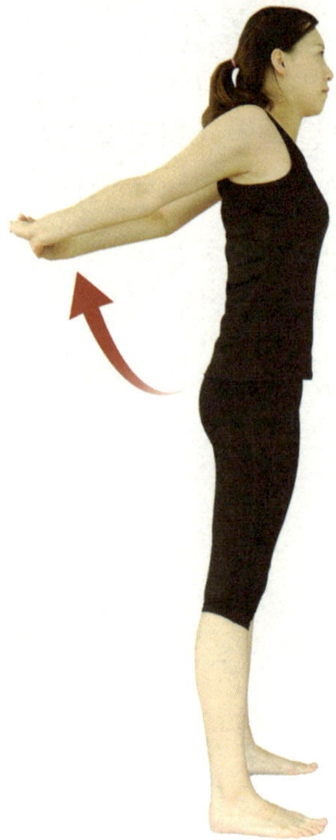

:: 응용동작

상체 뒤로 젖히기

어깨너비로 두 발을 벌리고 선다. 양손은 허리에 대고 가슴을 천천히 펴면서 상체를 뒤로 젖혔다 앞으로 펴는 동작을 2~8회 반복한다.

유의 무릎을 곧게 펴고 허리는 최대로 뒤로 젖힌다.

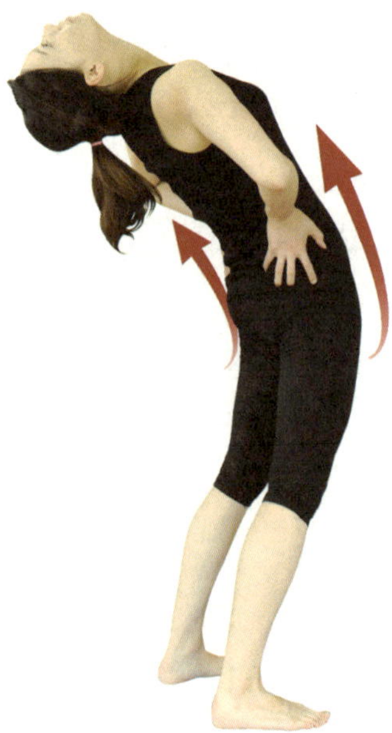

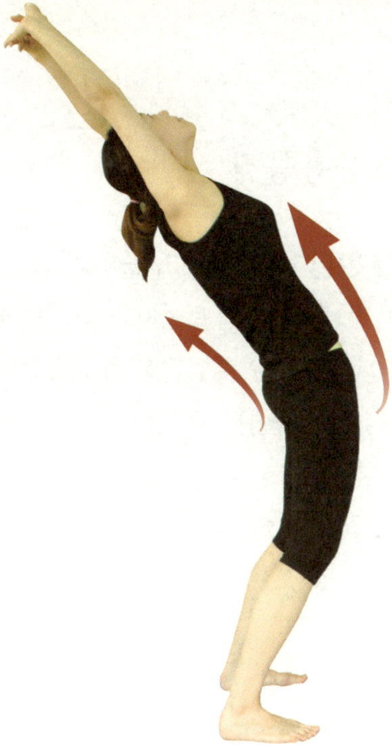

양팔 위로 뻗기

두 손을 머리 위로 뻗어 손바닥이 하늘로 향하게 깍지를 끼고 선다. 상체를 천천히 뒤로 젖혔다 처음 자세로 돌아오는 동작을 2~8회 반복한다.

유의 상체를 뒤로 젖히면서 시선은 자연스럽게 손등을 향한다.

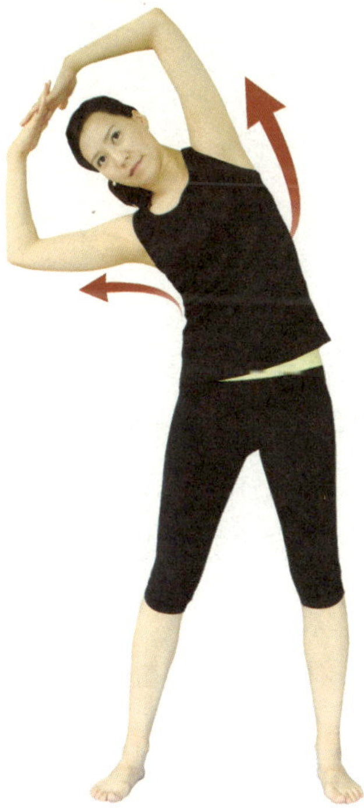

5 옆구리

옆구리 늘이기

두 발을 어깨너비로 벌리고 선다. 머리 위에서 양손을 깍지 끼고 상체를 곧게 펴 30~40° 정도 천천히 기울이는 동작을 2~4회씩 좌우로 반복한다.

유의 상체를 숙일 때 옆구리와 다리를 일직선으로 유지한다.

효과 옆구리(배바깥빗근), 어깨(등세모근)의 유연성 향상

:: 응용동작

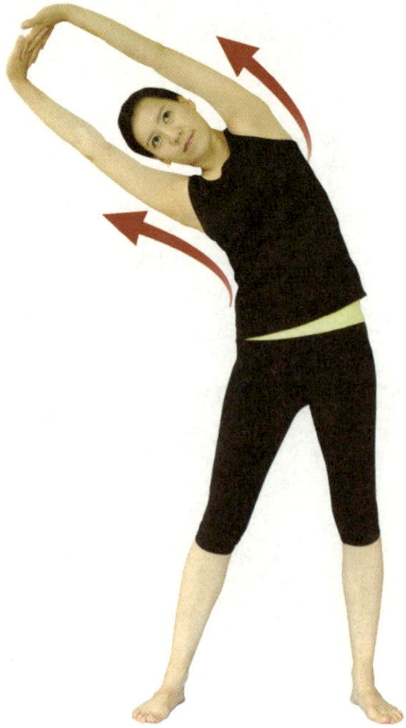

➡ 양팔 뻗어 옆구리 늘이기

두 발을 어깨너비로 벌리고 선다. 깍지 낀 양팔을 머리 위로 곧게 펴 좌우로 천천히 번갈아 기울이는 동작을 2~4회씩 좌우로 반복한다.

유의 시선은 앞을 향하고 등은 곧게 편다.

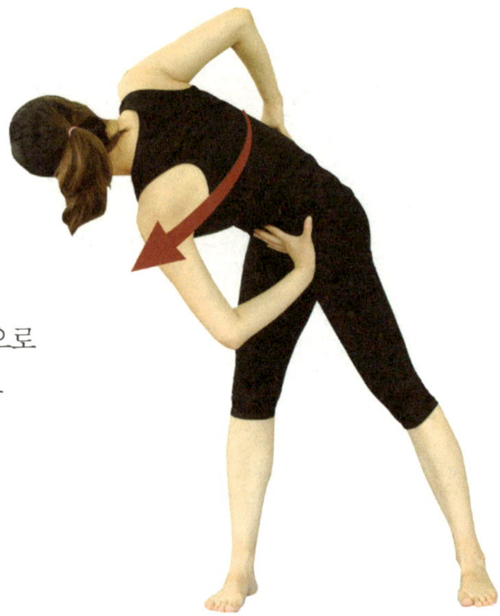

➡ 허리 틀기

두 발을 어깨너비보다 넓게 벌리고 양손은 옆구리에 대고 선다. 옆구리를 한쪽으로 깊이 비틀었다 처음 자세로 돌아오는 동작을 2~4회씩 좌우로 반복한다.

유의 허리를 크게 틀고 시선은 뒤를 응시한다.

6 등배

몸통 들기

두 팔과 다리를 벌리고 바닥에 눕는다. 턱을 위로 들어 배만 바닥에 닿아 있도록 허벅지와 몸통을 들었다 내리는 동작을 2~4회 반복한다.

유의 두 팔은 곧게 펴 뻗으며 양발을 함께 들어 동작을 돕는다.

효과 등(척주세움근), 가슴(큰가슴근) 및 배(배곧은근)의 유연성 향상

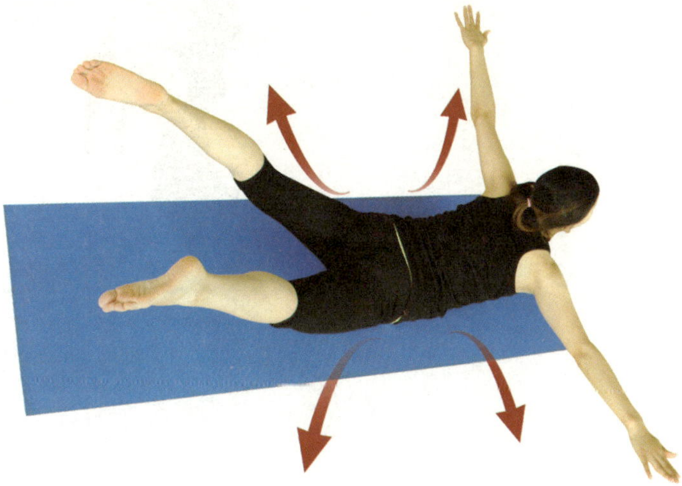

:: 응용동작

등배 위로 들기

양 무릎과 손으로 바닥을 지탱하고 엎드린다. 하늘을 향해 등을 들어 동그랗게 말며 배를 천천히 들어 올렸다 내리는 동작을 2~4회 반복한다.

유의 시선은 무릎을 응시한다

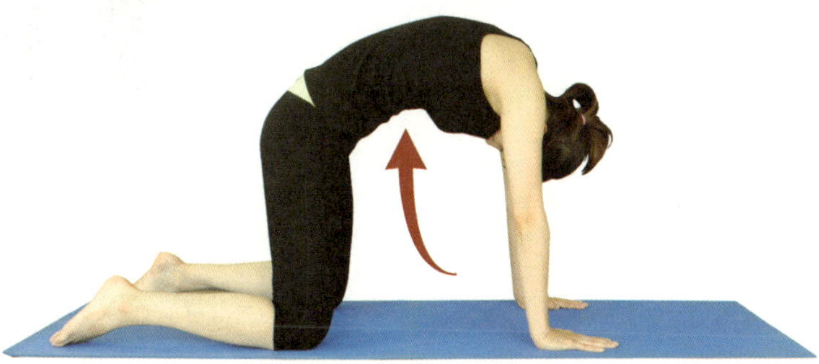

➡ 상체 들기

두 손으로 바닥을 지탱하여 상체를 세워 바닥에 엎드린다. 등이 활처럼 휘도록 머리와 상체를 위로 들었다 내리는 동작을 2~4회 반복한다.

유의 시선은 앞을 향하고 허벅지가 바닥에 붙는다.

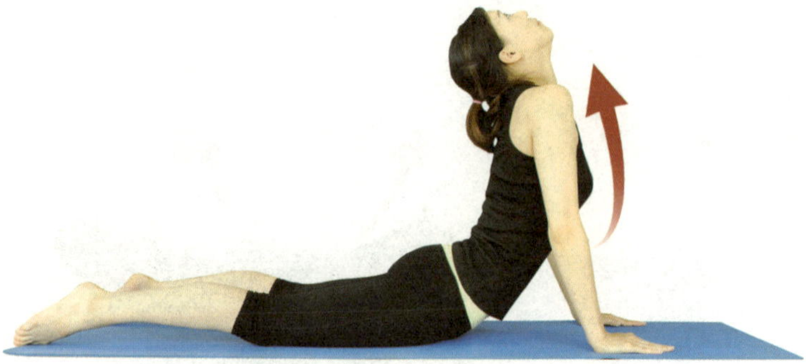

7 몸통

➡ 몸통 기울이기

두 발을 벌리고 선다. 머리 위에서 양손으로 반대쪽 팔꿈치를 잡고 몸통을 천천히 좌우로 2~4회 숙이기를 반복한다.

효과 옆구리(배곧은근), 어깨관절의 유연성 향상

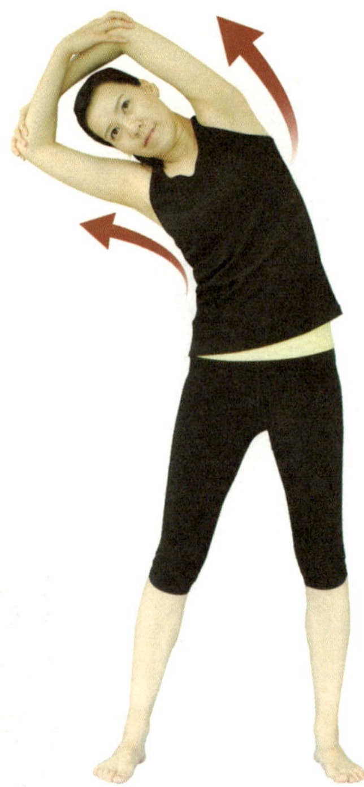

:: 응용동작

상체 굽히기

어깨너비보다 넓게 두 발을 벌리고 선다. 가슴을 펴고 양손으로 한쪽 발목을 잡고 무릎 쪽으로 몸통을 틀어 당겼다가 다리를 교대하여 2~4회씩 좌우로 반복한다.

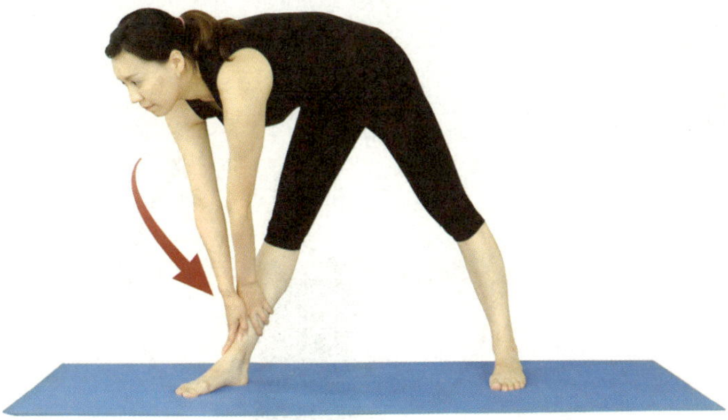

앉아서 몸통 틀기

두 다리를 붙여 앞으로 뻗고 앉는다. 양손을 목 뒤에 깍지 낀 자세에서, 몸통을 천천히 비트는 동작을 2~4회씩 좌우로 반복한다.

유의 양 무릎은 붙이고 상체는 바닥과 직각을 이루도록 등을 곧게 편다.

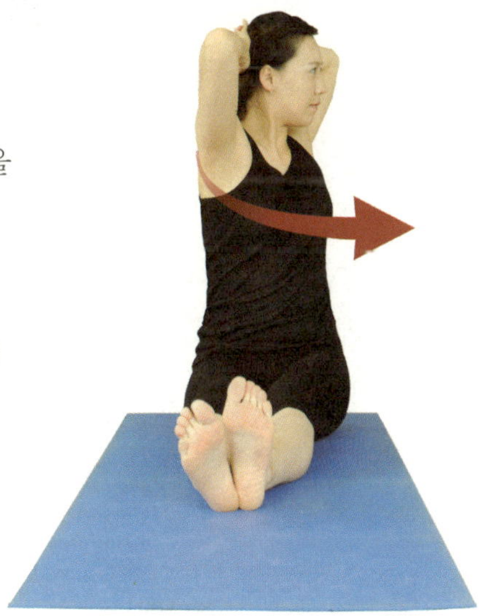

8 온몸

팔 벌려 제자리 뛰기

제자리에서 가볍게 뛰면서 두 팔을 옆으로 벌려 위로 올렸다가 내리는 동작을 제자리에서 2~8회 반복한다.

유의 동작 중, 온몸의 힘을 빼고 발끝이 바닥에서 떨어졌다가 다시 내려온다.

효과 온몸의 조화 및 컨디션 향상

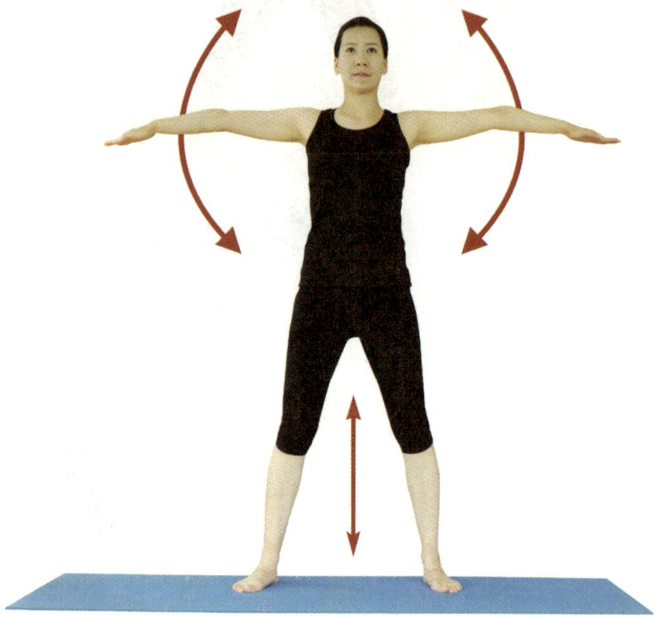

:: 응용동작

➡ 노 젓기

발을 앞뒤로 넓게 벌리고 앞쪽 무릎을 구부려 선다. 사진 ❶과 같이 노를 젓듯이 팔을 아래서 위로 저어 앞으로 뻗었다가 사진 ❷와 같이 어깨 위로 끌어당기는 동작을 2~4회씩 좌우 발을 바꿔 반복한다.

유의 팔을 뒤로 끌어당길 때는 뒤쪽 무릎을 가볍게 앞으로 구부려 반동을 준다.

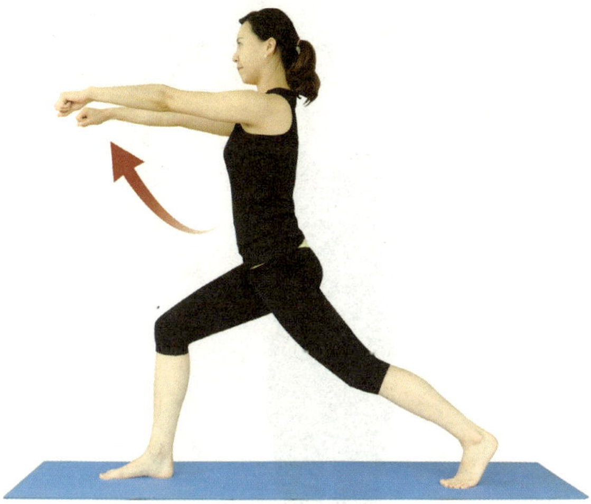

❶

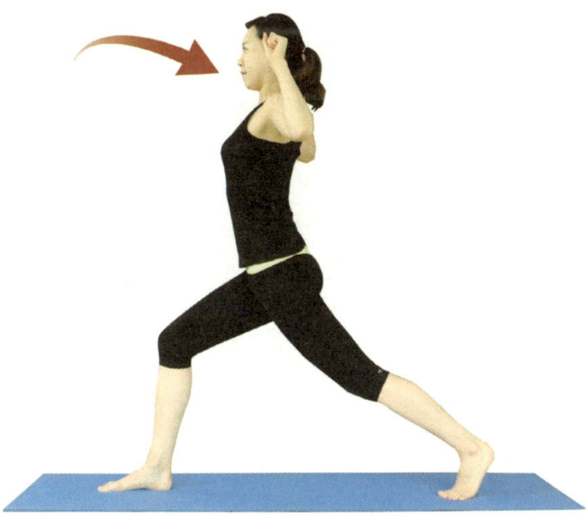

❷

9 숨 고르기

숨 고르기

몸에 힘을 빼고 편안한 자세로 선다. 천천히 크게 원을 그리듯 두 팔을 머리 위로 올리면서 숨을 들이마시고 내리면서 숨을 내쉬는 동작을 2~8회 반복한다.

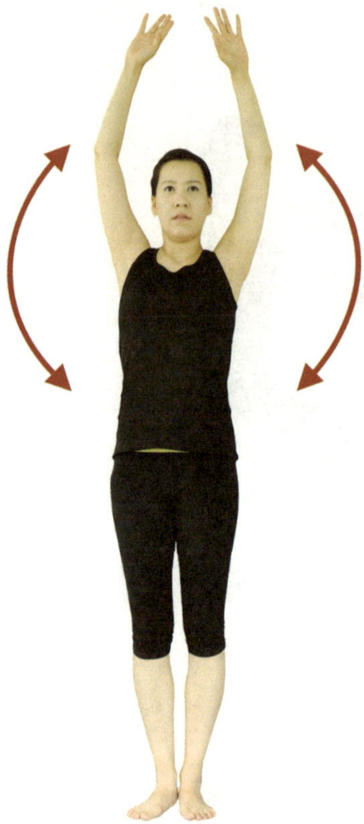

02

stretching

스트레칭

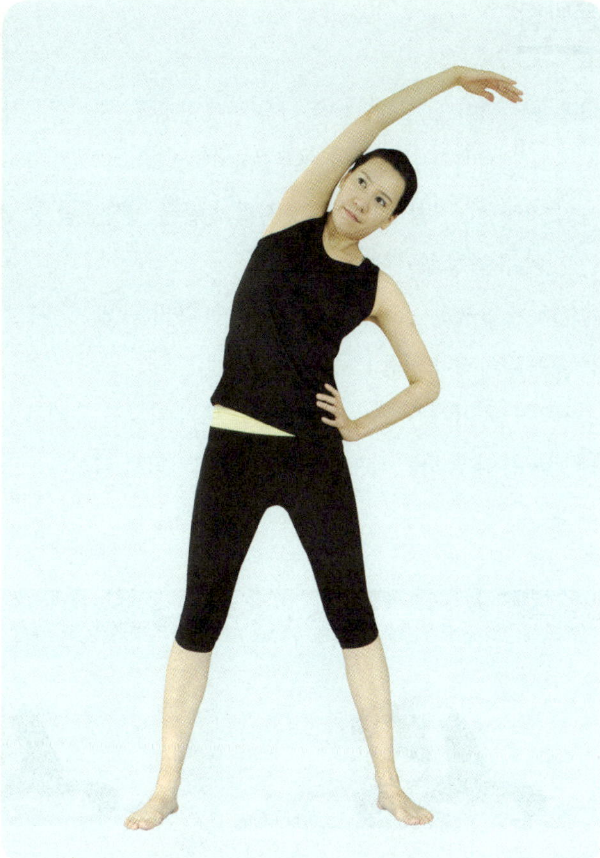

준비운동으로 실시되던 맨손체조가 발전된 유연성 운동이다. 건이나 근육에 탄력을 주고 관절의 가동범위를 넓혀 유연성을 향상시키며, 운동의 기능 발휘와 상해 방지를 위한 준비운동, 정리운동은 물론 유연성 향상을 위한 보조운동으로 실시된다. 실시자의 능력에 맞게 실시하면 평소 운동이 부족하기 쉬운 주부나 노인들도 쉽게 할 수 있다.

운동방법

- 처음에는 편안하고 간단한 동작을 종목별로 4~5초 실시하다가 점차 동작을 발전시키고 실시시간도 10~15초로 증가한다.
- 아침 기상 시, 취침 전 또는 TV 시청과 같은 일상생활 중 매일 스트레칭을 실시하는 것이 유연성 증가에 효과적이다.
- 손(팔) → 옆구리 → 가슴 → 등 → 목 → 다리 → 발목 순으로 운동한다.
- 몸을 움직이거나 반동을 주지 않는다.
- 천천히 근육이나 인대가 뻐근해질 정도의 자극을 유지하면서 실시하는 정적 스트레칭과 몸의 굽히는 각도를 점차 증가시키면서 실시하는 동적 스트레칭으로 구분된다.

정적 스트레칭	동적 스트레칭
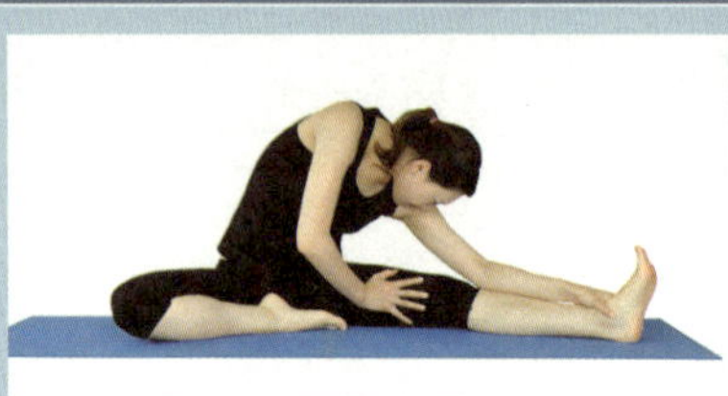	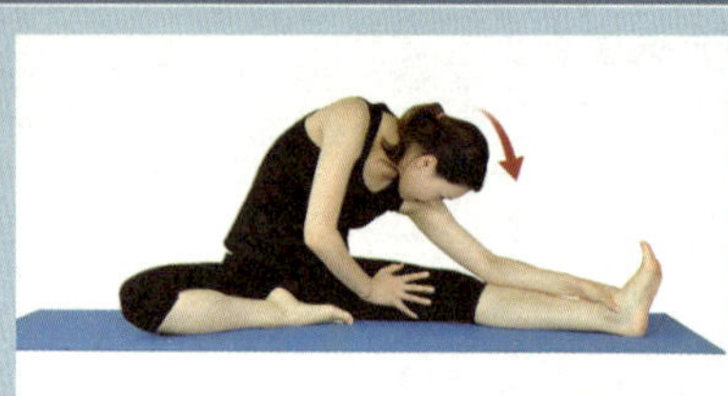
가슴을 무릎에 최대로 끌어 붙여 정지된 자세를 10~15초 동안 유지한다.	가슴을 무릎에 최대로 끌어 붙이는 동작을 10~15초 동안 움직이면서 실시한다.

유의사항

- 운동 초기부터 거울을 보고 자신의 동작을 정확하게 표현한다.
- 작은 동작에서 큰 동작으로 천천히 연결한다.
- 코로 숨을 들이마시고 입으로 내쉬는 호흡을 원칙으로 하되, 자연스럽게 호흡한다.
- 운동 부위의 뻐근한 증세가 24시간을 초과할 경우 전날보다 운동강도를 약하게 하여 작은 동작 중심으로 운동 부위의 뻐근함이 사라질 때까지 실시한다.

스트레칭의 종류

1 팔

손가락 당기기

손바닥이 앞을 향하게 팔을 앞으로 뻗는다. 다른 손으로 손가락을 가슴 쪽으로 10~20초 잡아당겼다가 다른 손가락으로 바꿔 반복한다.

유의 손바닥을 아래로 향하며 실시할 수도 있다.

효과 손가락(손가락폄근), 손목(손목관절, 집게폄근)의 유연성 향상

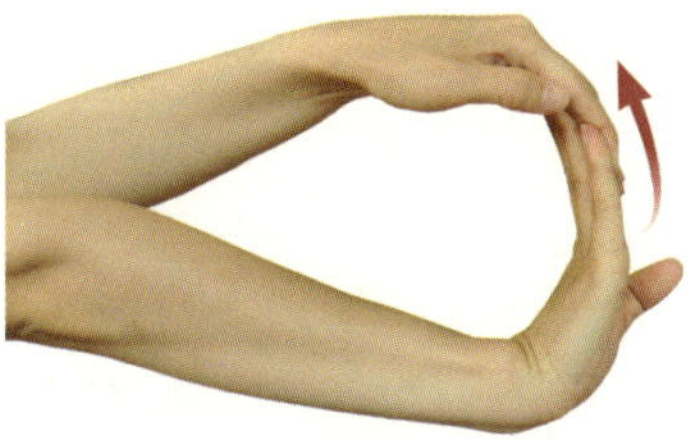

:: 응용동작

양팔 뻗기

가슴 앞에서 양손을 깍지 끼고 서서 팔꿈치를 천천히 편다. 손바닥을 앞으로 펴 밀어 양팔과 어깨, 손가락이 뻐근하도록 10~20초 유지했다가 처음 자세로 돌아온다.

유의 시선은 앞을 향한다.

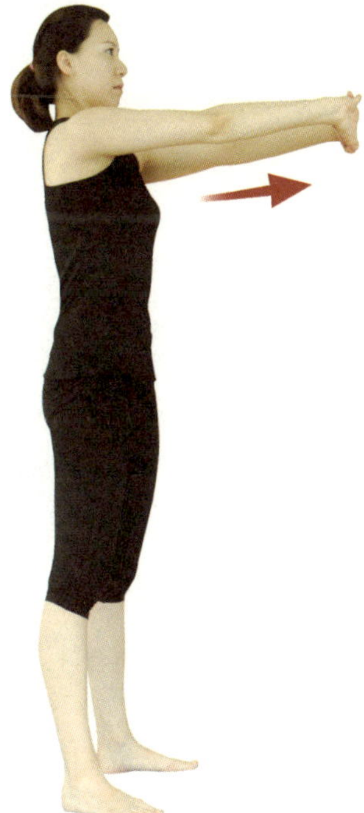

팔 뻗기

한쪽 팔을 반대 어깨 쪽으로 뻗은 후, 다른 손으로 손목 뒤를 감싼다. 뒤쪽으로 밀면서 10~20초 유지한 후 팔을 바꿔 반복한다.

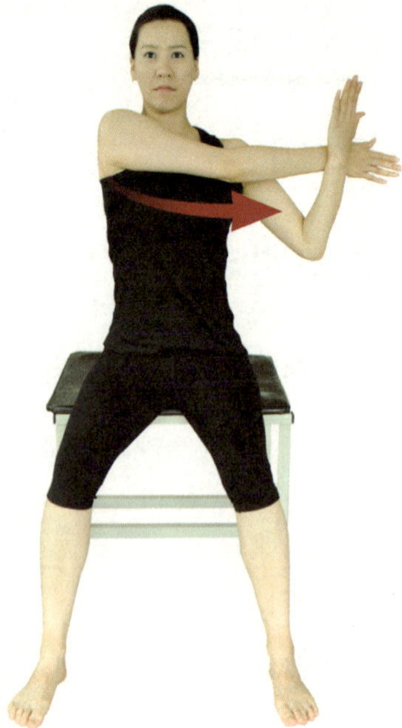

유의 허리를 곧게 펴고 시선은 앞을 향한다.

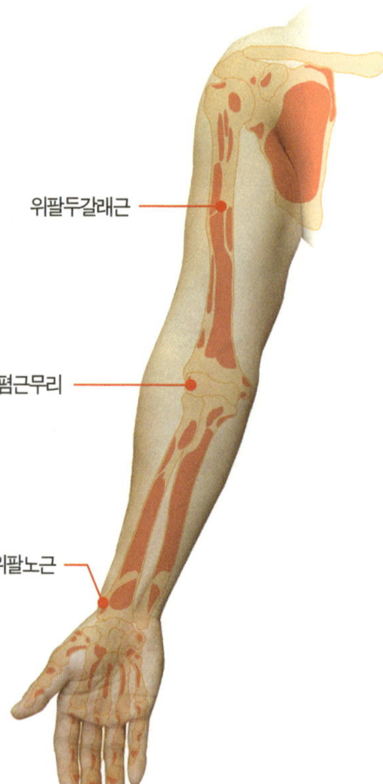

근력 발달 부위

tip 수건을 이용한 팔 스트레칭

수건 당기기

두 발을 벌리고 서서 목 뒤에서 양손으로 수건을 잡는다. 팔을 머리 위로 뻗어 어깨와 팔 근육이 뻐근한 상태로 10~20초 유지한 후 처음 자세로 돌아온다.

효과 팔꿈치(위팔관절, 위팔노근) 및 어깨(어깨관절, 등세모근) 유연성 향상

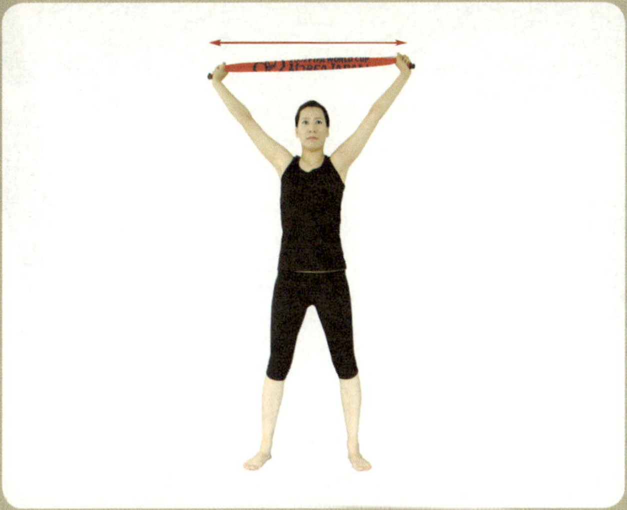

양팔 뒤로 뻗기

양팔을 등 뒤로 뻗어 수건의 양 끝을 팽팽하게 잡는다. 45° 위로 뻗어 어깨와 팔이 뻐근한 상태로 10~20초 유지한 후 처음 자세로 돌아온다.

효과 팔꿈치(위팔관절, 위팔노근) 및 어깨(어깨관절, 어깨세모근) 유연성 향상

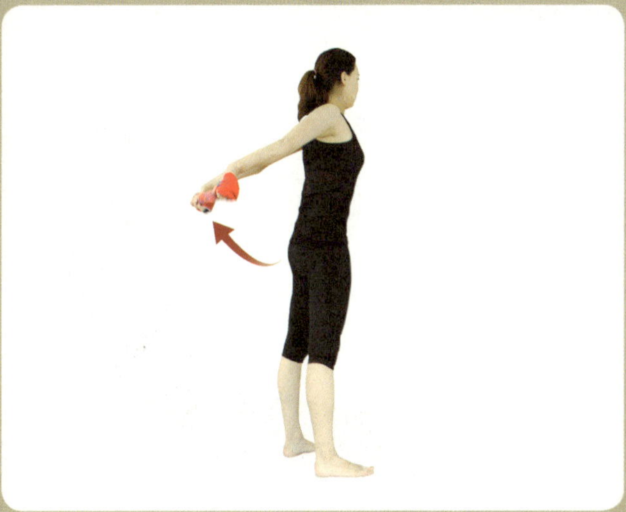

❷ 옆구리

팔 뻗기

오른쪽 팔을 머리 위로 뻗고 상체를 왼쪽으로 천천히 크게 기울인 상태를 10~20초 유지한 후 왼쪽 팔로 바꿔 반복한다.

유의 시선은 뻗은 팔을 올려 본다.

효과 옆구리(배바깥빗근) 및 어깨(어깨관절, 어깨세모근) 유연성 향상

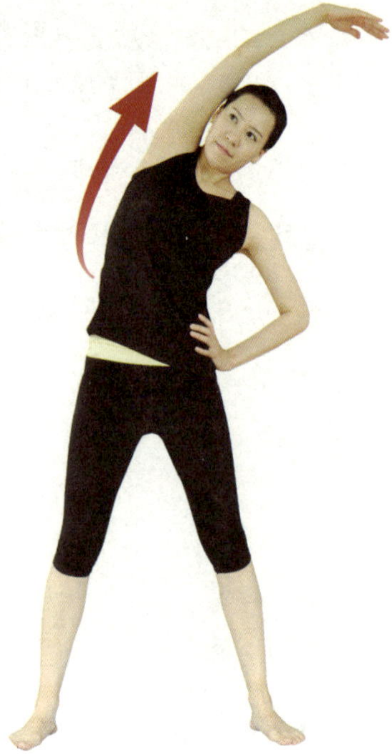

:: 응용동작

옆구리 틀기

양 손바닥을 바닥에 대고 사진과 같이 엎드린다. 상체를 한쪽으로 틀어 10~20초간 유지한 후 방향을 바꿔 반복한다.

유의 시선은 상체와 같은 방향을 응시한다.

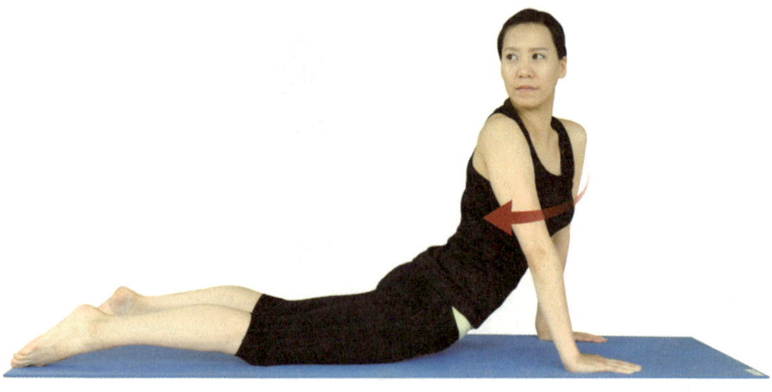

양손 뻗어 옆구리 굽히기

두 발을 벌리고 서서 양손을 깍지 껴 손바닥이 하늘로 향하게 머리 위로 뻗는다. 상체를 옆으로 천천히 크게 기울여 옆구리가 뻐근한 상태로 10~20초 유지한 후 방향을 바꿔 반복한다.

유의 허리를 곧게 펴고 시선은 앞을 향한다.

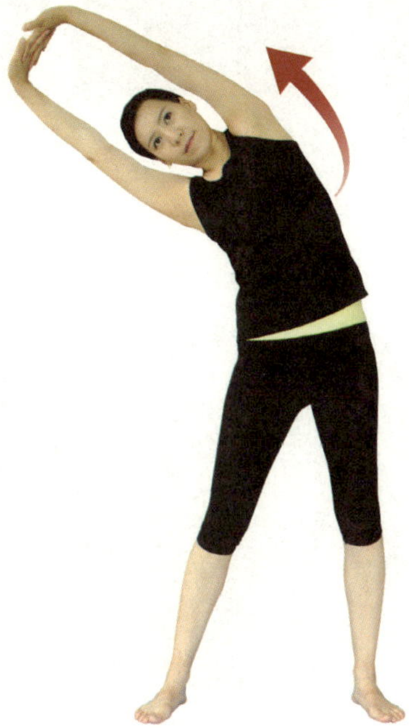

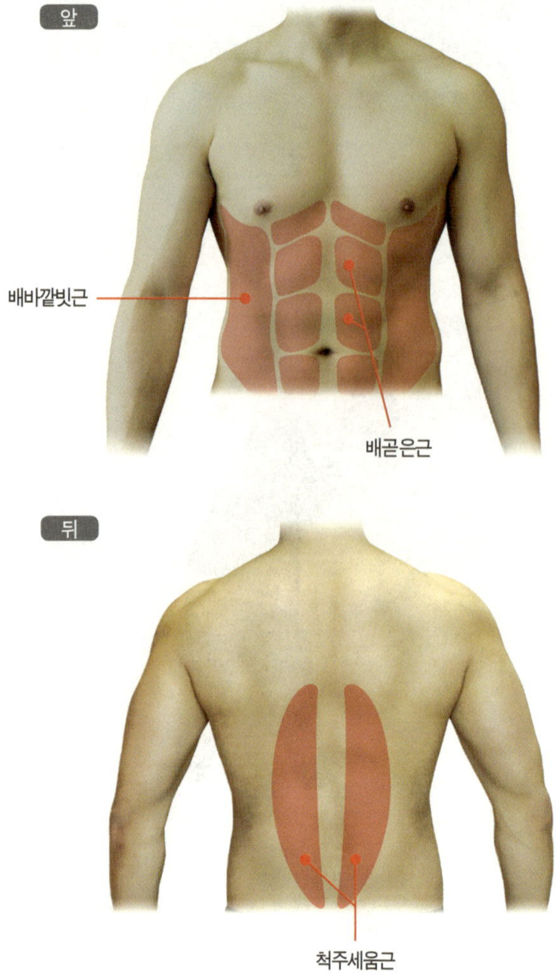

근력 발달 부위

3 가슴

양팔 뒤로 뻗기

두 손을 등 뒤에서 마주 잡고 선다. 가슴을 앞으로 내밀며 팔을 뻗은 자세에서 10~20초 유지한 후 팔을 내린다.

유의 가슴을 앞으로 내밀 때 뒤꿈치가 바닥에서 떨어지지 않도록 한다.

효과 가슴(큰가슴근) 및 어깨(어깨관절, 어깨세모근) 유연성 향상

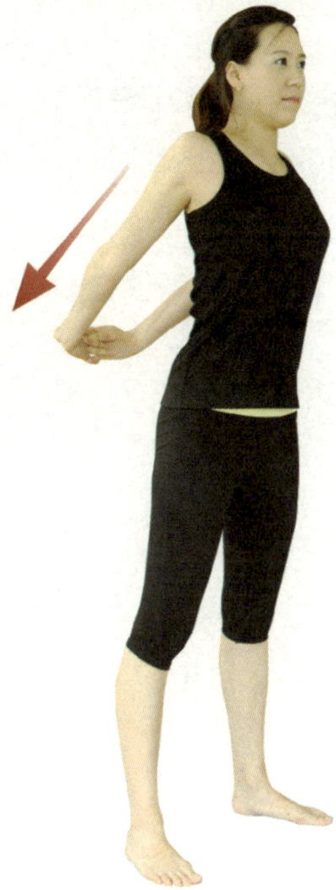

:: 응용동작

가슴 뒤로 젖히기

두 발을 어깨너비만큼 벌리고 선다. 골반을 앞으로 내밀고 가슴을 위로 밀면서 양손으로 허벅지 뒤쪽을 짚고 상체를 뒤로 젖혀 10~20초 유지한 후 처음 자세로 돌아온다.

유의 무릎을 펴고 시선은 등 뒤 앞을 향한다.

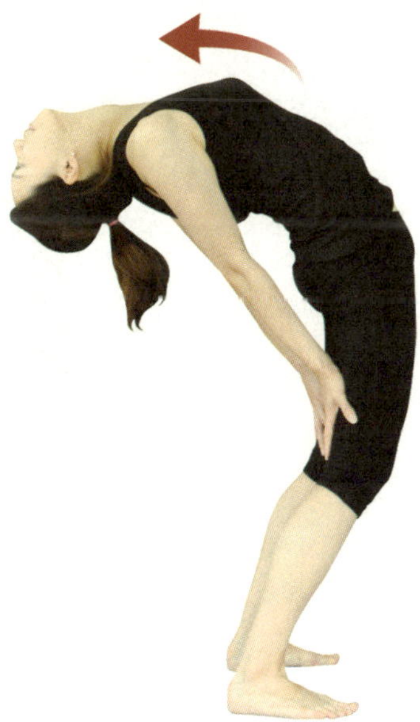

양손 위로 뻗기

두 다리를 벌리고 약간 구부려 선다. 깍지 낀 양손을 머리 위로 올려 위를 응시하면서 가슴을 최대로 편 자세로 10~20초 유지한 후 팔을 내린다.

유의 허리를 곧게 펴고 손등을 응시한다.

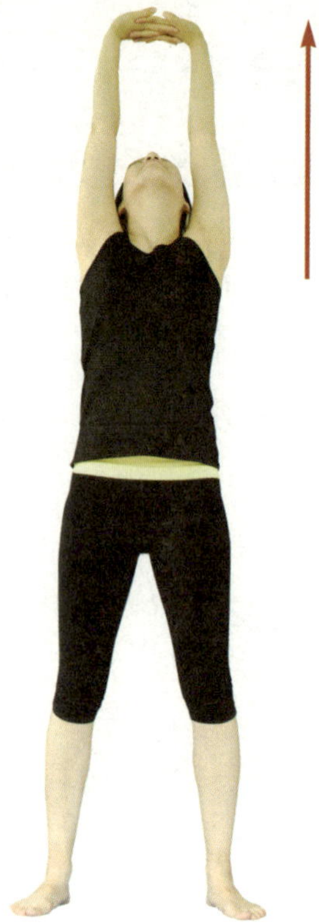

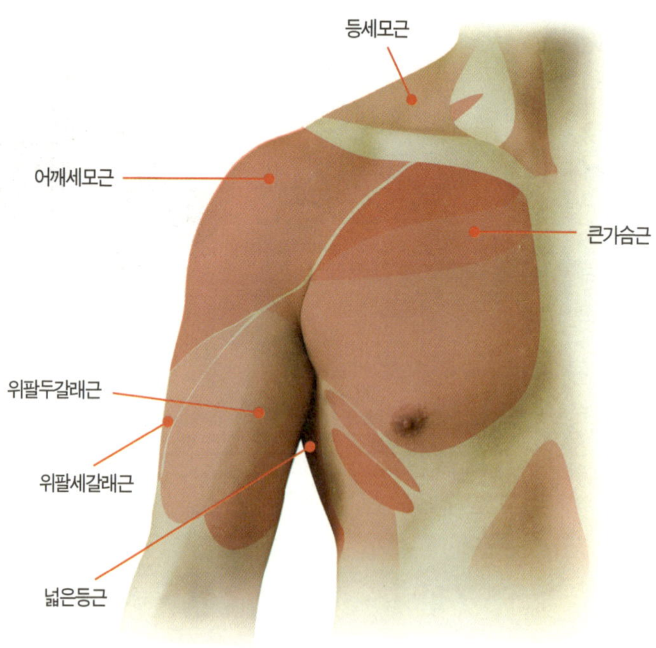

근력 발달 부위

4 등

양팔 등 뒤로 뻗기

무릎을 바닥에 대고 상체를 세우고 등 뒤로 양손을 깍지 낀다. 등을 반듯하게 편 채 머리와 목, 어깨에 힘을 빼고 배(복부)에 힘을 주면서 천천히 손을 등 위로 들어 올린 동작을 10~20초 유지한다.

유의 선 자세보다 무릎을 굽히는 것이 동작을 쉽게 만들 수 있다.

효과 등(등세모근) 및 어깨(어깨관절, 어깨세모근) 유연성 향상

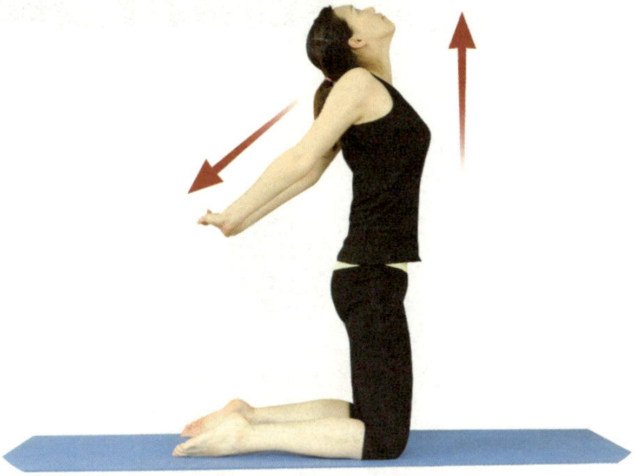

:: 응용동작

상체 틀기

바닥에 앉아 오른쪽 무릎을 세워 다리를 꼬듯 왼쪽 다리 바깥에 놓는다. 오른손으로 바닥을 짚은 채 상체를 천천히 오른쪽으로 최대로 비튼 자세를 10~20초 유지한 후 방향을 바꿔 반복한다.

유의 오른쪽 손바닥을 바닥에 밀착시켜야 몸의 균형이 유지된다.

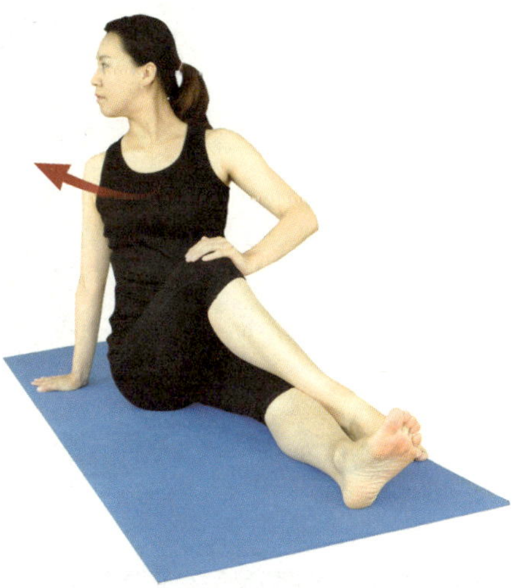

무릎 당기기

바닥에 누워 무릎을 가지런히 모아 두 손으로 껴안아 가슴 쪽으로 끌어당겨 10~20초 유지한다.

유의 어깨와 등을 바닥에 밀착시키고 실시한다.

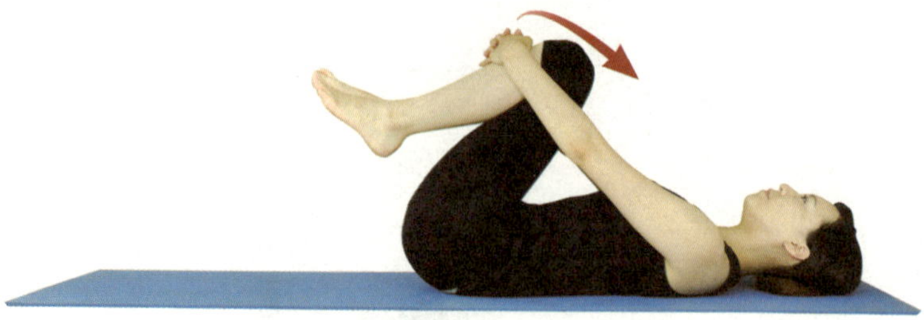

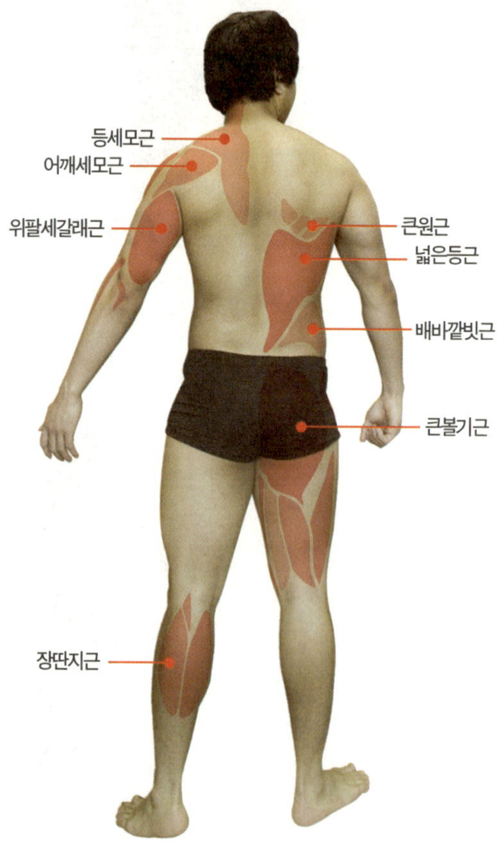

근력 발달 부위

tip
수건을 이용한 등 스트레칭

가슴 펴기

상체를 숙이고 선다. 수건을 어깨너비만큼 잡고 가슴을 앞으로 최대로 내민 상태로 10~20초 유지한 후 처음 자세로 돌아온다.

유의 허리와 등이 구부러지지 않도록 한다.

효과 가슴(큰가슴근) 및 등(척주세움근) 유연성 향상

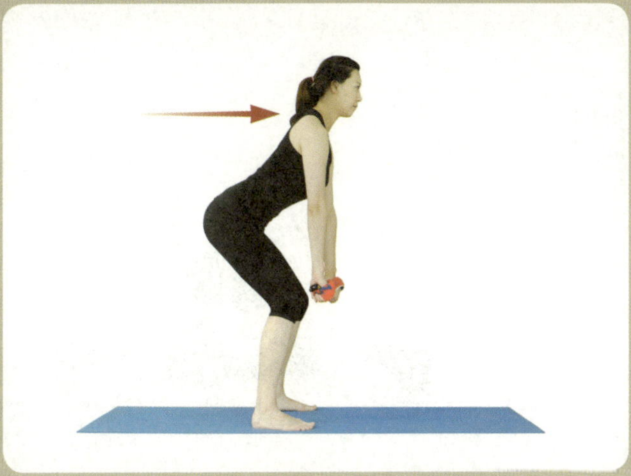

옆구리 틀기

무릎을 꿇고 앉는다. 머리 위에서 양손에 수건을 잡고 옆으로 몸을 숙여 옆구리가 뻐근한 상태로 10~20초간 유지한 후 방향을 바꿔 반복한다.

유의 가슴을 펴고 시선은 앞을 응시한다.

효과 옆구리(배바깥빗근) 유연성 향상

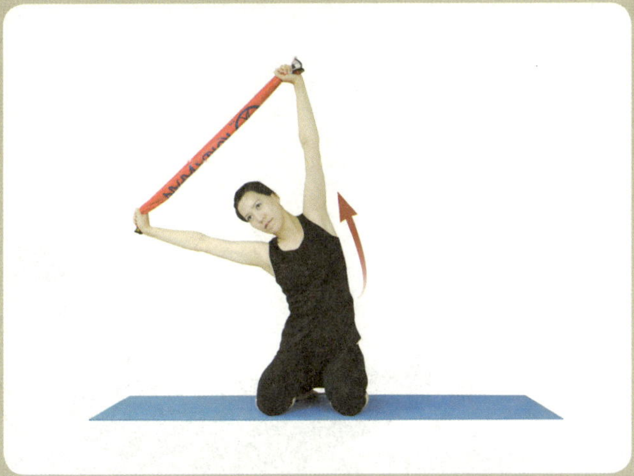

5 엉덩이

윗몸 앞으로 굽히기

발바닥을 마주 대고 바닥에 앉는다. 발끝을 양손으로 잡고 상체를 최대로 숙인 자세를 10~20초간 유지한다.

유의 엉덩이와 무릎이 위로 들리지 않도록 바닥에 밀착시킨다.

효과 엉덩이(엉덩관절, 큰볼기근) 및 등(넓은등근) 유연성 향상

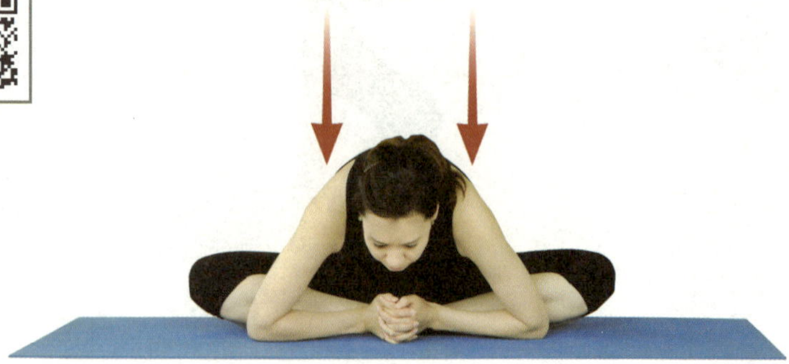

:: 응용동작

발등 잡기

바닥에 엎드려 등 위에서 발등을 잡고 끌어당긴다. 몸을 활 모양으로 만들어 엉덩이 근육이 최대로 당겨진 상태로 10~20초간 유지한다.

유의 시선은 앞 위쪽을 응시하고, 허리를 최대로 휘게 한다.

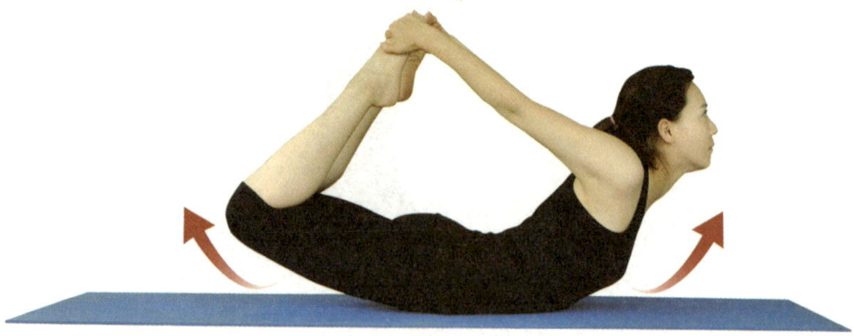

엉덩이 틀기

두 팔을 어깨 높이로 벌리고 선다. 엉덩이를 옆으로 틀면서 상체를 아래로 굽혀 한쪽 손으로 반대쪽 발목을 잡고 반대쪽 팔을 위로 뻗어 10~20초간 유지한 후 방향을 바꿔 반복한다.

유의 오른손을 펴 뒤쪽으로 향하여야 가슴과 골반이 크게 펴진다.

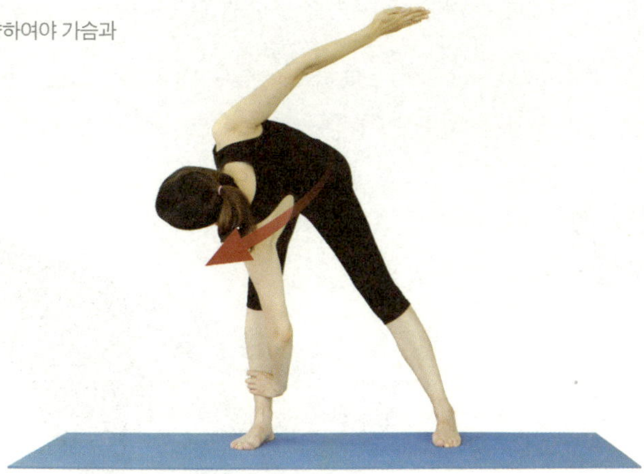

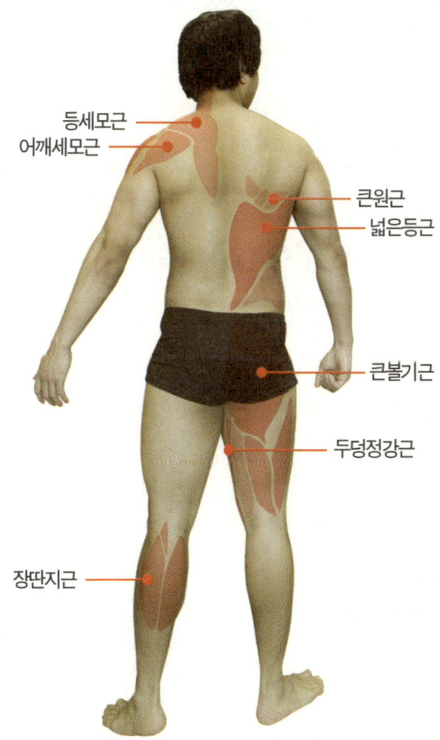

근력 발달 부위

❻ 허리

➡ 허리 틀기

두 팔을 벌려 바닥에 붙이고, 양 무릎은 세워 눕는다. 무릎과 상체는 서로 반대로 튼 상태를 10~20초간 유지한 후 방향을 바꿔 반복한다.

유의 어깨가 바닥에서 떨어지지 않도록 하고, 시선은 무릎과 반대 방향을 응시한다.

효과 허리(척추세움근) 및 엉덩이(엉덩관절, 큰볼기근) 유연성 향상

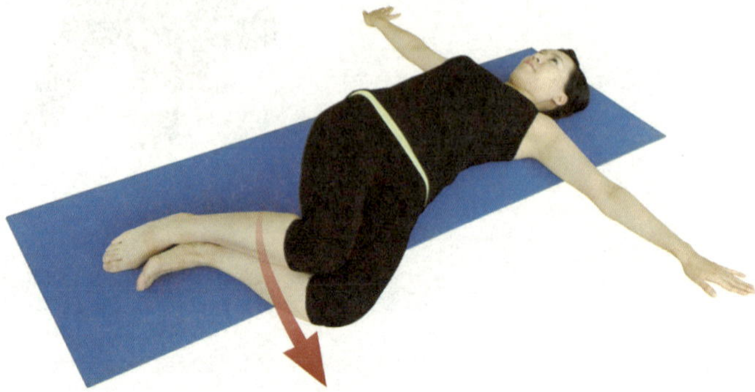

:: 응용동작

➡ 다리 들고 허리 틀기

사진 ❶과 같이 두 팔을 벌려 바닥에 붙이고 누워 두 다리를 직각으로 올린다. 사진 ❷와 같이 허리만을 이용하여 두 다리를 옆으로 눕혀 10~20초간 유지한 후 방향을 바꿔 반복한다.

유의 허리를 틀 때 양 무릎을 붙이고 손바닥이 지면에서 떨어지지 않도록 한다.

❶

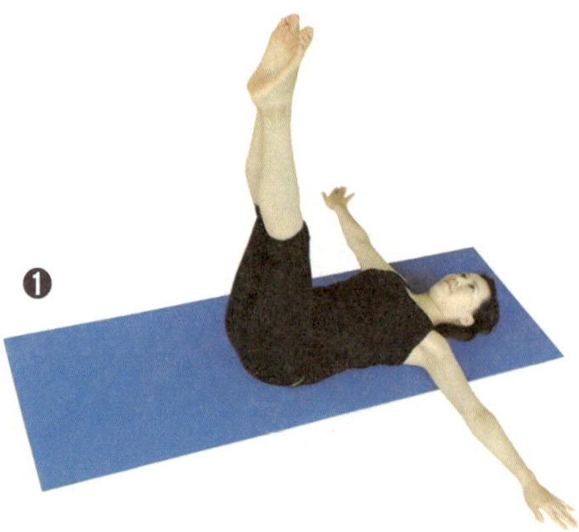

❷

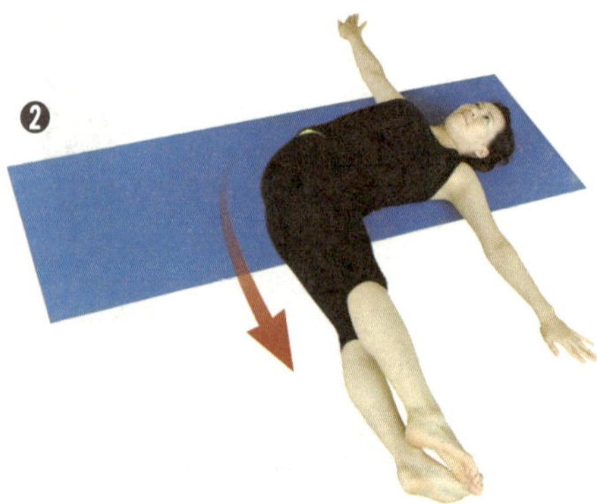

➡ 다리 꼬아 허리 틀기

바닥에 앉아 한쪽 발은 엉덩이 아래쪽으로, 반대 발은 반대쪽 무릎 바깥에 놓는다. 상체를 한쪽으로 비틀어 10~20초간 유지한 후 방향을 바꿔 반복한다.

유의 엉덩이가 바닥에서 들리지 않으며, 시선은 뒤를 향한다.

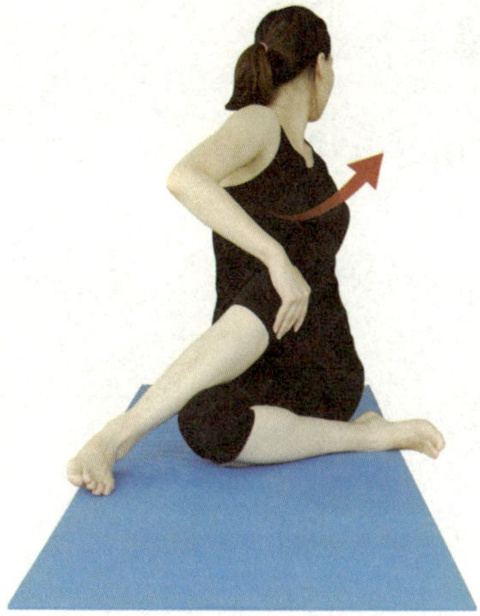

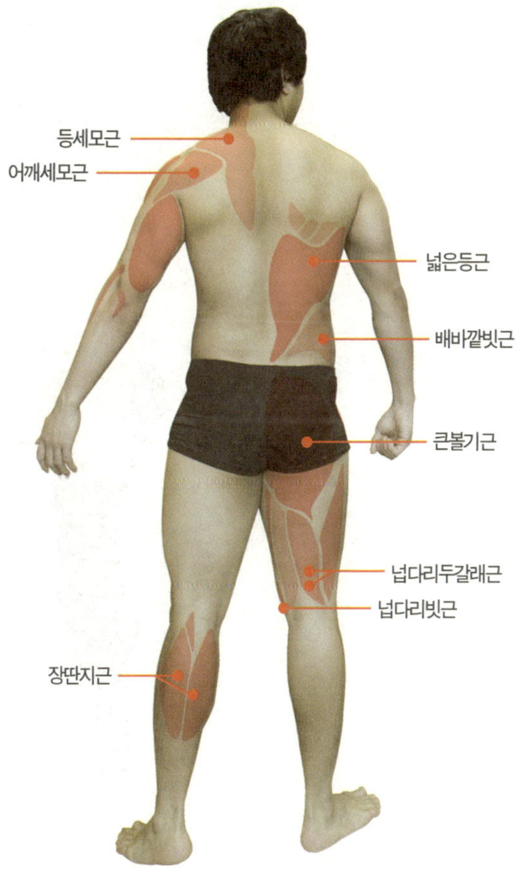

근력 발달 부위

❼ 목

머리 당기기

두 발을 벌리고 선다. 오른손으로 머리를 잡고 오른쪽 아래로 천천히 당겨 목 근육이 펴진 상태를 10~20초간 유지한 후 왼쪽으로 바꿔 반복한다.

유의 머리를 당길 때 반대쪽 어깨가 올라가지 않으며, 시선은 앞을 응시한다.

효과 목(경추, 목빗근) 유연성 향상

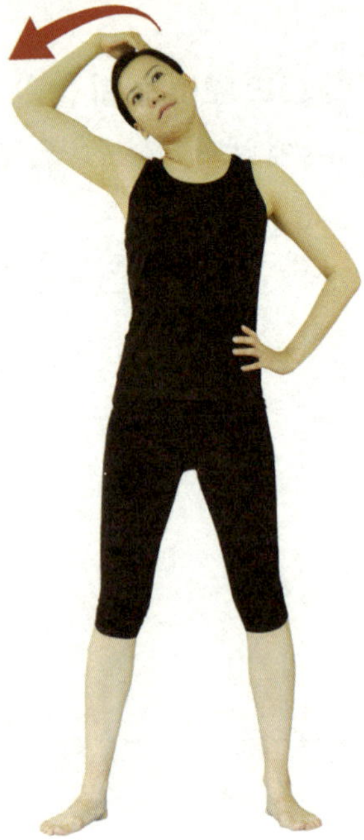

:: 응용동작

턱 밀기

양 엄지손가락으로 턱 끝을 천천히 밀어 올려, 목 근육이 펴진 상태를 10~20초간 유지한다.

유의 엄지손가락은 약간 위쪽을 민다.

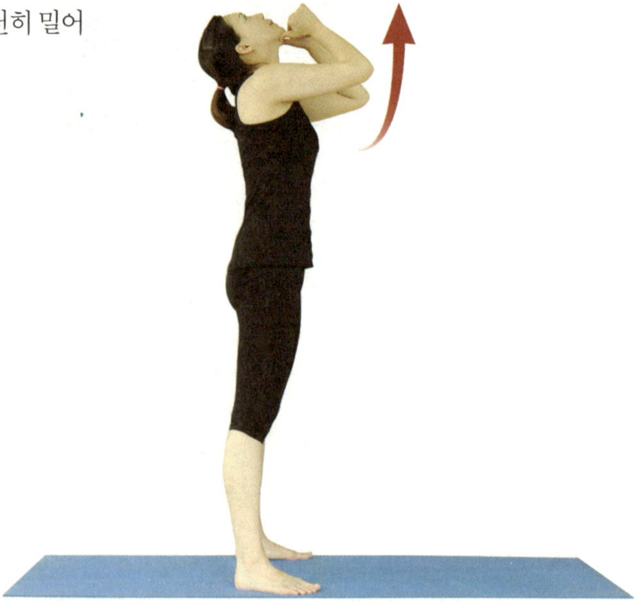

➡ 머리 앞으로 당기기

두 손으로 머리 뒤를 감싸 잡고 천천히 앞으로 당겨 목 뒤 근육이 펴진 상태를 10~20초간 유지한다.

유의 양 팔꿈치는 아래 방향으로 향한다.

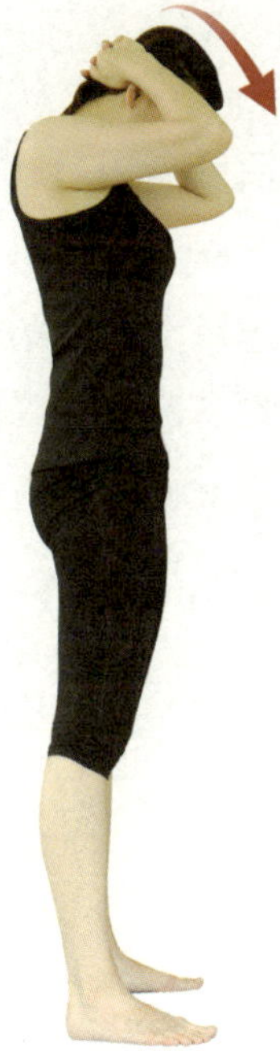

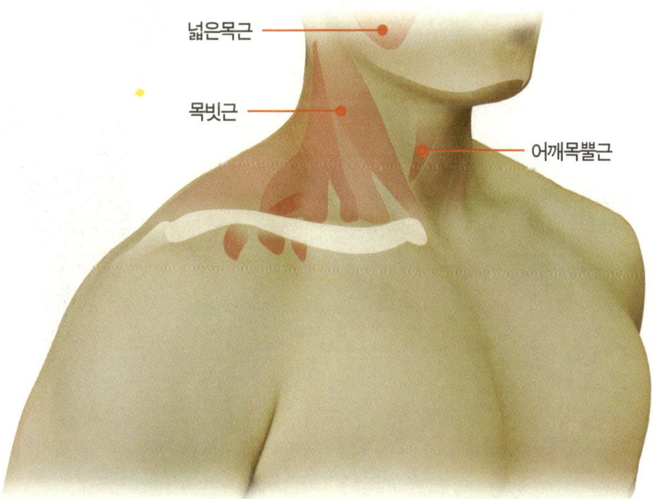

근력 발달 부위

❽ 다리

발 뒤로 당기기

오른쪽 다리를 뒤로 접어 올려 두 손으로 발끝을 잡는다. 가슴을 펴고 뒤꿈치가 엉덩이에 닿을 정도로 잡아당겨 오른쪽 허벅지와 무릎 근육이 뻐근한 상태로 10~20초간 유지한 후 발을 바꿔 반복한다.

유의 시선은 앞을 응시한다.

효과 무릎(무릎관절, 넙다리곧은근), 발목(발목관절, 짧은종아리근) 유연성 향상

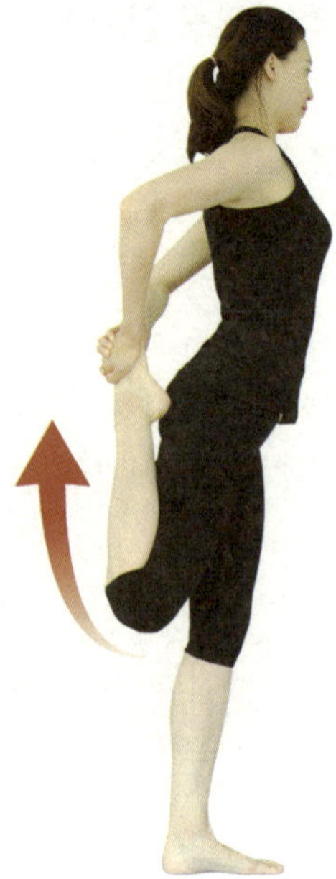

:: 응용동작

무릎 붙이기

한쪽 다리를 앞으로 접어 올린다. 두 손으로 정강이를 잡고 가슴 쪽으로 끌어당겨 왼쪽 허벅지와 정강이 근육이 뻐근한 상태를 10~20초간 유지한 후 발을 바꿔 반복한다.

유의 가슴을 펴고 시선은 앞을 향한다.

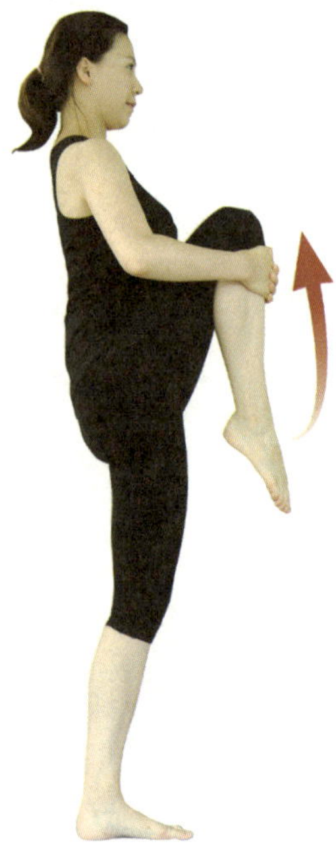

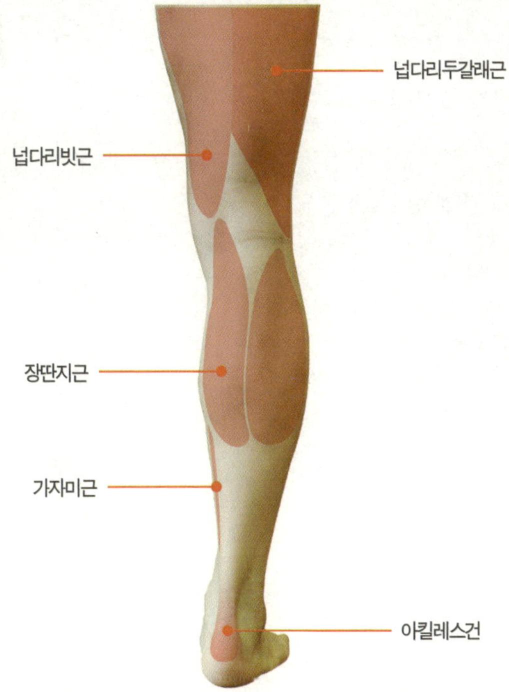

근력 발달 부위

9 발목

발목 펴기

사진과 같이 한쪽 발등의 앞쪽을 바닥에 대고 선다. 뒤꿈치를 세워 발목이 뻐근한 상태로 10~20초간 유지한 후 발을 바꿔 반복한다.

유의 가슴을 펴고 시선은 앞을 향한다.

효과 발목(발목관절) 및 뒤꿈치(발꿈치힘줄) 유연성 향상

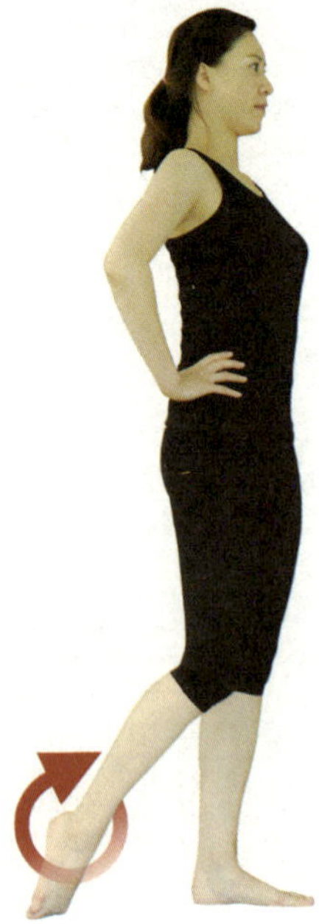

:: 응용동작

발끝 당기기

두 발을 20cm 정도 벌리고 선다. 허리를 숙인 다음 양손으로 한쪽 발끝을 잡고 무릎쪽으로 당겨 뻐근한 상태로 10~20초간 유지한 후 발을 바꿔 반복한다.

유의 뻗은 다리의 무릎을 펴고 시선은 발등을 향한다.

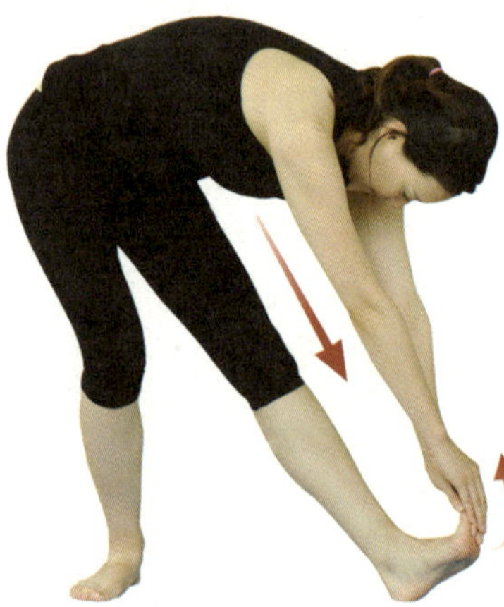

➡ 발등 펴기

사진과 같이 한쪽 발등을 뒤편의 벽이나 의자에 걸치고 발목을 편다. 발목 앞부분이 뻐근한 상태로 10~20초간 유지한 후 방향을 바꿔 반복한다.

유의 가슴을 펴고 시선은 앞을 향한다.

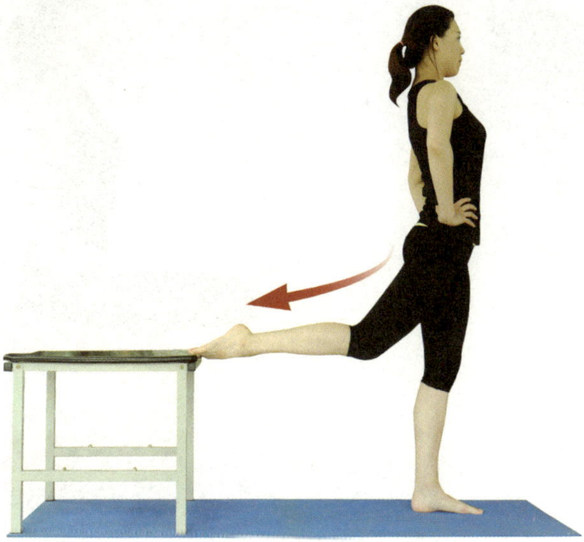

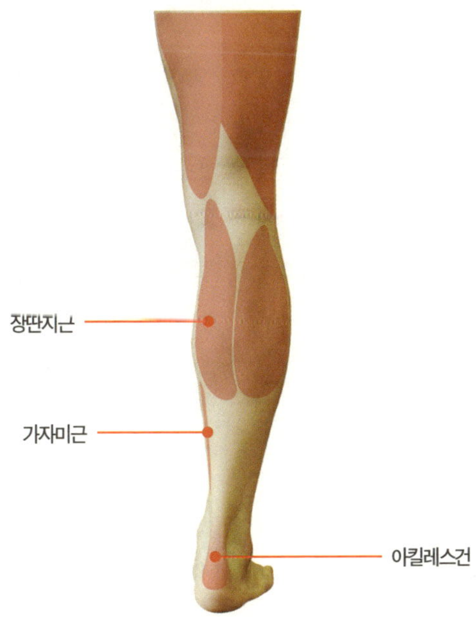

근력 발달 부위

03

gym ball exercise

짐볼운동

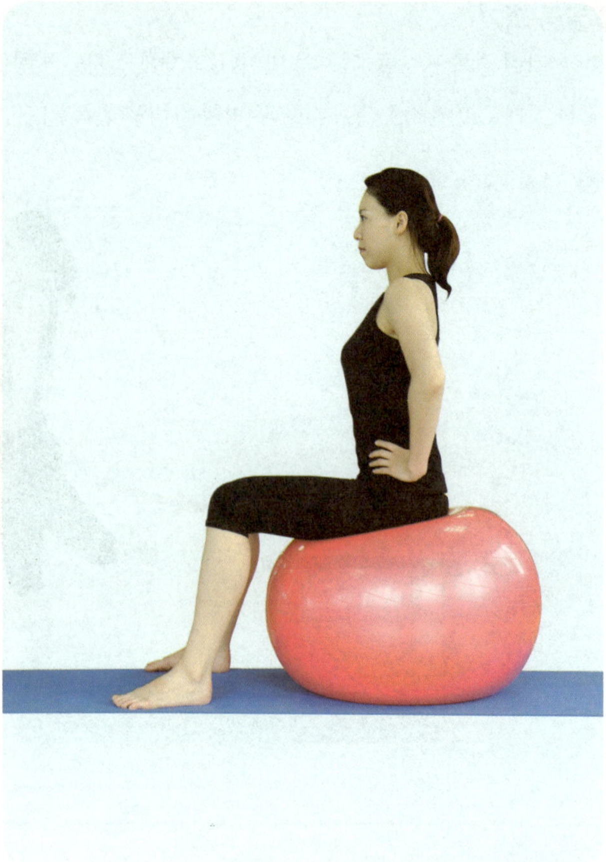

짐볼 운동은 개인의 신체 또는 체력 특성에 맞게 운동하여야 운동 효과를 높일 수 있으며, 자칫 잘못된 운동은 나쁜 결과를 초래할 수 있다. 특히 허리에 통증이 있는 사람이 운동 부하가 높은 짐볼 운동으로 허리 통증을 악화시킬 수 있으므로 주의해야 한다. 따라서 짐볼 운동 초보자들은 짐볼을 가까이 하면서 짐볼에 익숙해지는 과정을 거친 후 자신의 체력과 신체에 맞는 프로그램으로 운동하여야 한다.

운동방법

- 기상 후, TV 시청이나 휴식과 같은 일상생활에서 놀이처럼 짐볼 운동을 한다.
- 초보자는 한 종목마다 5~10회(또는 10~20초), 3~5종목을 실시하면서, 점차 실시시간과 종목을 증가한다.

- 한 종목 운동이 끝나면 1분 내외 휴식을 취한 후 다음 종목 운동을 한다.
- 한 종목에서 미는 운동과 당기는 운동을 번갈아 실시한다.

운동 효과

- 균형감각을 발달시켜 신체를 교정하며, 전신을 고루 발달시킨다.
- 체력이 약하거나 평소 운동을 하지 않은 경우에도 짐볼 운동을 통해 근력(특히 하체 근력)과 조정력을 키울 수 있으며 재활치료에 효과가 높다.
- 스트레스로 의한 통증과 피로를 감소시키며, 근육과 골격계 질환을 개선시킨다.
- 자신의 약한 신체 부위를 발견하여, 이를 강화시키고 자세를 바로 잡을 수 있다.

유의사항

- 운동 초기에는 간단한 동작으로 놀면서 짐볼에 익숙해진다.
- 간단하고 운동범위가 적은 운동에서 출발하여 점차 운동범위를 넓힌다.
- 표면이 미끄럽지 않으면서 탄력이 좋고 볼 위에 앉았을 때 엉덩이와 무릎 각도가 90° 되는 짐볼을 사용하는 것이 바람직하다.

tip
짐볼 선택요령

- 실시자의 체격과 운동 목적에 따라 짐볼의 재원과 크기가 다르다.
- 발바닥을 바닥에 붙이고 짐볼에 앉았을 때 무릎 높이와 엉덩이 높이가 같거나 조금 낮은 크기를 선택한다. 신장을 기준으로 한 짐볼의 크기는, 158cm 이하는 지름 45cm 이하, 159~173cm는 지름 55cm 이하, 174~190cm는 지름 65cm 이하, 191~206cm는 지름 75cm 이하가 적당하다.
- 초보자는 약간 말랑말랑한 짐볼을, 숙련자는 탱탱하게 공기가 들어 있는 짐볼이 효과적이다. 운동 중 안전을 위하여 초보자에게는 사진 왼쪽의 지압 짐볼이, 익숙해지면 오른쪽의 짐볼이 권장된다.

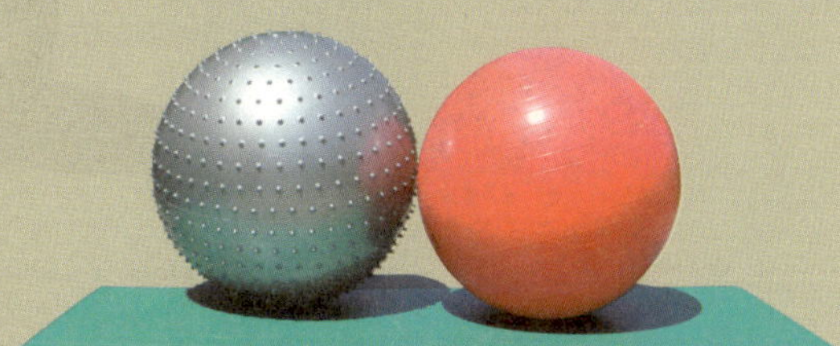

짐볼에 익숙해지기

❶ 앉기

두 발을 바닥에 대고 짐볼 위에 앉아 한 다리씩 번갈아 들면서 몸의 균형을 잡는다 (10~20초로 시작해서 점차 시간 증가).

유의 한 다리만으로 몸의 균형이 잡히면 양다리를 들어 몸의 균형을 잡는다. 양다리로 몸의 균형이 잡히면 양팔을 위로 올리는 등의 응용동작을 시도한다.

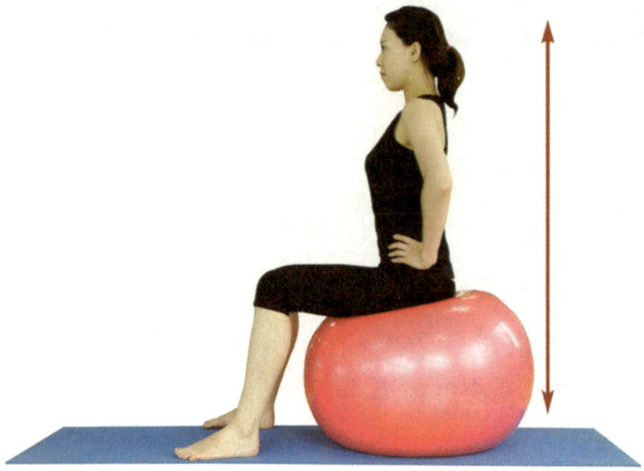

❷ 벽 밀기

어깨너비만큼 다리를 벌리고 양팔을 옆구리에 붙이고 선다. 등으로 짐볼을 벽에 밀면서 천천히 무릎을 굽혔다 폈다 5~10회 반복한다.

유의 가슴과 허리를 곧게 펴고 점차 실시횟수를 증가한다.

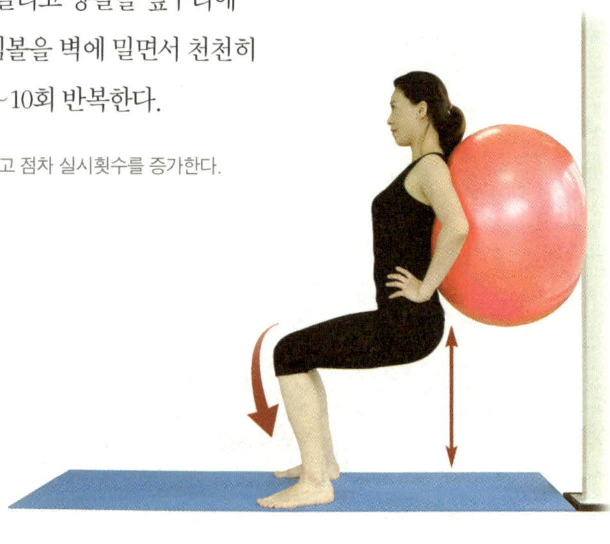

③ 눕기

짐볼 위에 엎드려 두 손을 바닥에 대고 한쪽 다리를 위로 든다. 몸의 균형을 10~20초 유지했다가 발을 바꿔 반복한다.

유의 한 다리로 몸의 균형이 유지되면 양다리를 들어 시도한다.

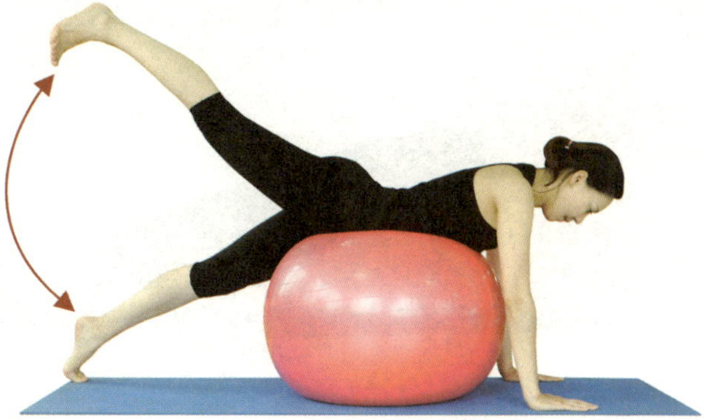

④ 밀기

무릎을 세우고 앉아 짐볼 위에 두 손을 올린다. 앞을 응시하면서 양손으로 천천히 짐볼을 1m 정도 앞으로 밀었다 처음 위치로 다시 굴려오는 동작을 5~10회 반복한다.

유의 처음에는 팔과 허리를 약간 구부려 실시하다가 익숙해지면 곧게 펴서 점차 빠르고 길게 미는 동작으로 발전시킨다.

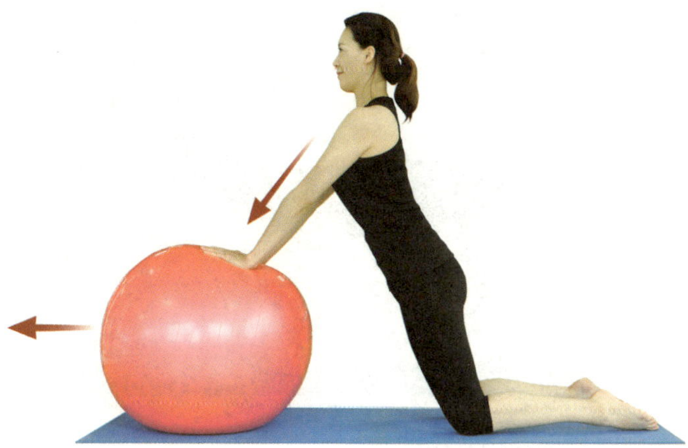

❺ 다리 올리기

바닥에 누워 짐볼 위에 양다리를 올린다. 엉덩이를 위로 들고 양 무릎을 펴서 몸이 일직선이 되도록 10~20초 유지한다.

유의 머리와 양 손바닥으로 바닥을 지지하여 몸의 균형을 유지한다.

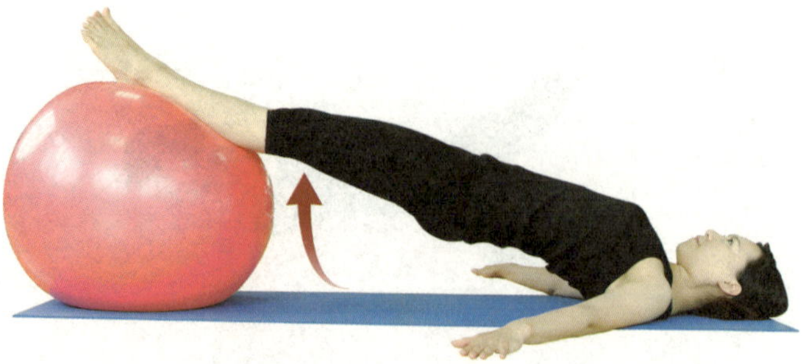

❻ 윗몸일으키기

짐볼에 등을 대고 누워 무릎을 직각으로 구부린다. 두 발을 바닥에 붙인 채 손으로 머리를 감싼다. 천천히 상체를 일으켰다 처음 자세로 돌아오는 동작을 5~10회 반복한다.

유의 두 발이 바닥에 밀착해 있어야 몸의 균형을 유지하기 쉽다.

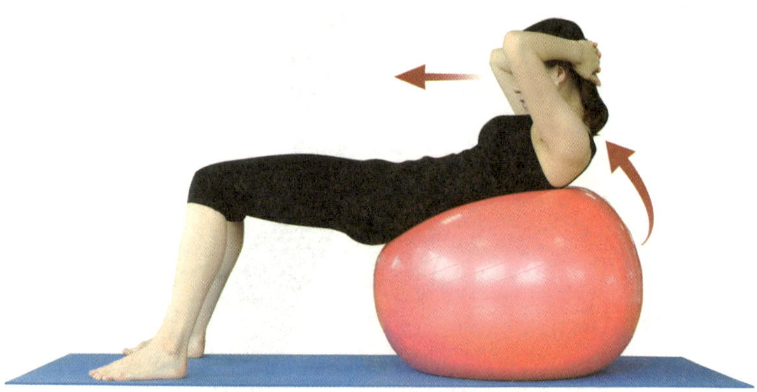

❼ 어깨 돌리기

짐볼에 등을 대고 눕는다. 양팔을 좌우로 뻗어 몸의 균형이 잡히면, 좌우로 어깨를 5~10회 반복해 돌리면서 몸의 균형을 유지한다.

유의 두 발은 어깨너비로 벌리고, 양팔은 일자로 곧게 뻗어 몸의 균형을 유지한다.

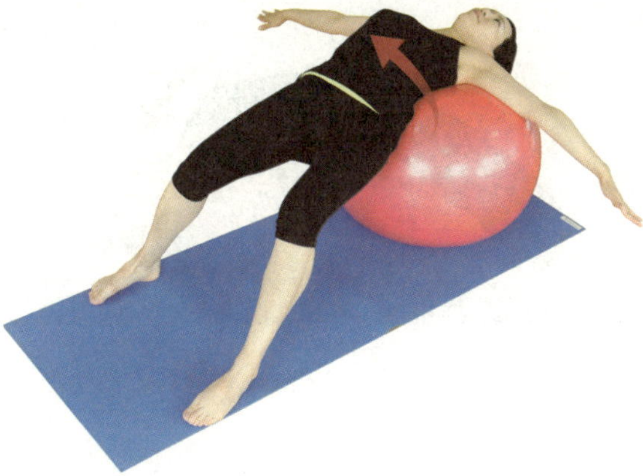

유연성 기르기

❶ 상체 젖히기

짐볼에 등을 대고 누워 무릎을 직각으로 구부리고 두 손을 머리 뒤로 얹는다. 등으로 짐볼을 밀면서 온몸을 천천히 머리 쪽으로 10~20초 젖힌다.

유의 등으로 짐볼을 밀 때 다리를 바닥에 밀착시켜 몸의 균형을 유지한다.

효과 허리(척추세움근) 및 엉덩이(큰볼기근) 유연성 향상

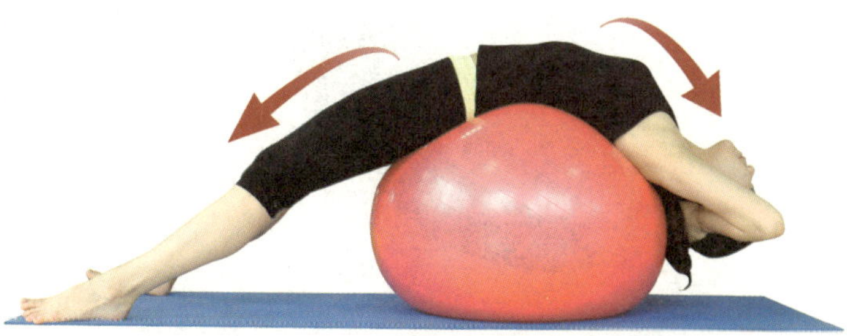

❷ 팔 벌려 눕기

짐볼 위에 활시위와 같은 자세로 눕는다. 등으로 짐볼을 누르면서 온몸을 최대로 펴 10~20초 유지한다.

유의 다리와 팔을 최대로 벌려 펴고 머리 뒤가 짐볼에 밀착되도록 한다.

효과 허리(척추몸통관절, 척주세움근) 및 온몸관절의 유연성 향상

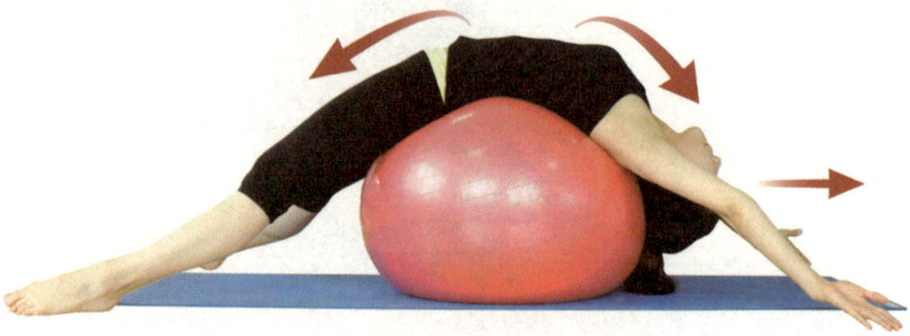

❸ 배 밀기

아랫배를 짐볼에 대고 온몸을 천천히 활 모양으로 만들면서 앞을 응시한다. 뒤꿈치를 들고 발가락에 힘을 주어 몸의 균형을 유지하는 자세를 10~20초 유지한다.

유의 가슴을 앞으로 가볍게 내밀고 양손은 엉덩이 위에 놓는다.

효과 허리(척주세움근) 및 엉덩이(엉덩관절, 큰볼기근) 유연성 향상

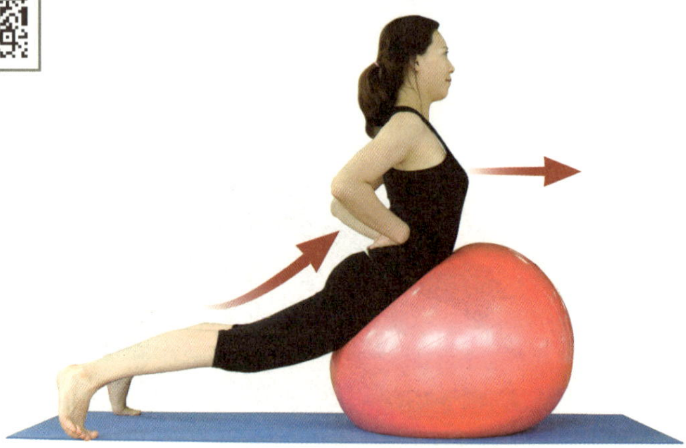

❹ 다리 벌려 앉기

두 다리를 벌리고 짐볼 위에 앉는다. 상체를 꼿꼿이 세우고 엉덩이를 좌우로 흔드는 동작을 5~10회 반복한다.

유의 어깨는 흔드는 엉덩이와 반대 방향으로 기울인다.

효과 엉덩이(엉덩관절, 큰볼기근) 유연성 향상

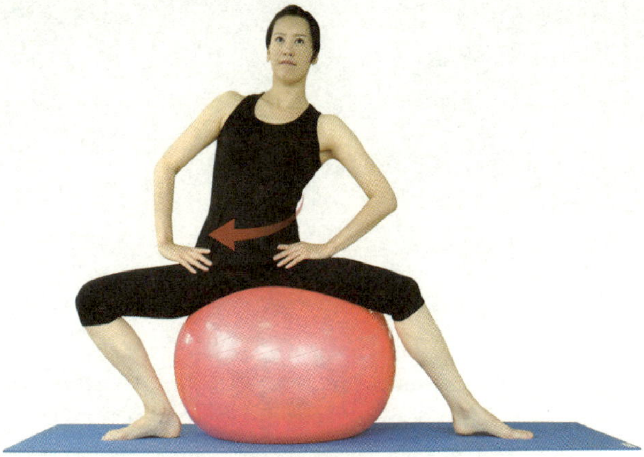

❺ 빗대누워 한 팔 뻗기

짐볼을 옆구리에 끼고 빗대누워 한 팔을 위로 뻗는다. 짐볼 안쪽 다리는 접고 반대 다리는 뻗어 바닥에 밀착시켜 몸의 균형을 유지한 상태로 10~20초 유지하고 방향을 바꿔 반복한다.

유의 뻗은 팔, 어깨 및 다리는 일자를 유지한다.

효과 어깨(어깨관절) 및 옆구리(배바깥빗근) 관절의 유연성 향상

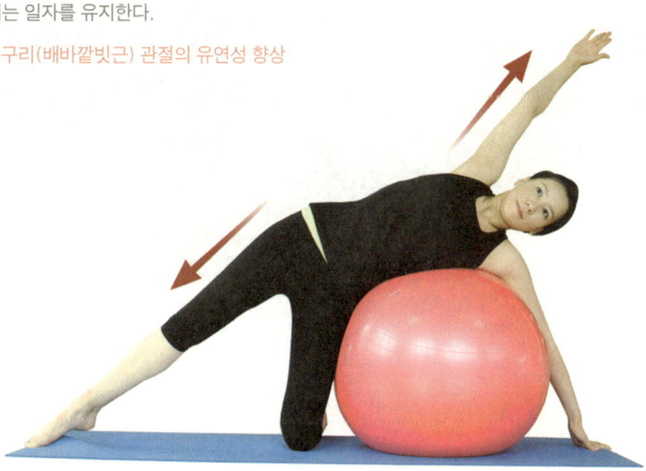

III부

힐링 스포츠 프로그램 만들기

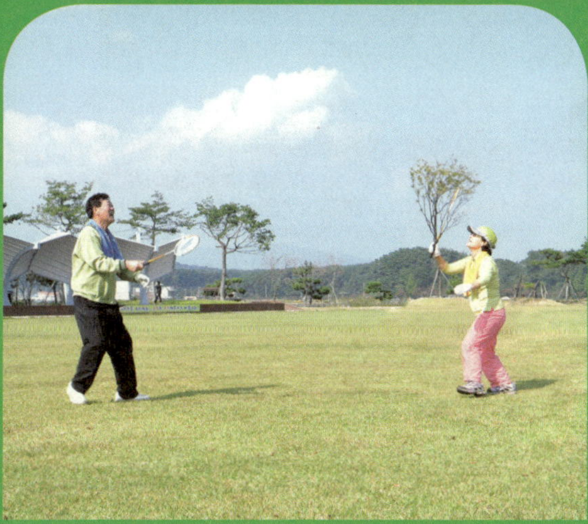

심혈관계 건강을 위한 **힐링 스포츠**를 단계적이고 지속적으로 실시하면 **심혈관계 체력이 향상**되어 건강한 삶을 영위할 수 있다

심혈관계 건강 증진을 위하여 힐링 스포츠 종목을 선택하고 프로그램을 만들기 위해서는 운동 목적과 운동 실시자의 신체조건, 건강상태, 체력은 물론 직업과 운동시설에 대한 사전 검토가 필요하다.

의학적으로 질환이 있거나 몸이 극도로 허약하면 운동 전 의사의 정밀검사가 반드시 필요하지만, 그렇지 않을 경우 아래 그림과 같은 과정으로 운동을 실시한다.

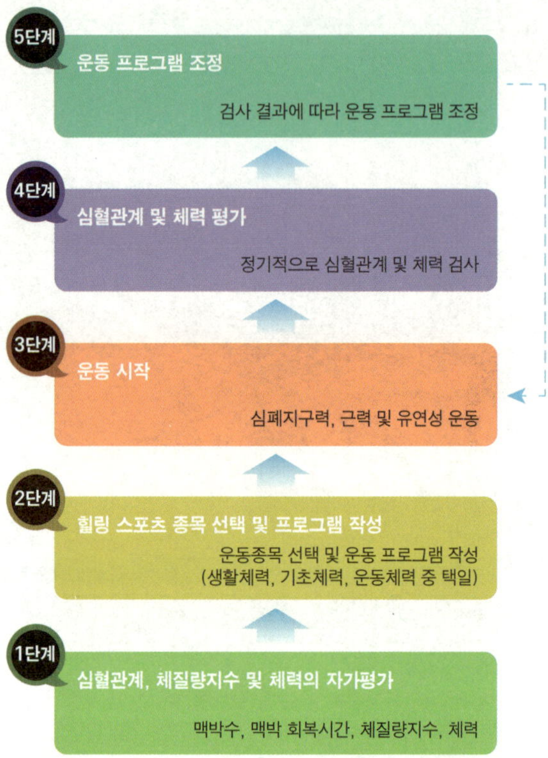

그림 3-1. 운동 실시 과정

01 심혈관계, 체질량지수 및 체력의 자가평가

심혈관계의 자가평가

1 맥박수

맥박수는 심혈관계의 건강상태를 알 수 있는 가장 간편한 방법이다. 아침 기상 시 엄지손가락 맨 아래쪽 손목(요골동맥) 또는 귀 밑에서 목으로 연결되는 혈관(경동맥)을 만져 1분간 맥박수를 측정한다.

유의 맥박수가 아래 표의 불량 범위에 해당하면 반드시 의사의 검진을 받는다.

표 3-1. 연령별 맥박수와 등급

연령 \ 등급	남 자				여 자			
	매우 우수 (A)	우수 (B)	보통 (C)	불량 (D)	매우 우수 (A)	우수 (B)	보통 (C)	불량 (D)
20~29	59 이하	60~69	70~85	86 이상	71 이하	72~77	78~95	96 이상
30~39	63 이하	64~71	72~85	86 이상	71 이하	72~79	75~79	98 이상
40~49	65 이하	66~73	74~89	90 이상	73 이하	75~79	80~98	99 이상
50 이상	67 이하	68~75	76~89	90 이상	75 이하	77~83	84~102	103 이상

check

맥박수 측정요령

사진 ❶의 요골동맥, 또는 사진 ❷의 경동맥 맥박수를 10초간 측정하여 6을 곱한 값, 또는 6초간 측정하여 10을 곱한 값이 1분간 맥박수이다.

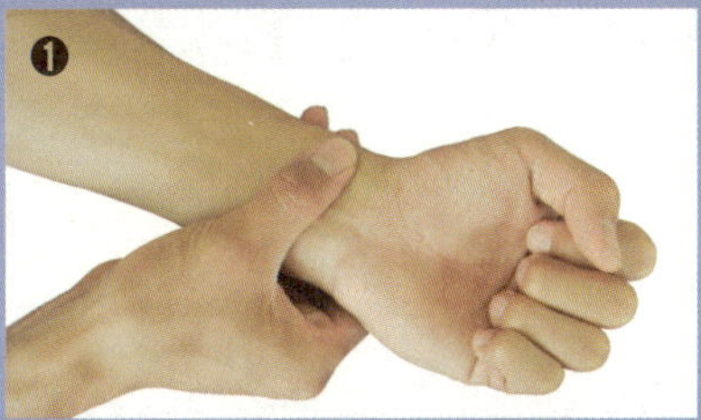

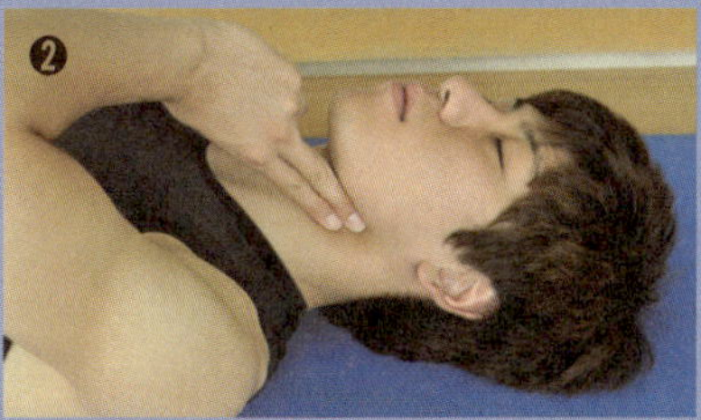

그림 3-2. 맥박수 측정요령

2 맥박 회복시간

신체활동 또는 운동으로 빨라진 심장활동이 정상으로 회복되는 데 소요되는 시간을 측정하여 심장과 폐가 얼마나 산소를 효율적으로 흡수하여 신체 각 기관에 공급하는지 평가할 수 있다.

20cm 높이의 계단(또는 의자)을 발 바꿔 올라섰다 내려오는 것을 1분에 24회씩 3분간 계속 한 후, 운동을 정지하고 30초 휴식 후 맥박수를 측정한다.

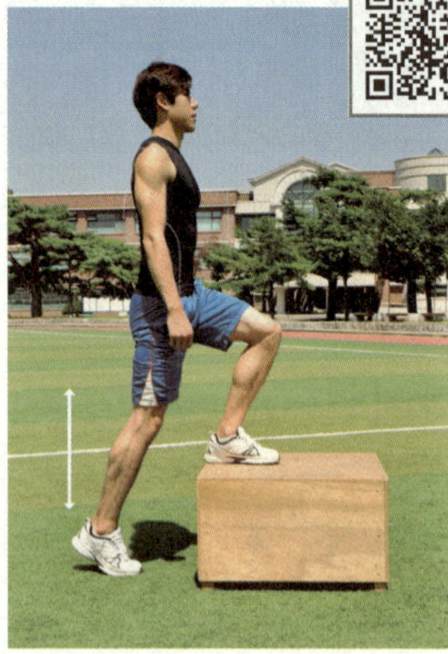

유의 아래 표의 불량 판정자 또는 계측 중 어지럼증이나 구역질, 호흡곤란을 느끼면 즉시 중단한다.

표 3-2. 연령별 맥박회복률과 등급

등급 / 연령	남자				여자			
	매우 우수 (A)	우수 (B)	보통 (C)	불량 (D)	매우 우수 (A)	우수 (B)	보통 (C)	불량 (D)
20~29	74 이하	76~84	86~100	102 이상	86 이하	88~92	93~110	112 이상
30~39	78 이하	80~86	88~100	102 이상	88 이하	94	95~112	114 이상
40~49	80 이하	82~88	90~104	106 이상	88 이하	90~94	96~114	116 이상
50 이상	83 이하	84~90	92~104	106 이상	90 이하	92~98	100~116	118 이상

3 맥박 안정범위

운동 중 연령에 따른 맥박 안정 최고 수치를 알고 안정범위 내에서 운동한다.

유의 맥박 안정범위를 초과할 때는 운동강도를 낮추거나 즉시 중단한다.

표 3-3. 연령별 맥박 안정범위

성별 / 연령	남자	여자
20~29	170 이하	170 이하
30~39	160 이하	160 이하
40~49	150 이하	150 이하
50 이상	140 이하	140 이하

체질량지수의 자가평가

심혈관계 체력을 향상시키기 위해서는 적정 체중을 유지하는 것이 매우 중요하다. 체중이 늘어나면 체중에 비례하여 혈액 공급량이 많아지기 때문에 비만인 사람의 심장은 늘 과로한 상태가 된다. 심장의 혈액 공급능력에는 한계가 있기 때문에 비만자는 조금만 활동해도 숨이 차고 피로해지며 각종 심혈관계 질환에 쉽게 노출된다. 따라서 정상 체중을 유지하도록 체중관리에 힘써야 한다.

과체중이 되면 정상체중에 비하여 고혈압 발생률이 2.9배 증가한다. 10kg 정도 과체중인 경우 평균 수축기 혈압이 5mmHg, 확장기 혈압이 3mmHg 증가되고 이러한 혈압상승은 심혈관계 질환 위험도를 15% 증가시킨다.

적정 체중을 유지하려면 체질량지수 진단이 우선되어야 한다. 키를 m 단위로, 몸무게를 kg 단위로 측정한 후 '체중 ÷ 키^2 = 체질량지수'의 공식으로 자신의 체질량지수를 산출할 수 있다. 예컨대 키가 160cm, 몸무게 60kg인 사람의 체질량지수는 '60÷(1.6×1.6) = 23.4(kg/m^2: 체질량지수)'가 된다.

유의 일반적으로 체질량지수 20 미만을 저체중, 20~24를 정상체중, 25~30을 과체중, 30 이상을 비만으로 판정한다.

표 3-4. 연령별 체질량지수와 등급

(단위: kg/m^2)

등급 / 연령	저체중(D)		정상(A)		과체중(B)		비만(C)	
	남	여	남	여	남	여	남	여
19~24	19.1↓	18.1↓	19.2~25.2	18.2~22.2	25.3~28.0	22.3~24.1	28.1↑	24.2↑
25~29	20.4↓	18.1↓	20.5~25.9	18.2~22.2	26.0~28.5	22.3~24.1	28.6↑	24.2↑
30~34	20.5↓	18.3↓	20.6~26.3	18.4~22.8	26.4~29.0	22.9~24.9	29.1↑	25.0↑
35~39	21.3↓	19.2↓	21.4~26.5	19.3~24.0	26.6~28.9	24.1~26.4	29.0↑	26.5↑
40~44	20.6↓	19.3↓	20.7~25.5	19.4~24.2	25.6~27.7	24.3~26.4	27.8↑	26.5↑
45~49	20.9↓	19.6↓	21.0~25.6	19.7~24.6	25.7~27.7	24.7~26.9	28.0↑	27.0↑
50~54	21.6↓	20.4↓	21.7~26.2	20.5~24.7	26.3~28.3	24.8~26.7	28.4↑	26.8↑
55~59	21.3↓	20.4↓	21.4~25.9	20.5~25.1	26.0~28.1	25.2~27.3	28.2↑	27.4↑
60~64	20.6↓	20.4↓	20.7~25.7	20.5~25.6	25.8~28.1	25.7~28.1	28.2↑	28.2↑
65 이상	20.4↓	21.0↓	20.5~25.8	21.1~26.2	25.9~28.4	26.3~28.7	28.5↑	28.8↑

체력의 자가평가

1 일반 성인

● 심폐지구력(1,200m 달리기)

400m 트랙 3바퀴를 최대로 빠르게 달린다. 달리기를 할 수 없을 경우 걷거나 조깅 기록을 측정한다.

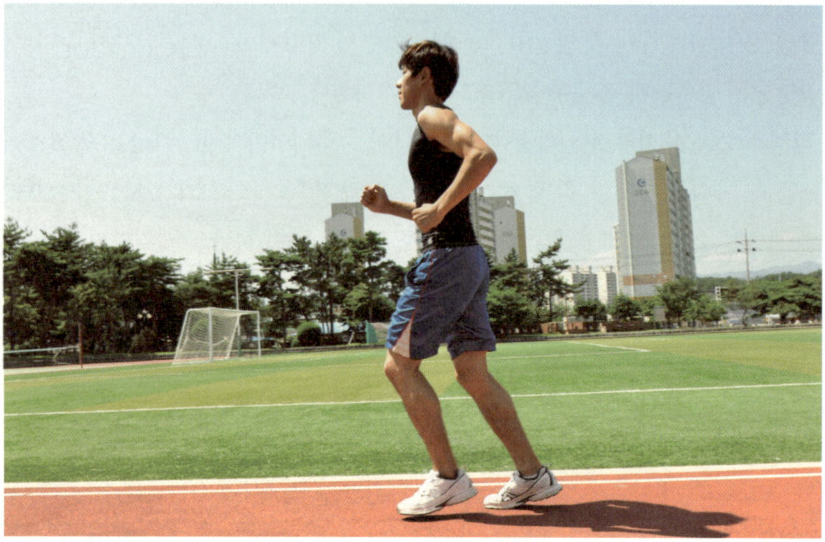

표 3-5. 연령별 1,200m 달리기 기록과 심폐지구력 등급

(단위: 초)

등급 / 연령	매우 우수 (5점)		우수 (4점)		보통 (3점)		저조 (2점)		매우 저조 (1점)	
	남	여	남	여	남	여	남	여	남	여
19~24	251.1↓	329.9↓	251.2~305.5	330.0~396.6	305.6~368.7	396.7~474.0	368.8~423.1	474.1~540.7	423.2↑	540.8↑
25~29	268.0↓	340.8↓	268.1~323.4	340.9~415.4	323.5~387.8	415.5~501.8	387.9~443.2	501.9~576.4	443.3↑	576.5↑
30~34	269.7↓	380.9↓	269.8~336.5	381.0~453.1	336.6~413.9	453.2~536.9	414.0~480.7	537.0~609.1	480.8↑	609.2↑
35~39	323.2↓	379.7↓	323.3~390.3	379.8~445.2	390.4~468.3	445.3~521.4	468.4~535.4	521.5~586.9	535.5↑	587.0↑
40~44	322.7↓	376.6↓	322.8~388.6	376.7~444.6	388.7~465.0	446.7~523.6	465.1~530.9	523.7~591.6	531.0↑	591.7↑
45~49	328.6↓	376.6↓	328.7~404.2	376.7~452.8	404.3~491.8	452.9~541.4	491.9~567.4	541.5~617.6	567.5↑	617.7↑
50~54	325.6↓	396.4↓	325.7~386.3	396.5~477.4	386.4~456.7	477.5~571.4	456.8~517.4	571.5~652.4	517.5↑	652.5↑
55~59	371.1↓	411.7↓	371.2~431.2	411.8~487.3	431.3~501.0	487.4~575.1	501.1~561.1	575.2~650.7	561.2↑	650.8↑

근력(악력)

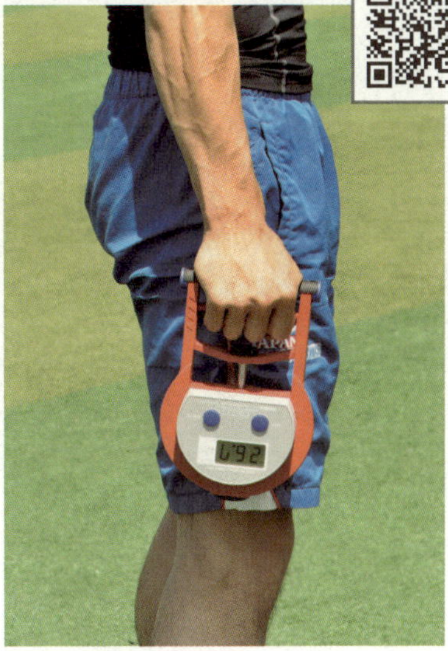

악력(손으로 물건을 쥐는 힘)의 크기로 전체 근력 수준을 알 수 있다. 악력 측정 기구로는 보통 스메들리(Smedley) 악력계가 쓰인다. 피검자는 두 다리를 좌우로 약간 벌리고 서서 팔과 손을 몸에서 약간 떼어 자연스럽게 늘어뜨려 악력계를 좌우 2회씩 측정 후 최고치를 기록한다.

악력계를 쥐는 폭은 손가락 둘째 마디가 거의 직각이 되도록 미리 조절해 둔다. 최대로 힘껏 쥐었을 때 나타내는 수치가 자신의 악력이다.

표 3-6. 연령별 악력 기록과 근력 등급

(단위: kg)

등급 / 연령	매우 우수 (5점)		우수 (4점)		보통 (3점)		저조 (2점)		매우 저조 (1점)	
	남	여	남	여	남	여	남	여	남	여
19~24	50.5↑	30.1↑	44.9~50.4	26.1~30.0	38.4~44.8	21.3~26.0	32.7~38.3	17.2~21.2	32.6↓	17.1↓
25~29	52.2↑	33.0↑	46.5~52.1	28.2~32.9	39.7~46.4	22.4~28.1	34.0~39.6	17.5~22.3	33.9↓	17.4↓
30~34	52.4↑	31.0↑	47.2~52.3	27.6~30.9	41.2~47.1	23.6~27.5	35.9~41.1	20.1~23.5	35.8↓	20.0↓
35~39	52.3↑	32.0↑	47.4~52.2	28.4~31.9	41.6~47.3	24.1~28.3	36.7~41.5	20.3~24.0	36.6↓	20.2↓
40~44	50.8↑	30.9↑	45.4~50.7	27.2~30.8	39.1~45.3	22.7~27.1	33.7~39.0	18.9~22.6	33.6↓	18.8↓
45~49	50.0↑	31.7↑	44.7~49.9	27.9~31.6	38.4~44.6	23.3~27.8	33.0~38.3	19.3~23.2	32.9↓	19.2↓
50~54	47.9↑	31.7↑	43.0~47.8	27.1~31.6	37.2~42.9	21.7~27.0	32.2~37.1	17.0~21.6	32.1↓	16.9↓
55~59	45.6↑	28.5↑	40.6~45.5	25.2~28.4	34.8~40.5	21.3~25.1	29.7~34.7	17.9~21.2	29.6↓	17.8↓
60~64	45.1↑	28.7↑	40.0~45.0	24.8~28.6	33.9~39.9	20.0~24.7	28.8~33.8	16.0~19.9	28.7↓	15.9↓

tip

악력 대신 윗몸 일으키기로 근력 측정

사진과 같이 양발을 30cm 정도 벌린 채 무릎을 직각으로 굽히고 등을 바닥에 대고 누워 양손을 깍지 껴 머리 뒤에 대고 배 힘만으로 상체를 일으켜 양 팔꿈치가 무릎에 닿은 후 다시 누운 자세로 돌아간다(1회). 이 같은 윗몸일으키기를 1분간 실시하여 악력 대신 근력을 평가할 수 있다.

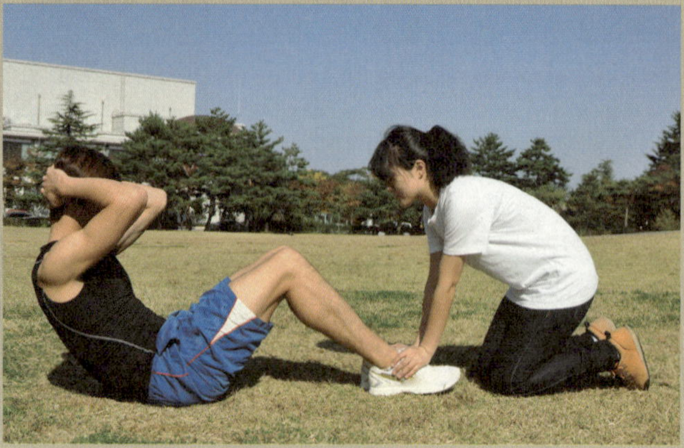

표 3-7. 연령별 윗몸일으키기 기록과 근력 등급

(단위: 실시횟수/1분)

등급 / 연령	매우 우수 (5점)		우수 (4점)		보통 (3점)		저조 (2점)		매우 저조 (1점)	
	남	여	남	여	남	여	남	여	남	여
19~24	59.2↑	47.1↑	49.4~59.1	36.5~47.0	38.1~49.3	24.1~36.4	28.3~38.0	13.3~24.0	28.2↓	13.2↓
25~29	58.9↑	47.6↑	49.0~58.5	37.0~47.5	37.4~48.9	24.5~36.9	27.5~37.3	13.8~24.4	27.4↓	13.7
30~34	53.5↑	38.4↑	44.7~53.4	30.0~38.3	34.3~44.6	20.2~29.9	25.3~34.2	11.8~20.1	25.2↓	11.7↓
35~39	51.9↑	38.0↑	43.2~51.8	29.9~37.9	32.9~43.1	20.4~29.8	24.1~32.8	12.2~20.3	24.0↓	12.1↓
40~44	52.0↑	36.8↑	42.9~51.9	27.9~36.7	32.2~42.8	17.5~27.8	23.0~32.1	8.6~17.4	22.9↓	8.5↓
45~49	53.4↑	32.0↑	43.0~53.3	24.4~31.9	30.8~42.9	15.5~24.3	20.2~30.7	7.8~15.4	20.1↓	7.7↓
50~54	38.7↑	27.6↑	31.5~38.6	20.9~27.5	23.1~31.4	13.1~20.8	15.8~23.0	6.3~13.0	15.7↓	6.2↓
55~59	36.8↑	25.1↑	28.7~36.7	18.7~25.0	19.2~28.6	11.0~18.6	11.1~19.1	4.5~10.9	11.0↓	4.4↓
60~64	33.1↑	25.5↑	25.8~33.0	18.9~25.4	17.2~25.7	11.1~18.8	9.8~17.1	4.5~11.0	9.7↓	4.4↓
65 이상	26.8↑	13.1↑	19.1~26.7	8.2~13.0	10.2~19.0	2.5~8.1	2.4~10.1	0.0~2.4	2.3↓	0.0↓

● 유연성(앉아 윗몸 앞으로 굽히기)

신발을 벗고 발바닥이 측정기구의 수직면에 완전히 닿도록 무릎을 펴고 바로 앉아(양발 사이는 5cm 정도), 양손을 쭉 펴 상체를 최대로 앞으로 숙여 측정자를 손끝으로 밀며 2회 실시 중 우수 기록을 택한다.

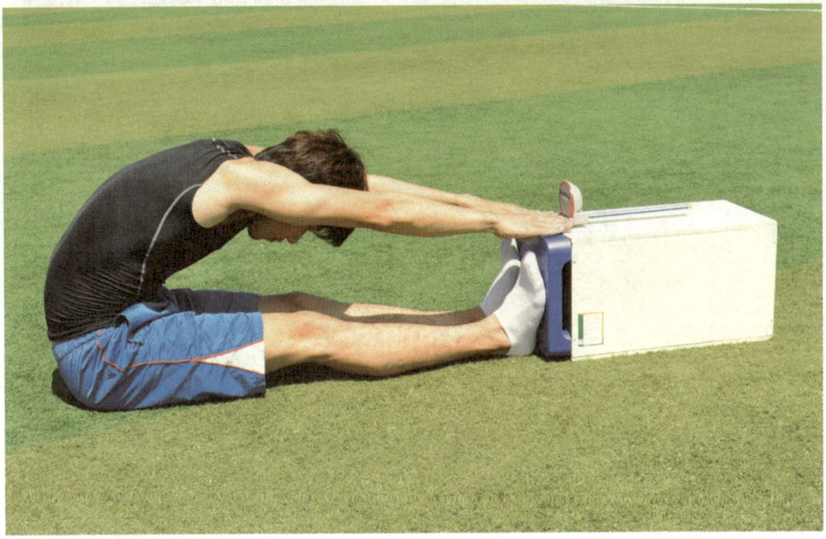

표 3-8. 연령별 앉아 윗몸 앞으로 굽히기 기록과 유연성 등급

(단위: cm)

등급 / 연령	매우 우수 (5점)		우수 (4점)		보통 (3점)		저조 (2점)		매우 저조 (1점)	
	남	여	남	여	남	여	남	여	남	여
19~24	24.6↑	26.6↑	17.4~24.5	19.4~26.5	9.0~17.3	11.0~19.3	1.7~8.9	3.8~10.9	1.6↓	3.7↓
25~29	24.7↑	25.9↑	17.3~24.6	19.1~25.8	8.5~17.2	11.2~19.0	0.9~8.4	4.3~11.1	0.8↓	4.2↓
30~34	22.4↑	25.0↑	15.5~22.3	18.3~24.9	7.4~15.4	10.4~18.2	0.4~7.3	3.5~10.3	0.3↓	3.4↓
35~39	19.9↑	26.4↑	13.2~19.8	20.4~26.3	5.4~13.1	13.4~20.3	1.4(-)~5.3	7.3~13.3	1.5(-)↓	7.2↓
40~44	21.1↑	26.1↑	14.6~21.0	19.7~26.0	7.0~14.5	12.1~19.6	0.5~6.9	5.5~2.0	0.4↓	5.4↓
45~49	21.5↑	24.3↑	15.4~21.4	18.1~24.2	8.1~15.3	10.9~18.0	1.9~8.0	4.6~10.8	1.8↓	4.5↓
50~54	18.3↑	23.4↑	12.7~18.2	18.0~23.3	6.1~12.6	11.6~17.9	0.4~6.0	6.0~11.5	0.3↓	5.9↓
55~59	19.8↑	24.2↑	13.0~19.7	18.1~24.1	5.0~12.9	10.9~18.0	2.0(-)~4.9	4.7~10.8	2.1(-)↓	4.6↓
60~64	16.5↑	24.9↑	10.2~16.4	18.5~24.8	2.7~10.1	10.9~18.4	3.7(-)~2.6	4.4~10.8	3.8(-)↓	4.3↓
65 이상	26.8↑	13.1↑	19.1~26.7	8.2~13.0	10.2~19.0	2.5~8.1	2.4~10.1	0.0~2.4	2.3↓	0.0↓

tip

앉아 윗몸 앞으로 굽히기의 간단한 측정요령

앉아 윗몸 앞으로 굽히기 측정 기구가 없을 경우, 양 무릎을 붙여 모은 상태에서 사진과 같이 양 손바닥을 발 끝 위에 붙이고 상체를 최대로 앞으로 숙여 발끝을 지난 손가락 길이를 측정한다.

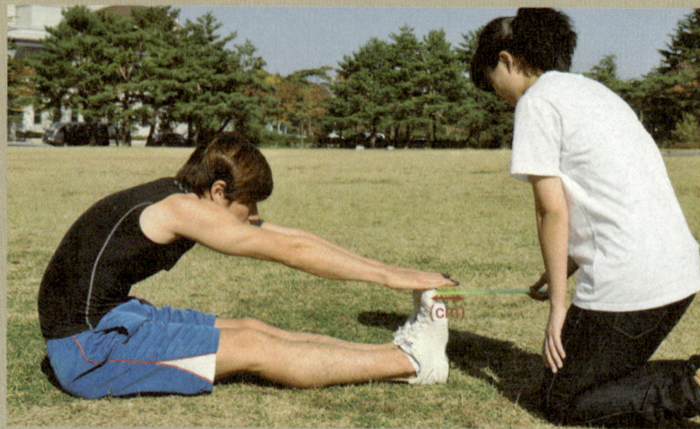

● 체력 종합 판정

체력 등급을 합산하여 종합 등급을 판정한다.

표 3-9. 연령별 체력 종합 등급(남)

(등급 단위: 점)

등급＼연령	19~24	25~29	30~34	35~39	40~44	45~49	50~54	55~59
1등급	15	15	15	14~15	13~15	13~15	13~15	12~15
2등급	13~14	13~14	12~14	12~13	11~12	11~12	10~12	9~11
3등급	11~12	11~12	10~11	10~11	9~10	9~10	8~9	7~8
4등급	7~10	7~10	6~9	6~9	6~8	6~8	6~7	5~6
5등급	6 이하	6 이하	5 이하	5 이하	5 이하	5 이하	5 이하	4 이하

표 3-10. 연령별 체력 종합 등급(여)

(등급 단위: 점)

등급＼연령	19~24	25~29	30~34	35~39	40~44	45~49	50~54	55~59
1등급	15	15	15	13~15	13~15	13~15	12~15	11~15
2등급	12~14	11~14	11~14	10~12	10~12	9~12	9~11	9~10
3등급	9~11	8~10	8~10	7~9	6~9	6~8	6~8	6~8
4등급	6~8	6~7	6~7	5~6	4~5	4~5	4~5	4~5
5등급	5 이하	5 이하	5 이하	4 이하	3 이하	3 이하	3 이하	3 이하

2 65세 이상 또는 허약자

심폐지구력(6분 걷기)

스탠딩(제자리에 서서) 자세로 출발하여 제한된 6분 동안 최대로 빠르게 걸은 전체 거리를 측정한다.

유의 뛰지 않으며, 걷기 전후 준비 및 정리운동을 충분히 실시한다.

표 3-11. 6분 걷기 전체 거리(m)와 심폐지구력 등급

(단위: m)

매우 우수(5점)		우수(4)		보통(3점)		저조(2점)		매우 저조(1점)	
남	여	남	여	남	여	남	여	남	여
655.5↑	626.2↑	560.5~655.4	526.9~626.1	450.0~560.4	411.5~526.8	354.8~449.9	312.0~411.4	354.7↓	311.9↓

근력(악력)

일반 성인의 근력(악력) 평가 실시요령과 동일하다.

표 3-12. 악력 기록과 근력 등급

(단위: kg)

매우 우수(5점)		우수(4)		보통(3점)		저조(2점)		매우 저조(1점)	
남	여	남	여	남	여	남	여	남	여
41.3↑	26.7↑	35.6~41.2	22.7~26.6	28.8~35.3	18.0~22.6	23.0~28.7	13.9~17.9	22.9↓	13.8↓

유연성(등 뒤에서 손잡기)

바로 서서 한 손을 어깨 위에서 등 아래쪽으로 내리면서 손가락을 가능한 한 멀리 편다(이때 팔꿈치는 위로 향한다).

다른 손은 허리 뒤에서 손바닥을 위로 하여 양손의 중지를 최대로 가까이 한다. 양 중지가 겹치지 않으면 떨어진 만큼의 간격을 －로(예: －10cm), 양 중지가 겹치면 겹친 만큼의 간격을 ＋로(예: ＋10cm) 기록한다.

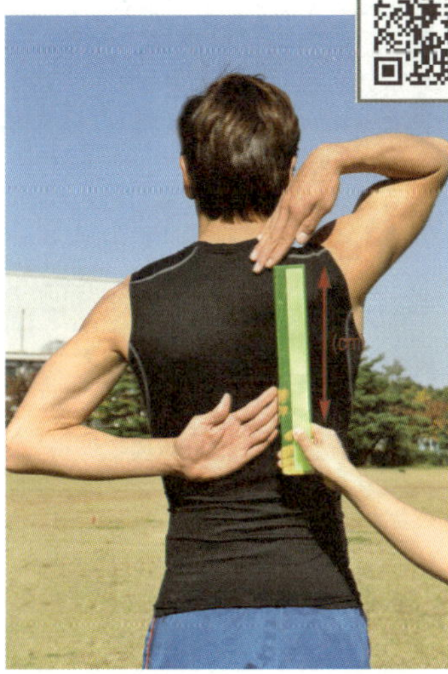

유의 실시 전 2~3회 연습을 하고, 총 2회 실시하여 그중 최고 기록을 선택한다.

표 3-13. 등 뒤에서 손잡기 기록과 유연성 등급

(단위: cm)

매우 우수(5점)		우수(4점)		보통(3점)		저조(2점)		매우 저조(1점)	
남	여	남	여	남	여	남	여	남	여
3.0↑	7.8↑	-7.1~2.9	-0.1~7.7	-18.8~-7.2	-9.5~-0.2	-29.0~-18.9	-17.5~-9.6	-29.1↓	-17.6↓

체력 종합 평가

일반 성인 또는 65세 이상의 체력 평가결과 또는 현재 체력 상태를 참고로 운동자는 자신의 체력 수준에 맞는 힐링 스포츠 프로그램을 선택한다.

표 3-14. 체력단계와 적용자

체력단계	적용자
생활체력	• 50대 이후, 운동을 처음 시작하는 사람 • 질병은 없으나, 평소 신체활동이나 운동이 부족하여 체력이 허약한 사람 • 가벼운 신체활동이 의학적으로 허용되는 회복단계 환자 • 신체활동이 의학적으로 허용되는 심혈관계, 관절염 또는 당뇨병과 같은 생활습관병(성인병) 초기 또는 치료 중인 사람
기초체력	• 신체에 이상이 없고 10주 이상 1주에 2~3일 규칙적으로 생활체력 운동에 참여한 사람 • 질병이 없고 운동을 여가수단으로 즐기는 사람 • 경쟁 스포츠에 참여하여 엘리트 선수가 목적인 사람의 초기 체력운동 • 체력 종합 판정이 일반 성인은 3등급 이상, 65세 이상은 평균 우수(4점) 이상인 사람
운동체력	• 15~20주 이상 기초체력 프로그램에 참여하여 일정 수준의 체력을 소유한 사람 • 특정 스포츠 종목에서 수준 있는 경기력 발휘를 희망하는 사람 • 체력 종합 판정이 일반 성인은 2등급 이상, 65세 이상은 매우 우수(5점) 이상인 사람

3 평가표

심혈관계, 체질량지수 및 체력의 자가평가표(1)

성명: ________ 연령: ________ 성별: ________

(대상: 일반 성인)

구분 \ 평가일		운동 시작 (월 일)	2차 평가 (월 일)	3차 평가 (월 일)	4차 평가 (월 일)	5차 평가 (월 일)	목표
체 중		(kg)	(kg)	(kg)	(kg)	(kg)	(kg)
심혈 관계	맥박수	(/ 급)	(/ 급)	(/ 급)	(/ 급)	(/ 급)	(/ 급)
	맥박 회복시간	(/ 급)	(/ 급)	(/ 급)	(/ 급)	(/ 급)	(/ 급)
체질량지수		(/ 급)	(/ 급)	(/ 급)	(/ 급)	(/ 급)	(/ 급)
체력	심폐지구력	(/ 점)	(/ 점)	(/ 점)	(/ 점)	(/ 점)	(/ 점)
	근 력	(/ 점)	(/ 점)	(/ 점)	(/ 점)	(/ 점)	(/ 점)
	유연성	(/ 점)	(/ 점)	(/ 점)	(/ 점)	(/ 점)	(/ 점)

〈기록 요령〉

- 4~5주 단위로 평가(동일 시간과 조건에서 측정)
- 평가 등급은 앞의 자료 참고

  예 심혈관계: 35세 남자의 맥박수가 75인 경우 → 75/C급

  체력: 42세 남자가 1,200m를 402초에 달린 경우 → 보통/3점
- 목표: 운동자가 기대하는 목표치

심혈관계, 체질량지수 및 체력의 자가평가표(2)

성명: ________ 연령: ________ 성별: ________

(대상: 65세 이상 또는 허약자)

구분 \ 평가일		운동 시작 (월 일)	2차 평가 (월 일)	3차 평가 (월 일)	4차 평가 (월 일)	5차 평가 (월 일)	목 표
체 중		(kg)	(kg)	(kg)	(kg)	(kg)	(kg)
심혈 관계	맥박수	(/ 급)	(/ 급)	(/ 급)	(/ 급)	(/ 급)	(/ 급)
	맥박 회복시간	(/ 급)	(/ 급)	(/ 급)	(/ 급)	(/ 급)	(/ 급)
체질량지수		(/ 급)	(/ 급)	(/ 급)	(/ 급)	(/ 급)	(/ 급)
체력	심폐지구력	(/ 점)	(/ 점)	(/ 점)	(/ 점)	(/ 점)	(/ 점)
	근 력	(/ 점)	(/ 점)	(/ 점)	(/ 점)	(/ 점)	(/ 점)
	유연성	(/ 점)	(/ 점)	(/ 점)	(/ 점)	(/ 점)	(/ 점)

〈기록 요령〉

- 4주 단위로 평가(동일 시간과 조건에서 측정)
- 평가 등급은 앞의 자료 참고

  예 심혈관계: 68세 남자의 맥박수가 75인 경우 → 75/B급

  체력: 70세 여자의 6분 걷기가 420m이면 → 저조/2점
- 목표: 운동자가 기대하는 목표치

02 힐링 스포츠 종목 선택 및 프로그램 작성

심혈관계 질환을 예방하고 건강을 증진시키기 위한 힐링 스포츠 프로그램을 효과적으로 구성하기 위해서는 운동종목, 운동강도와 운동시간, 운동 실시횟수, 운동 지속시간은 물론 운동 실시자의 신장, 체중, 비만도, 심혈관계, 골밀도, 관절 등과 같은 의학적 항목들이 고려되어야 한다.

운동종목 선택

심혈관계 체력을 향상시키기 위한 운동은 평소 일상생활보다 활기차게 또는 초보적 운동에 신체가 적응되는 초기단계, 운동적응 후 체력을 본격적으로 발달시키는 향상단계, 그리고 운동으로 발달된 체력을 유지하는 유지단계로 구분되며 이 같은 단계는 운동자의 운동능력과 목표에 따라 일련의 과정을 거치면서 반복된다.

초기단계는 질병이 없는 정상인의 경우 5~8주 동안 활기찬 일상생활이나 초보적 운동에 필요한 체력을 목표로 실시하며, 향상단계는 심혈관계 체력의 극대화를 목표로 20주 이상 운동량과 강도를 점진적으로 높여 기초체력과 운동체력 향상을 목표로 실시한다.

초기단계와 향상단계와 달리 유지단계에서는 1개 운동종목의 경기기능 발달을 통해 향상단계에서 발달된 심혈관계 체력을 유지한다.

	권장체력		운동량, 운동강도		운동종목	
유지 단계	운동 체력	+	• 40~100분 5회 이상/주 • 최대 운동능력의 80% 이상	+	단일종목 중심의 운동	심혈관계 체력의 극대화
향상 단계	운동 체력	+	일정수준의 경기력 유지	+	• 유연성 운동(스트레칭) • 파워워킹 • 조깅, 달리기, 수영 • 자전거 타기, 줄넘기 • 근력 운동	
	기초 체력		• 20~60분 4~5회 이상/주 • 최대 운동능력의 60~80%			
초기 단계	생활 체력	+	• 10~30분 3~4회 이상/주 • 최대 운동능력의 40~60%	+	• 유연성 운동(스트레칭) • 걷기(수중 걷기)	

그림 3-3. 심혈관계 체력의 단계별 운동부하와 운동종목

✔ check

운동종목 선택 시 고려사항

- 나의 몸 상태에 맞는 운동인가?
- 나의 건강에 유익하고 즐거움을 주는 운동인가?
- 꾸준히 계속할 수 있고 경제적으로 부담이 되지 않는 운동인가?
- 운동을 함께할 상대가 있고 운동 장소와 환경에 큰 지장을 받지 않는 운동인가?

운동 실시요령

■ 운동목표와 계획을 세운다

운동 시작 전, 신체적 개선(예: 체중 10kg 감량, 뱃살 2cm 줄이기 등)이나 체력(10층 아파트 층계를 숨 가쁘지 않고 오르기, 회사에서 엘리베이터 타지 않고 걸어 올라가도 숨 가쁘지 않기, 윗몸일으키기 30번 등) 향상과 같은 목표를 구체적으로 정하고 이를 달성하기 위한 계획을 세운다.

■ 운동일지를 적는다

매일 일기를 쓰듯 하루의 운동량, 활동량, 음식섭취량을 운동일지 또는 블로그를 만들어 기록하고 스스로 평가한다.

■ 운동 포트폴리오(portfolio)를 구성한다

하루 운동을 유산소운동(심폐지구력), 근력 운동 그리고 유연성 운동을 함께 하며, 7330(1주, 3일, 30분) 운동을 생활화한다.

■ 운동과 체력 관련 상식을 습득한다

자신의 운동과 체력에 대한 영양, 운동방법 또는 외부나 내부 동호인들의 운동 경향에 관한 정보를 상호 교환하면서 운동과 체력에 대한 이해와 흥미를 증가시킨다.

■ **스스로 동기부여를 한다**

운동을 하면서 증진하려는 목표체력과 성취감 그리고 또 다른 새로운 동기를 계속 자신에게 부여하면서 운동한다. 예를 들어 초기 운동목표가 체중 5kg 감량이었는데, 이 목표가 달성되면 '몸짱 만들기'와 같은 새로운 동기를 스스로에게 부여한다.

tip

주요 심혈관계 질환에 따른 권장 운동종목과 부하

미국 대학스포츠의학회(ACSM, 2002)는 심혈관계 질환자를 위한 운동방법을 아래와 같이 권장하고 있다.

표 3-15. 심혈관계 질환자를 위한 운동 실시요령(권장)

질 병	권장운동 (체력)	운동부하			참 고
		운동시간	운동강도	운동횟수 (1주)	
고혈압	유산소운동 (심폐지구력)	30~60분	40~70% (최대 운동능력)	3~6회	혈압이 저하되지 않으면 운동량 다소 증가
	저항성 운동 (근력)	15회 이상 반복/1~2세트	30~50% (최대근력)	3회	
고지혈증	유산소운동 (심폐지구력)	40~60분	40~70% (최대 운동능력)	4~7회	운동깅도보다 운동시간과 운동횟수 증가
심근경색	유산소운동 (심폐지구력)	20~40분	40~80% (최대 운동능력)	3회	1주/연속 3일 이하
	저항성 운동 (근력)	10~15회 반복/1~3세트	40~50% (최대근력)	2~3회	
	유연성 운동 (맨손체조, 스트레칭)	신체 부위별 10~30초		2~3회	
협심증	유산소운동 (심폐지구력)	20~60분	40~80% (최대 운동능력)	3~7회	1주/연속 4일 이하
	저항성 운동 (근력)	10~15회 반복/1~3세트	가벼운 부세	2~3회	
	유연성 운동 (맨손체조, 스트레칭)	신체 각 부위별 10~30초		2~3회	

1 운동부하(운동강도, 운동량 및 운동횟수) 설정 요령

● 운동강도

운동이 인체에 주는 부담의 정도이며 단위시간당 인체에 가해지는 운동의 정도(운동의 세기)이다. 심폐지구력 향상을 위한 운동강도는 최대 유산소 능력의 백분율(%)로 표시하며 보통 최대산소섭취량(최대맥박수)의 40~85%(운동자각도 12~16) 범위이다.

운동강도는 최대맥박수(220－연령) 대비 %, 또는 운동자가 운동 중 느끼는 부담 정도(부담 없다~최대 운동 수준)를 20등급으로 나누어 나타내는 운동자각도 등의 방법이 이용된다.

건강한 성인의 경우, 운동자각도 12~16에 해당되는 운동강도가 권장되며 운동자각도에 10을 곱하면 운동 중 자신의 개략적 맥박수를 알 수 있다. 운동자가 '매우 힘들다(운동자각도 16~17)'를 느끼면서 운동할 경우, 운동자는 (16~17) × 10 = 160~170의 맥박수 범위에서 운동하고 있다고 추론할 수 있다.

■ 맥박수(심박수)에 의한 운동강도

운동 중 맥박수는 운동강도와 비례하므로, 운동자가 원하는 운동강도(맥박수)가 목표심박수이며 목표심박수를 결정하는 것은 자신의 운동강도를 설정하는 것과 같다.

✓ check

맥박수(심박수)에 의한 목표심박수 설정(예)

연령이 40세, 안정 시 맥박수가 70회인 A가 60%의 운동강도로 조깅하기 원할 때, A의 운동 중 목표심박수(A가 원하는 운동강도)는?

0.6×〔최대맥박수(220－40)－70)〕＋70＝136(A가 원하는 목표심박수)

운동 실시 5분 정도 경과하면 신체에서 필요한 산소 공급을 위해 맥박수가 증가하여 일정 수준에 도달하는데, 이때의 맥박수가 운동강도이다. 운동자가 원하는 '운동강도(목표맥박수) = 목표율(%)×〔최대맥박수(220-나이) - 안정 시 맥박수〕+ 안정 시 맥박수'로 설정한다.

■ 운동자각도에 의한 운동강도

운동 중 운동자가 느끼는 신체적 부담 정도를 정량화(6~20까지 숫자로 등급)하여 운동강도로 나나낸다.

운동자각도가 적용되는 운동은 전신운동이며 운동을 4~5분 이상 계속한 시점에서 운동자의 자각적 느낌을 수량화한 것이다. 즉 운동 시작 전, 안정 상태를 6, 도저히 운동을 지속할 수 없을 만큼 힘든 상태를 20으로 하여 운동 시 힘든 상태를 숫자로 표현한다. 건강한 성인의 경우, 운동자각도 12~16에 해당되는 운동강도가 권장된다.

표 3-16. 운동자각도에 따른 신체 부담

운동자각도	신체 부담
6	운동 안 할 때
7	부담이 거의 없다
8	부담이 없다
9	
10	알맞다
11	
12	약간 힘들다
13	
14	힘들다
15	
16	매우 힘들다
17	
18	견디기 힘들다
19	
20	최대 운동 수준

운동시간, 운동빈도 및 운동기간

운동자에게 적합한 운동시간은 운동강도, 운동빈도, 운동종목, 연령 등에 따라 다르지만 운동 효과를 기대할 수 있는 시간이어야 한다. 운동시간은 운동강도를 고려하여 결정되는데, 보통 운동강도가 높으면 운동시간이나 운동횟수가 짧아진다. 보통 일반인의 경우 준비운동, 정리운동을 포함하여 하루 40~60분 정도가 적당하다.

운동실시 횟수를 운동빈도라 한다. 운동빈도가 많을수록 운동 효과가 커지지만 운동 후 근육통이나 피로 때문에 일상생활에 지장을 초래할 수 있다. 보통 가벼운 운동은 매일, 그 밖의 경우에는 1주 3~5일 실시가 바람직하며 운동강도, 피로, 체력, 연령을 고려한다.

운동기간이란 운동 효과를 기대하기 위해서 계획된 운동 프로그램을 수행하는 기간이다. 보통 심폐지구력은 12~16주, 근력은 10~12주, 유연성은 8~10주 정도 후 향상을 기대할 수 있다. 운동 4~5주(1달) 단위로 체력을 정기적으로 평가하고 평가 결과에 맞게 운동계획을 수정한다.

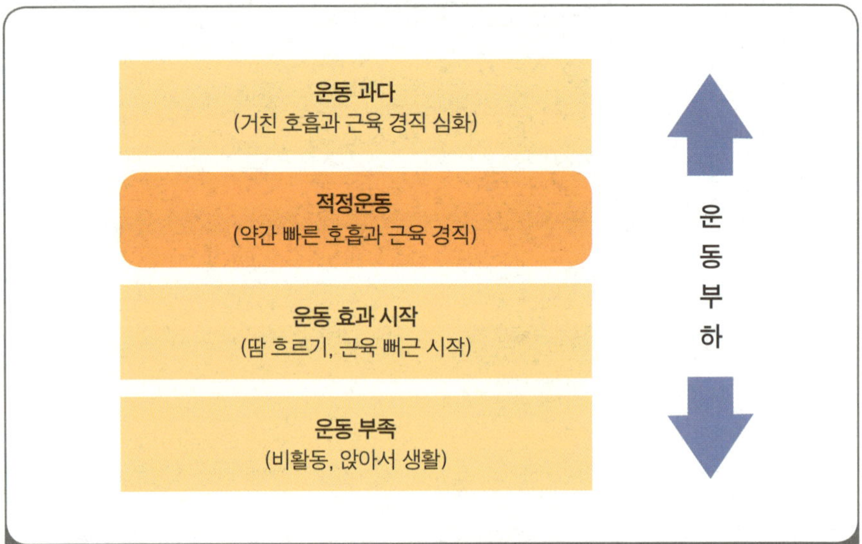

그림 3-4. 운동부하에 따라 나타나는 신체적 증상

2 나에게 맞는 운동부하(FITT)

자신에게 맞는 운동종목을 선택했으면, 1주일에 며칠 운동하고(운동하는 일수: Frequency), 어느 정도의 운동강도(운동 세기: Intensity)로 운동하며 하루 운동시간(운동 소요시간: Time)과 운동종류(운동종목: Type)를 설정한다.

표 3-17. 심혈관계 체력 향상을 위한 권장 운동부하(FITT)

분류 / 체력	F (운동일 수)	I (운동강도)	T (운동시간)	T (운동종목)
심폐지구력	3~5회/1주	최대 운동능력의 60~80%	20~60분	달리기, 수영, 자전거 타기
근 력	2~3회/1주	최대근력의 40~60% (10~15회 반복)	30~60분	아령, 밴드 운동, 머신 웨이트 운동 등
유연성	매일(수시로)	운동 부위에 약간 통증 느낌	1개 종목 10~30초	스트레칭

3 체력 단계별 운동 프로그램

● 초기단계(생활체력)

■ 운동(활동)원칙

평소보다 일상활동 양을 증가하여 활기자게 생활하거나 걷기 또는 수중걷기와 같은 초보적 운동으로 땀을 흘리고 근육이 뻐근하며 호흡이 안정 시보다 약간 빠른 상태에서 하루 20~30분, 1주에 3~5일 실시한다.

■ 운동(활동) 프로그램

심폐지구력, 근력 및 유연성을 발달시킬 수 있는 일상적 활동과 운동을 일련의 과정으로 실시한다.

표 3-18. 심혈관계 체력 향상을 위한 권장 운동부하(FITT)

활동 및 운동목표	운동(활동) 내용	해당체력 (○)			참고
		심폐 지구력	근력	유연성	
A형 (일상활동)	준비운동(맨손체조, 유연성 운동) + 활기찬 일상활동(가사, 장보기, 사무 등) + 정리운동(맨손체조, 유연성 운동)	상	하	중	• 고령자, 노약자 및 병약자 • 평소보다 활기차고 적극적
B형 (일상활동 + 초보운동)	준비운동(맨손체조, 유연성 운동) + 활기찬 일상활동과 초보운동 병행(가사, 사무, 걷기 및 체중을 이용한 근력 운동 등) + 정리운동(맨손체조, 유연성 운동)	상	중	중	• 50대 이후 처음 운동자 • 가사와 초보 운동 = 1:1 비율
C형 (초보운동)	준비운동(맨손체조, 유연성 운동) + 초보운동(걷기, 체중을 이용한 근력 운동 등) + 정리운동(맨손체조, 유연성 운동)	상	상	중	40대 이후 처음 운동자

향상단계(기초체력)

■ 기초체력

운동원칙 : 하루 30~40분, 1주 4~5일 이상 운동을 생활의 일부로 실시한다.

표 3-19. 기초체력 단계의 운동 프로그램

운동목표	운동 내용	해당체력 (○)			참고
		심폐 지구력	근력	유연성	
A형 (건강 증진)	준비운동(맨손체조, 유연성 운동) + 심폐지구력, 근력 운동 병행 + 정리운동(맨손체조, 유연성 운동)	상	중	중	운동량 중심
B형 (체력 증진)	준비운동(맨손체조, 유연성 운동) + 심폐지구력, 근력 운동 병행 + 정리운동(맨손체조, 유연성 운동)	상	상	중	• 2개 이상 운동 병행 • 운동량과 운동강도 병행 증가

■ **운동체력**

운동원칙: 1일 60분, 1주 5~6일 이상, 1개 운동종목(예: 달리기, 수영, 축구, 사이클, 철인3종 등)을 생활의 일부로 실시한다.

표 3-20. 운동체력 단계의 운동 프로그램

운동목표	운동 내용	운동 기능	해당체력(○)			참 고
			심폐 지구력	근력	유연성	
A형 (운동체력)	준비운동(맨손체조, 유연성 운동) + 1개 종목 운동 + 정리운동(맨손체조, 유연성 운동)	중	상	중	중	1개 종목 운동으로 부족되는 체력 보완
B형 (운동기능)	준비운동(맨손체조, 유연성 운동) + 1개 종목 운동 + 정리운동(맨손체조, 유연성 운동)	상	상	중	중	운동기능 향상

유지단계(운동체력)

운동원칙: 운동체력 단계에서 습득된 1개 운동종목의 운동기능을 향상시킨다.

03 운동 시작

심혈관계 체력 향상을 위한 운동은 체온 상승과 신체 가동력(유연성) 증진을 위한 준비운동, 심폐지구력 운동을 중심으로 근력 운동과 유연성 운동이 병행된 본운동, 그리고 정리운동 순으로 실시한다.

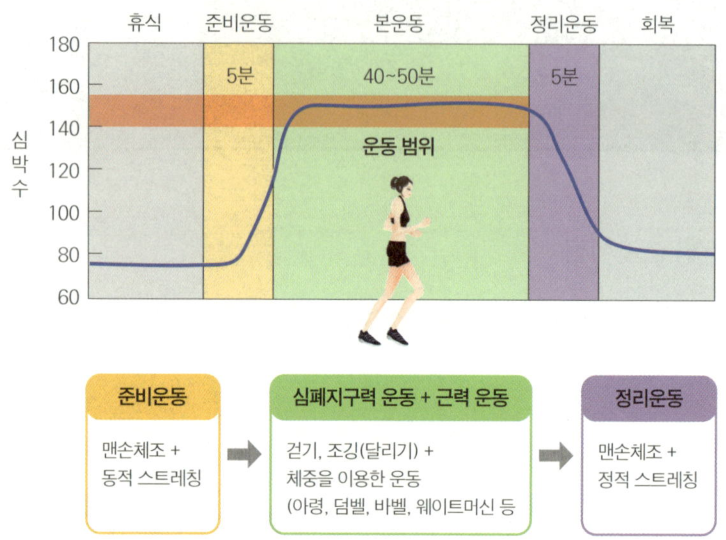

그림 3-5. 운동순서에 따른 운동 내용

구분 \ 단계	준비운동	정리운동	참 고
실시목적	• 심리적 안정 • 호흡 · 순환계 기능 증대 • 체온 1°C 내외 상승 • 상해 예방 및 관절, 근육 및 인대 가동력 증진	운동 전 안정상태 회복(운동 전 맥박수 회복)	• 준비운동: 동적 유연성 운동 • 정리운동: 정적 유연성 운동 • 겨울: 준비운동과 정리운동을 여름보다 길게, 유연성 운동 증가
실시요령	• 팔다리 운동 → 등배, 옆구리 운동 → 가슴 운동 순으로 실시 • 본운동에서 사용빈도가 높은 신체 부위 추가 실시	• 가슴 운동 → 등배, 옆구리 운동 → 팔다리 운동 순으로 실시 • 본운동에서 사용빈도가 많았던 신체 부위 추가 실시	
운동단계와 맥박수	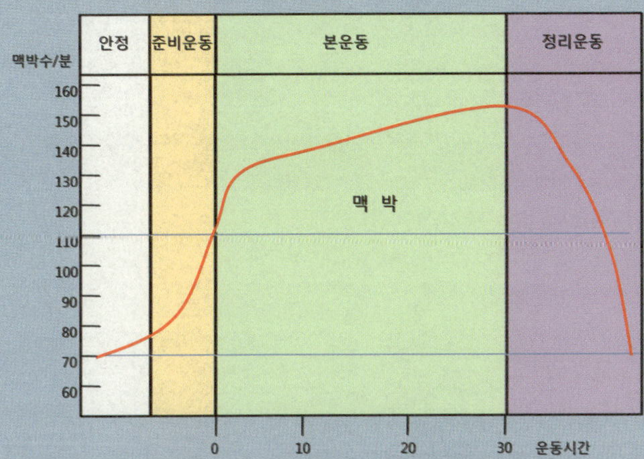 그림 3-6. 운동단계에 따른 맥박수 변화		

1 걷기

운동 프로그램

(운동시간 30~60분)

1. 준비운동(맨손체조+스트레칭 5~10분) → 체온상승 및 유연성 향상

맨손체조 3~5종류(걷기에 사용하는 주요 근육 · 관절) + 스트레칭 3~5종류(가볍게 움직이면서 팔 → 다리 → 허리 → 가슴 중심)

2. 본운동(운동자의 체력 상태에 맞게 택일)

1) 초기단계(생활체력)

① 평보 10~30분 + 체중을 이용한 상체(어깨~허리) 근력 운동 3~5종류 → 20~40분
② '평보 5분 + 뒤로 걷기 10~15초'(1세트)를 2~5세트 반복, 세트 사이 체중을 이용한 상체(어깨~허리) 근력 운동 3~5종류 → 10~40분
③ '맨발 걷기 또는 지압보도 걷기 5분 + 뒤로 걷기 10~15초'(1세트)를 2~5세트 반복, 세트 사이 체중을 이용한 상체(어깨~허리) 근력 운동 3~5종류 → 10~30분

※ 호흡이 빠르지 않고 편한 상태에서 실시

2) 향상단계(기초체력)

① 파워 워킹, 마사이 워킹 중 택일 20~40분 + 기구를 이용한 상체(어깨~가슴) 근력 운동 5~7종류 → 30~60분
② 파워 워킹, 마사이 워킹 중 택일 20~30분 + 뒤로 걷기 20~15초 또는 보도지압 걷기 3~5분(1세트)를 3~5세트 반복, 세트 사이 기구를 이용한 상체(어깨~가슴) 근력 운동 5~7종류 →30~60분
③ 혼합걷기 20~30분 + 기구를 이용한 상체(어깨~가슴) 근력 운동 5~7종류 → 30~60분

※ 호흡이 빠르고 땀이 흐르며 약간 힘든 상태에서 실시

3. 정리운동(맨손체조+스트레칭 10~15분) → 운동 전 맥박수 및 체온 회복

맨손체조 3~5종류(걷기에 사용한 주요 근육 · 관절) + 스트레칭 3~5종류(정지된 자세에서 가슴 → 허리 → 다리 → 팔 중심)

운동계획

(운동 전 작성)

1. 이름: 홍 길 동
2. 연령: 35세
3. 체중: 62kg
4. 운동 시작일: 년 월 일
5. 운동에 따른 의료적 주의사항: 해당사항 없음
6. 체력단계: 생활체력, 기초체력, 운동체력
7. 운동 프로그램: 2 - 1) - ②
8. 1일 운동시간: 20~30분
9. 목표 운동 소비열량: 150kcal
10. 운동 시 맥박수 범위: 93~167(1분)

▶ 연령에 따른 권장 운동 맥박수 범위

나 이	최대맥박수	운동 시 맥박수 범위/1분 (50~90%)
20	200	100~180
25	195	96~176
30	190	95~171
35	185	93~167
40	180	90~162
45	175	88~158
50	170	85~153
55	165	83~149
60	160	80~144
65	155	78~140
70	150	75~135
75	145	73~131
80	140	70~126

- 운동 프로그램: 걷기 운동 프로그램 2-1)-②
- 목표 운동 소비열량(kcal): 부록 참고(계산요령)
- 운동 시 맥박수 범위: 운동 중 맥박수 적정범위

운동일지

(운동 후 작성)

1. 이름: 홍 길 동
2. 일시: 년 월 일
3. 운동 프로그램: 2 - 1) - ②

운동시간	본운동 내용	운동부하		특이사항	참고
		운동강도	운동량		
오전 6~7시	평보	편하게	15분	약간 피곤하다	3세트 실시
	뒤로 걷기	편하게	40초		
	근력 운동	편하게	10분		

- 운동부하: 본운동(준비운동과 정리운동 제외) 강도 및 운동량
- 특이사항: 운동 중 나타난, 운동 관련 특별사항(예: 운동 상태, 의학적 특이사항, 운동자가 느끼는 운동부하의 세기 등)

2 조깅과 달리기

운동 프로그램

(운동시간 40~60분)

1. 준비운동(맨손체조+스트레칭 10~15분) → 체온상승 및 유연성 향상

가볍게 걷거나 조깅 + 맨손체조 3~5종류(달리기에 사용하는 주요 근육 · 관절) + 스트레칭 5~7종류(가볍게 움직이면서 팔 → 다리 → 허리 → 가슴 중심)

2. 본운동(택일)

⊙ 조깅

1) 향상단계(기초체력)

① 평보 2~5분 + 조깅 5km(30~50분 빠르기) 30~40분 + 아령 또는 밴드 상체(어깨~가슴) 근력 운동 3~5종류 → 40~50분

② 파워 워킹, 마사이 워킹 중 택일 10~20분 + 조깅 5km(30~50분 빠르기) 20~30분 + 아령 또는 밴드 상체(어깨~가슴) 근력 운동 3~5종류 → 40~50분

③ 조깅 5km(30~40분 빠르기) + 아령 또는 밴드 상체(어깨~가슴) 근력 운동 3~5종류 → 40~50분

※호흡이 빠르고 땀이 흐르며 약간 힘든 상태에서 실시

⊙ 달리기

1) 향상단계(기초체력)

① '파워 워킹, 마사이 워킹 중 택일 3~5분 + 달리기 3km(12~20분 빠르기) 25~30분'(1세트)을 1~2세트 반복 + 아령 또는 밴드 상체(어깨~가슴) 근력 운동 3~5종류 → 40~60분

② '조깅 5~10분 + 달리기 3km(10~17분 빠르기)'(1세트)를 1~2세트 반복 + 아령 또는 밴드 상체(어깨~가슴) 근력 운동 3~5종류 → 40~60분

③ '조깅 3~5분 + 달리기 3km(10~15분 빠르기)'(1세트)를 1~2세트 반복

※호흡이 빠르고 약간 힘든 상태에서 실시

2) 향상단계(운동체력)

① 지속달리기(최대맥박수의 70~80%) + 머신 웨이트 상체(가슴~어깨) 근력 운동 5~7종류 → 60분 이상

② 파트렉 달리기(최대맥박수의 50~80%) + 머신 웨이트 상체(가슴~어깨) 근력 운동 5~7종류 → 90분 이상

③ LSD 달리기(최대맥박수의 60~70%) + 머신 웨이트 상체(가슴~어깨) 근력 운동 5~7종류 → 100분 이상

④ 인터벌 달리기(최대맥박수의 70~85%) + 머신 웨이트 상체(가슴~어깨) 근력 운동 5~7종류 → 운동목표에 따라 거리, 실시횟수 및 시간 조절

※ 호흡이 거칠고 매우 힘든 상태에서 실시

3. 정리운동(맨손체조+스트레칭 10분) → 운동 전 맥박수 및 체온 회복

맨손체조 3~5종류(달리기에 사용한 주요 근육 · 관절) + 스트레칭 3~5종류(정지된 자세에서 가슴 → 허리 → 다리 → 팔 중심)

운동계획

(운동 전 작성)

1. 이름: 홍 길 동
2. 연령: 50세
3. 체중: 62kg
4. 운동 시작일: 년 월 일
5. 운동에 따른 의료적 주의사항: 해당사항 없음
6. 체력단계: 생활체력, 기초체력, 운동체력
7. 운동 프로그램: 2- 달리기 - 1) - ②
8. 1일 운동시간: 40~60분
9. 목표 운동 소비열량: 350kcal
10. 운동 시 맥박수 범위: 85~153(1분)

▶ 연령에 따른 권장 운동 맥박수 범위

나 이	최대맥박수	운동 시 맥박수 범위/1분 (50~90%)
20	200	100~180
25	195	96~176
30	190	95~171
35	185	93~167
40	180	90~162
45	175	88~158
50	170	85~153
55	165	83~149
60	160	80~144
65	155	78~140
70	150	75~135
75	145	73~131
80	140	70~126

- 운동 프로그램: 조깅과 달리기 운동 프로그램 2-달리기-1)-②
- 목표 운동 소비열량(kcal): 부록 참고(계산요령)
- 운동 시 맥박수 범위: 운동 중 맥박수 적정범위

운동일지

(운동 후 작성)

1. 이름: 홍 길 동
2. 일시: 년 월 일
3. 운동 프로그램: 2 - 달리기 - 1) - ②

운동시간	본운동 내용	운동부하		특이사항	참 고
		운동강도	운동량		
오전 6~7시	조깅	편하게	30분	기분이 상쾌하다	2세트 실시
	달리기	약간 힘들게	5분		
	근력 운동	약간 힘들게	20분		

- 운동부하: 본운동(준비운동과 정리운동 제외) 강도 및 운동량
- 특이사항: 운동 중 나타난, 운동 관련 특별사항(예: 운동 상태, 의학적 특이사항, 운동자가 느끼는 운동부하의 세기 등)

3 줄넘기

운동 프로그램

(운동시간 30~60분)

1. 준비운동(스트레칭+줄넘기 준비운동 10~15분) → 체온상승 및 유연성 향상

가볍게 걷거나 조깅 + 스트레칭 5~7종류(가볍게 움직이면서 팔 → 다리 → 허리 → 가슴 중심) + 줄넘기 준비운동

2. 본운동(택일)

1) 초기단계(생활체력)

① 제자리에서 좌우 줄 돌리며 양 무릎 천천히 굽히는 리듬운동, 사이드 스윙 5~10분 + 평보 10~20분 + 체중을 이용한 상체(어깨~허리) 근력 운동 3~5종류 → 20~30분

② 제자리에서 좌우 1분에 70~80회 줄 돌리며 양 무릎 굽히는 리듬운동, 사이드 스윙 5~10분 + 평보 10~20분 + 체중을 이용한 상체(어깨~허리) 근력 운동 3~5종류 → 20~30분

③ 줄을 좌우 1분에 70~80회 돌리며 가볍게 걷기, 사이드 스윙 5~10분 + 평보 10~20분 + 체중을 이용한 상체(어깨~허리) 근력 운동 3~5종류 → 20~30분

※ 호흡이 빠르지 않고 편한 상태에서 실시

2) 향상단계(기초체력, 운동체력)

① 120회/1분 줄넘기 2~3세트(세트 사이 3~4분 휴식) → 3~5분 줄넘기 2~3세트(세트 사이 3~4분 휴식) + 파워 워킹, 마사이 워킹 중 택일 20~30분 또는 조깅 5km(20~30분) + 아령 또는 밴드 상체(어깨~가슴) 근력 운동 3~5종류 → 50~60분

② 파워 워킹, 마사이 워킹 중 택일 20~30분 또는 조깅 5km(20~30분) + 120회/1분 줄넘기 2~3세트(세트 사이 3~4분 휴식) → 3~5분 줄넘기 2~3세트(세트 사이 3~4분 휴식) + 아령 또는 밴드 상체(어깨~가슴) 근력 운동 3~5종류 → 50~60분

③ 줄넘기 5~20분(최대맥박수 50~60%) → 줄넘기 30~40분(최대맥박수 70~80%) + 아령 또는 밴드 상체(어깨~가슴) 근력 운동 3~5종류 → 50~60분

※ 기초체력: 호흡이 빠르고 약간 힘든 상태에서 실시
※ 운동체력: 호흡이 거칠고 매우 힘든 상태에서 실시

3. 정리운동(맨손체조+스트레칭 10분) → 운동 전 맥박수 및 체온 회복

맨손체조 3~5종류(줄넘기에 사용한 주요 근육 · 관절) + 스트레칭 3~5종류(정지된 자세에서 가슴 → 허리 → 다리 → 팔 중심)

운동계획

(운동 전 작성)

1. 이름: 홍 길 동
2. 연령: 35세
3. 체중: 62kg
4. 운동 시작일: 년 월 일
5. 운동에 따른 의료적 주의사항: 해당사항 없음
6. 체력단계: 생활체력, 기초체력, 운동체력
7. 운동 프로그램: 2- 2) - ②
8. 1일 운동시간: 50~60분
9. 목표 운동 소비열량: 350kcal
10. 운동 시 맥박수 범위: 93~167(1분)

▶ 연령에 따른 권장 운동 맥박수 범위

나이	최대맥박수	운동 시 맥박수 범위/1분 (50~90%)
20	200	100~180
25	195	96~176
30	190	95~171
35	185	93~167
40	180	90~162
45	175	88~158
50	170	85~153
55	165	83~149
60	160	80~144
65	155	78~140
70	150	75~135
75	145	73~131
80	140	70~126

- 운동 프로그램: 줄넘기 운동 프로그램 2-2)-②
- 목표 운동 소비열량(kcal): 부록 참고(계산요령)
- 운동 시 맥박수 범위: 운동 중 맥박수 적정범위

운동일지

(운동 후 작성)

1. 이름: 홍 길 동
2. 일시: 년 월 일
3. 운동 프로그램: 2 - 2) - ②

운동시간	본운동 내용	운동부하		특이사항	참고
		운동강도	운동량		
오전 6~7시	파워 워킹	약간 힘들게	20분	무릎에 통증을 느낀다	1세트 실시
	줄넘기	약간 힘들게	15분		
	근력 운동	약간 힘들게	20분		

- 운동부하: 본운동(준비운동과 정리운동 제외) 강도 및 운동량
- 특이사항: 운동 중 나타난, 운동 관련 특별사항(예: 운동 상태, 의학적 특이사항, 운동자가 느끼는 운동부하의 세기 등)

4 자전거 타기

운동 프로그램

(운동시간 30~60분)

1. 준비운동(맨손체조+스트레칭 10~15분) → 체온상승 및 유연성 향상

가볍게 걷거나 조깅 + 맨손체조 3~5종류(자전거 타기에 사용하는 주요 근육 · 관절) + 스트레칭 5~7종류(가볍게 움직이면서 팔 → 다리 → 허리 → 가슴 중심)

2. 본운동(택일)

1) 초기단계(생활체력)

① 자전거 타기 배우기 20~30분 + 체중을 이용한 상체(어깨~허리) 근력 운동 3~5종류 10분 → 30~40분

② 자전거 타기 익숙해지기 20~30분 + 체중을 이용한 상체(어깨~허리) 근력 운동 3~5종류 10분 → 30~40분

③ 자전거 타고 일상생활 20~30분(장보기, 심부름 등) + 체중을 이용한 상체(어깨~허리) 근력 운동 3~5종류 10분 → 30~40분

※ 호흡이 빠르지 않고 편한 상태에서 실시

2) 향상단계(기초체력)

① 저강도 자전거 타기 30~40분(최대맥박수의 50~60%) + 아령 또는 밴드 상체(어깨~가슴) 근력 운동 3~5종류 → 40~50분

② 중강도 자전거 타기 30~40분(최대맥박수의 60~70%) + 아령 또는 밴드 상체(어깨~가슴) 근력 운동 3~5종류 → 40~50분

※ 호흡이 빠르고 약간 힘든 상태에서 실시

3) 향상단계(운동체력)

① 고강도 자전거 타기 30~40분(최대맥박수의 70~80%) + 머신 웨이트 상체(가슴~어깨) 근력 운동 5~7종류 → 40~60분

② 중강도 자전거 타기 40~50분(최대맥박수의 60~70%) + 머신 웨이트 상체(가슴~어깨) 근력 운동 5~7종류 → 40~60분

※ 호흡이 거칠고 매우 힘든 상태에서 실시

3. 정리운동(맨손체조+스트레칭 5~15분) → 운동 전 맥박수 및 체온 회복

맨손체조 3~5종류(자전거 타기에 사용한 주요 근육 · 관절) + 스트레칭 3~5종류(정지된 자세에서 가슴 → 허리 → 다리 → 팔 중심)

운동계획

(운동 전 작성)

1. 이름: 홍 길 동
2. 연령: 25세
3. 체중: 62kg
4. 운동 시작일: 년 월 일
5. 운동에 따른 의료적 주의사항: 해당사항 없음
6. 체력단계: 생활체력, 기초체력, 운동체력
7. 운동 프로그램: 2 - 2) - ①
8. 1일 운동시간: 40~50분
9. 목표 운동 소비열량: 300kcal
10. 운동 시 맥박수 범위: 96~176(1분)

▶ 연령에 따른 권장 운동 맥박수 범위

나 이	최대맥박수	운동 시 맥박수 범위/1분 (50~90%)
20	200	100~180
25	195	96~176
30	190	95~171
35	185	93~167
40	180	90~162
45	175	88~158
50	170	85~153
55	165	83~149
60	160	80~144
65	155	78~140
70	150	75~135
75	145	73~131
80	140	70~126

- 운동 프로그램: 자전거 타기 운동 프로그램 2-2)-①
- 목표 운동 소비열량(kcal): 부록 참고(계산요령)
- 운동 시 맥박수 범위: 운동 중 맥박수 적정범위

운동일지

(운동 후 작성)

1. 이름: 홍 길 동
2. 일시: 년 월 일
3. 운동 프로그램: 2 - 2) - ①

운동시간	본운동 내용	운동부하		특이사항	참 고
		운동강도	운동량		
오전 6~7시	저강도 자전거 타기	약간 힘들게	30분	자전거 타기 무리	1세트 실시
	근력 운동	약간 힘들게	20분		

- 운동부하: 본운동(준비운동과 정리운동 제외) 강도 및 운동량
- 특이사항: 운동 중 나타난, 운동 관련 특별사항(예: 운동 상태, 의학적 특이사항, 운동자가 느끼는 운동부하의 세기 등)

5 수중운동

운동 프로그램

(운동시간 30~60분)

1. 준비운동(맨손체조+스트레칭 10~15분) → 체온상승 및 유연성 향상

물 밖 또는 속에서 걷거나 조깅 + 수중 맨손체조 3~5종류(수중운동에 사용하는 주요 근육 · 관절) + 스트레칭 5~7 종류(가볍게 움직이면서 팔 → 다리 → 허리 → 가슴 중심)

2. 본운동(택일)

1) 초기단계(생활체력)

① '물 익히기, 수중걷기, 맨손체조 및 놀이 5~10분 후 2~3분 휴식 + 수중 근력 운동 2~3종류'(1세트)를 1~2세트 반복 → 20~30분

② '수중걷기 + 수중발차기 10~30회 후 1~3분 휴식 + 수중 근력 운동 2~3종류'(1세트)를 1~2세트 반복 → 20~30분

③ '수중발차기 10~30회 + 수중 근력 운동 2~3종류'(1세트)를 1~2세트 반복(세트 사이 2~3분 휴식) → 20~30분

※ 호흡이 빠르지 않고 편한 상태에서 실시

2) 향상단계(기초체력)

① 수중걷기와 발차기 병행 5~10분(최대맥박수 50~60%) 1~3세트(세트 사이 2~3분 휴식) + 아령 또는 밴드 상체 근력 운동 → 30~60분

② 수중걷기와 발차기 병행 5~10분(최대맥박수의 60~70%) 1~3세트(세트 사이 2~3분 휴식) + 아령 또는 밴드 상체 근력 운동 → 30~60분

③ 수중달리기 5~10분(최대맥박수의 50~70%) 2~3세트(세트 사이 2~3분 휴식) + 아령 또는 밴드 상체 근력 운동 → 30~60분

※ 호흡이 빠르고 약간 힘든 상태에서 실시

3. 정리운동(맨손체조+스트레칭/10분) → 운동 전 맥박수 및 체온 회복

맨손체조 3~5종류(수중운동에 사용한 주요 근육 · 관절) + 스트레칭 3~5종류(정지된 자세에서 가슴 → 허리 → 다리 → 팔 중심)

운동계획

(운동 전 작성)

1. 이름: 홍 길 동
2. 연령: 35세
3. 체중: 62kg
4. 운동 시작일: 년 월 일
5. 운동에 따른 의료적 주의사항: 해당사항 없음
6. 체력단계: 생활체력, 기초체력, 운동체력
7. 운동 프로그램: 2 - 2) - ②
8. 1일 운동시간: 30~60분
9. 목표 운동 소비열량: 300kcal
10. 운동 시 맥박수 범위: 93~167(1분)

▶ 연령에 따른 권장 운동 맥박수 범위

나 이	최대맥박수	운동 시 맥박수 범위/1분 (50~90%)
20	200	100~180
25	195	96~176
30	190	95~171
35	185	93~167
40	180	90~162
45	175	88~158
50	170	85~153
55	165	83~149
60	160	80~144
65	155	78~140
70	150	75~135
75	145	73~131
80	140	70~126

- 운동 프로그램: 수중운동 프로그램 2-2)-②
- 목표 운동 소비열량(kcal): 부록 참고(계산요령)
- 운동 시 맥박수 범위: 운동 중 맥박수 적정범위

운동일지

(운동 후 작성)

1. 이름: 홍 길 동
2. 일시: 년 월 일
3. 운동 프로그램: 2 - 2) - ②

운동시간	본운동 내용	운동부하		특이사항	참 고
		운동강도	운동량		
오전 6~7시	수중걷기, 발차기	약간 힘들게	20분	기분 상쾌	2세트 실시
	근력 운동 (아령)	약간 힘들게	10분		

- 운동부하: 본운동(준비운동과 정리운동 제외) 강도 및 운동량
- 특이사항: 운동 중 나타난, 운동 관련 특별사항(예: 운동 상태, 의학적 특이사항, 운동자가 느끼는 운동부하의 세기 등)

6 수영

운동 프로그램

(운동시간 40~120분)

1. 준비운동(맨손체조+스트레칭 10~15분) → 체온상승 및 유연성 향상

물속 또는 밖에서 걷거나 조깅 + 맨손체조 3~5 종류(수영에 사용하는 주요 근육 · 관절) + 스트레칭 5~7종류(가볍게 움직이면서 팔 → 다리 → 허리 → 가슴 중심) + 수중운동

2. 본운동

1) 향상단계(기초체력)

① 수중운동 및 수영 배우기 20~30분 + 아령 또는 밴드 상체 근력 운동 5~7종류 → 40~60분
② 수영 20~30분(최대맥박수의 50~60%) + 아령 또는 밴드 상체 근력 운동 5~7종류'(1세트)을 2~3세트 반복 → 40~60분
③ 수영 10~20분(최대맥박수의 60~70%) 2~3세트 + 아령 또는 밴드 상체 근력 운동 5~7종류 → 40~60분

※ 호흡이 빠르지 않고 편한 상태에서 실시

2) 향상단계(운동체력)

① 수영 20~30분(최대맥박수의 60~70%) 2~3세트 + 머신 웨이트 상체(가슴~어깨) 근력 운동 5~7종류 → 60~120분
② 수영 10~30분((최대맥박수의 70% 이상) 2~3세트 + 머신 웨이트 상체(가슴~어깨) 근력 운동 5~7종류 → 50~120분

※ 호흡이 기칠고 매우 힘든 상태에서 실시

3. 정리운동(맨손체조+스트레칭/10분) → 운동 전 맥박수 및 체온 회복

맨손체조 3~5종류(수영에 사용한 주요 근육 · 관절) + 스트레칭 3~5종류(정지된 자세에서 가슴 → 허리 → 다리 → 팔 중심)

운동계획

(운동 전 작성)

1. 이름: 홍 길 동
2. 연령: 30세
3. 체중: 62kg
4. 운동 시작일: 년 월 일
5. 운동에 따른 의료적 주의사항: 해당사항 없음
6. 체력단계: 생활체력, 기초체력, 운동체력
7. 운동 프로그램: 2 - 1) - ②
8. 1일 운동시간: 40~60분
9. 목표 운동 소비열량: 400kcal
10. 운동 시 맥박수 범위: 95~171(1분)

▶ 연령에 따른 권장 운동 맥박수 범위

나이	최대맥박수	운동 시 맥박수 범위/1분 (50~90%)
20	200	100~180
25	195	96~176
30	190	95~171
35	185	93~167
40	180	90~162
45	175	88~158
50	170	85~153
55	165	83~149
60	160	80~144
65	155	78~140
70	150	75~135
75	145	73~131
80	140	70~126

- 운동 프로그램: 수영 운동 프로그램 2-1)-②
- 목표 운동 소비열량(kcal): 부록 참고(계산요령)
- 운동 시 맥박수 범위: 운동 중 맥박수 적정범위

운동일지

(운동 후 작성)

1. 이름: 홍 길 동
2. 일시: 년 월 일
3. 운동 프로그램: 2 - 1) - ②

운동시간	본운동 내용	운동부하		특이사항	참고
		운동강도	운동량		
오전 6~7시	수영	최대맥박수의 50~60%	30분	어깨 통증	1세트 실시
	근력 운동 (밴드)	약간 힘들게	20분		

- 운동부하: 본운동(준비운동과 정리운동 제외) 강도 및 운동량
- 특이사항: 운동 중 나타난, 운동 관련 특별사항(예: 운동 상태, 의학적 특이사항, 운동자가 느끼는 운동부하의 세기 등)

04 심혈관계 및 체력 평가

심혈관계(맥박수, 맥박 회복시간 및 체질량지수)와 체력 상태를 4~5주(1개월) 단위로 평가하여 요인별 변화를 아래 그림(예)에 기록하여 심혈관계 기능, 체질량지수 및 체력의 변화를 확인한다.

1 심혈관계 및 체질량지수

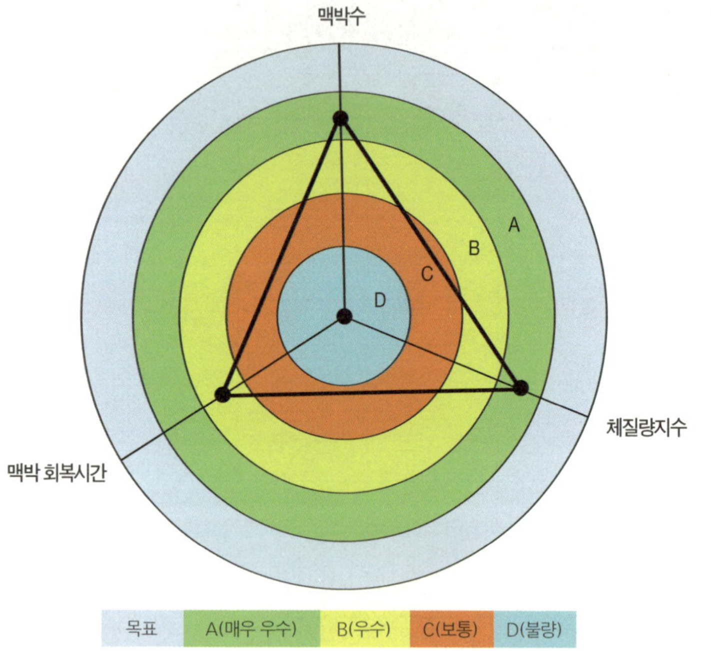

그림 3-7. 심혈관계 및 체질량지수의 변화 도해

2 체력의 변화

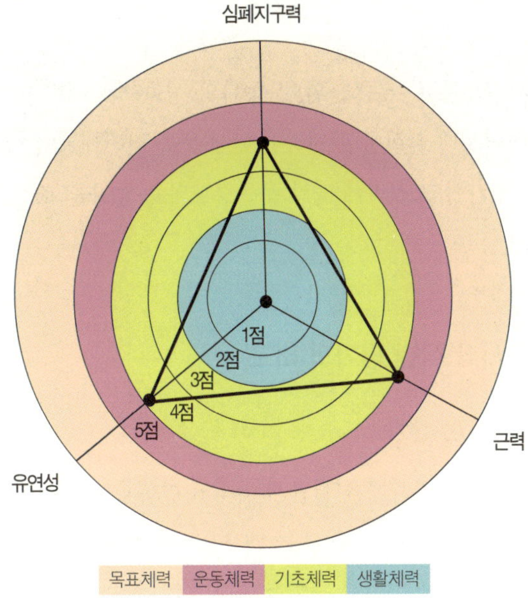

그림 3-8. 체력의 변화 도해

05 운동 프로그램 조정

운동 실시 4주 후부터(보통 4~5주 단위) 운동자의 심혈관계(맥박수, 맥박회복 시간 및 체질량지수)와 체력상태 변화를 확인하기 위해 운동 직전에 측정했던 평가항목을 동일한 방법으로 재평가하고 결과에 따라 운동강도와 운동량을 조정하여 운동 프로그램을 재구성한다.

1 심혈관계(운동 시작 직전 평가와 비교)

● 맥박수 및 맥박 회복시간

맥박수와 맥박 회복시간의 변화는 심혈관계 체력의 변화를 나타내는 중요한 지표가 된다. 맥박수와 맥박 회복시간이 우수 또는 매우우수 등급에 해당될 수 있도록 정기적으로 평가하여 운동 내용에 변화를 주어야 한다. 식이요법을 병행하면 운동효과를 보다 효과적으로 높일 수 있다.

표 3-21. 맥박수 및 맥박 회복시간 변화에 따른 운동부하 및 식이요법(권장)

평 가	운동부하		식이요법	참 고
	운동량	운동강도		
높다	증가	감소	지방질 및 탄수화물 섭취 감소	심폐지구력 운동 중심
유지	증가	유지	복합탄수화물 섭취 증가	심폐지구력 운동 증가, 근력 운동 유지
낮다 (우수~매우 우수)	증가	증가	복합탄수화물 및 단백질 섭취 증가	심폐지구력 및 근력 운동 증가

● 체질량지수

적정체중을 유지하는 것은 심혈관계 체력을 향상시키는데 매우 중요하다. 따라서 체중 변화에 따라 운동 내용과 식이요법을 적절하게 변화시켜 체질량지수를 정상 등급으로 유지하여야 한다.

표 3-22. 체질량지수 변화에 따른 운동부하 및 식이요법(권장)

평 가	운동부하		식이요법	참 고
	운동량	운동강도		
높다	현재 운동량 1/5 이상 증가	현재 운동강도 유지	지방 및 탄수화물 섭취 감소	심폐지구력 운동 중심
유지	현재 운동량 1/3 이상 증가	현재 운동강도 5% 내외 증가	복합탄수화물 섭취 증가	심폐지구력 운동 증가, 근력 운동 유지
낮다 (우수~매우 우수)	현재 운동량 유지	현재 운동강도 유지	복합탄수화물 및 단백질 섭취 증가	심폐지구력 및 근력 운동 유지

2 체력(운동 시작 직전 평가와 비교)

● 심폐지구력

심혈관계의 중심 체력인 심폐지구력의 주요 기능인 순환기능과 호흡기능은 신체 활동 시 근육 활동을 유지시키는 에너지를 생산하고 공급하는 삶 자체를 의미하기 때

표 3-23. 심폐지구력 변화에 따른 운동부하(권장)

평 가	운동부하		참 고
	운동강도	운동량	
향상	스피드 증가	운동거리, 운동시간 또는 운동횟수 증가	현 운동부하 적정
유지 (변화 없음)	스피드 증가	운동거리, 운동시간 또는 운동횟수 증가	현 운동부하 미흡
저하	운동 재처방, 운동종목 재선정 고려		운동 프로그램 재구성
질병 또는 허약	최하	현 운동량의 1/3 이하 감소 또는 중단	전문의사와 상담 필요

문에 심폐지구력을 우수 및 매우우수 등급으로 유지하기 위한 노력이 필요하다.

근력

힘을 발휘하는 능력으로 상징되는 근력은 기초대사량의 증가와 근육의 탄력, 피로 회복은 물론 관절의 보호 및 골밀도 증가에 많은 영향을 미치므로 근력 변화에 적합하게 운동 내용에 변화를 주고 적절한 식이요법으로 근력을 우수에서 매우우수 등급으로 유지하도록 노력하여야 한다.

표 3-24. 근력 변화에 따른 운동부하(권장)

평 가	운동부하		참 고
	운동강도	운동량	
향상	기구 무게(저항) 증가	운동시간, 반복횟수 또는 운동횟수 증가	현 운동부하 적정
유지 (변화 없음)	기구 무게(저항) 증가	운동시간, 반복횟수 또는 운동횟수 증가	현 운동부하 미흡
저하	운동 재처방, 운동종목 재선정 고려		운동 프로그램 재구성
질병 또는 허약	최하	현 운동량의 1/3 이하 감소 또는 중단	전문의사와 상담 필요

유연성

균형감 향상과 근골격계 상해예방은 물론 신체 기능 향상에 직접적으로 영향을 미치는 유연성은 스트레칭이나 요가와 같은 운동을 평소 꾸준히 실시하여 우수 또는 매우우수의 등급 유지를 위해 노력하여야 한다.

표 3-25. 유연성 변화에 따른 운동부하(권장)

평 가	운동부하		참 고
	운동강도	운동량	
향상	운동 동작 확대	운동시간 또는 운동종목 증가	현 운동부하 적정
유지 (변화 없음)	운동 동작 확대	온동시간 또는 운동종목 증가	현 운동부하 미흡
저하	운동 재처방, 운동종목 재선정 고려		운동 프로그램 재구성
질병 또는 허약	최하	현 운동량의 1/3 이하 감소 또는 중단	전문의사와 상담 필요

IV부
열량과 영양

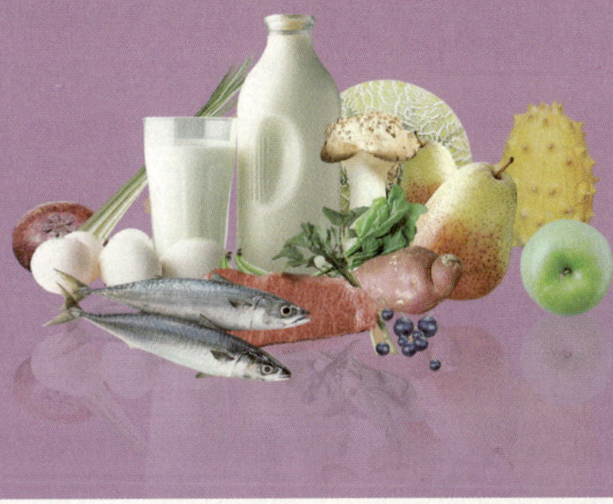

운동에 필요한 열량과 영양은 평소 섭취하는 **식품이나 체내에 저장된 에너지**에서 공급받기 때문에 열량과 영양 섭취는 **신혈관계 체력 증진**에 매우 중요하다

열량 섭취요령

- 하루 섭취 열량(칼로리/kcal)을 계획하고 이를 실천하도록 노력한다.
- 일상생활에 필요한 에너지는 기초대사량(생명을 유지하는 데 필요한 최소한의 에너지)과 운동 · 활동대사량(기초대사량 외, 일상활동이나 운동에 필요한 에너지)의 합으로 이루어진다.
- 기초대사량이 높은 사람은 같은 양의 운동을 하더라도 기초대사량이 낮은 사람보다 많은 양의 에너지를 소모하기 때문에 체내 지방 축적률이 적고 큰 근력을 발휘한다(근육이 1kg 늘어나면 기초대사량은 약 30kcal 증가).
- 성인 남자(20~49세)의 1일 섭취 칼로리 권장량은 남자 2,500kcal, 여자 2,000kcal 정도이다(열량 섭취량은 연령과 체격에 따라 차이).
- 가벼운 운동을 하는 경우 2,000~2,500kcal, 중등 정도의 운동을 하는 경우 3,000kcal, 그리고 운동선수와 같이 강도 높은 운동을 하는 경우 3,500kcal 이상을 섭취하여야 한다.
- 식품에서 섭취할 수 있는 열량은 탄수화물과 단백질이 1g당 4kcal, 지방이 1g당 9kcal이다. 한국영양학회에서는 우리나라 성인의 1일 영양권장량으로 탄수화물은 총열량의 55~70%, 단백질은 7~20%를 권장하고 있으며, 지방 섭취량은 총열량의 15~25%를 권장하고 있다. 2,500kcal의 열량을 섭취할 경우, 탄수화물 1,375~1,750kcal(340~430g), 단백질 175~500kcal(40~125g), 지방 370~620kcal(40~70g)을 섭취하여야 한다.
- 운동 중 필요한 에너지는 반드시 운동 전 식품 섭취로 공급할 필요는 없다. 운동에 사용되는 에너지의 1/2~2/3는 체내에 저장된 지방으로 공급이 가능하므로 운동에 필요한 전체 에너지의 1/3 정도는 운동 전에 섭취하고 나머지는 운동 후에 섭취한다.
- 하루 전체 섭취 에너지는 기초대사 60~75%, 활동(운동)대사 20~30%, 소화 10%의 비율로 소비된다.

tip

기초대사량, 하루 필요 열량 계산법

기초대사량이란 생명 유지에 필요한 최소한의 에너지로 두뇌, 심장, 내장기관 등에서 주로 사용되는 에너지의 양을 나타내며, 기초대사량이 크다는 것은 그만큼 가만히 있어도 에너지 소모가 높다는 것을 의미한다. 특히 근육에서 기초대사량의 40%가 소모되기 때문에 근육량을 늘리면 기초대사량이 자연히 증가한다.

기초대사량을 구하는 공식에는 여러 가지 방법이 있지만 키, 체중, 나이, 성별을 통해 약식으로 산출하는 방법이 간편하게 이용된다.

체중이 많으면 당연히 기초대사량도 많지만, 중요한 것은 단위(1kg) 체중당 기초대사량이다. 즉 체중이 적게 나가면서 기초대사량이 많아야 건강하다고 할 수 있으며 같은 체중이라도 기초대사량의 많고 적음의 개인차가 있는 것은 기초대사량이 근육량과 비례하기 때문이다. 따라서 몸의 지방을 줄이고 근육량을 늘려야 기초대사량이 많아지고 체력도 우수해진다.

기초대사량

체중 70kg, 신장 170cm, 연령 35세인 남자와 체중 50kg, 신장 165cm, 연령 40세인 여성의 기초대사량 구하기

공식 1: 연령, 체중 및 신장 고려

- 남성: 293−(3.8×나이)+456.4×키(m)+10.12×체중(kg)
  293−(3.8×35)+456.4×1.7(m)+10.12×70(kg)=약 1,644kcal
- 여성: 247−(2.67×나이)+401.5×키(m)+8.60×체중(kg)
  247−(2.67×40)+401.5×1.65(m)+8.60×50(kg)=약 1,232kcal

공식 2: 체중×25kcal(보통사람), 체중×30kcal(건강한 사람)

- 남성 : 70×25 또는 30=1,750~2,100kcal
- 여성 : 50×25 또는 30=1,250~1,500kcal

공식 3(약식): 남성은 체중 1kg/1시간/1kcal, 여성은 체중 1kg/1시간/0.9kcal

- 남성 : 70×24×1=1,680kcal
- 여성 : 50×24×0.9=1,080kcal

아래 그래프는 성과 연령에 따른 기초대사량의 변화를 나타내고 있다.

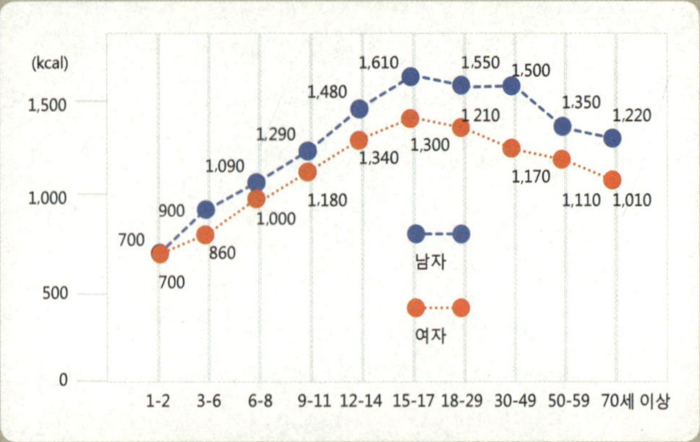

그림 4-1. 성과 연령에 따른 기초대사량의 변화

하루 필요 열량 = 기초대사량 × 활동계수

기초대사량×(1.2/아주 가벼운 활동, 1.5/가벼운 활동, 1.7/약간 부담되는 활동, 1.8/심한 활동)

영양 섭취요령

- 영양을 균형 있게(탄수화물, 단백질, 지방, 무기질, 비타민, 물 그리고 섬유소 등) 섭취한다.
- 1일 섭취 영양소를 탄수화물 55~70%, 지방 15~25%, 단백질 7~20%의 비율로 섭취하되, 복합탄수화물의 섭취를 높인다.
- 복합탄수화물, 칼슘 및 철분의 1일 섭취량을 높이고 포화지방과 나트륨의 섭취량은 줄인다 .
- 운동 중 단백질은 체중 1kg당 1~2g 섭취(근력 운동 시 2.5g)하되 40% 이상을 동물성 단백질로 섭취한다.
- 낮은 강도로 오랜 시간 유산소운동을 하는 경우, 체내에 저장된 지방을 에너지로 활용하기 때문에 체중을 효과적으로 감량할 수 있다.
- 소디움(sodium), 칼슘(Ca), 철분(Fe)과 비타민 B_1, B_2, C를 충분히 섭취한다.
- 운동 전 탄수화물 중심의 식품 섭취로 체내 글리코겐 함량을 증가하면 운동을 지속적으로 실시할 수 있다.

- 운동 중, 수분을 자주 섭취하여 원활한 땀 분비로 체내 노폐물을 체외로 배설시키고 운동으로 소비된 탄수화물을 보충한다(소량의 꿀이나 주스를 물과 함께 섭취).
- 운동으로 소비된 근육 내 글리코겐은 운동 후 30분 내 탄수화물 섭취로 보충하며, 특히 근력 운동을 전체 운동의 30% 이상 했을 경우 운동 후 2시간 전에 단백질을 섭취하여 근육에 단백질을 보충한다.
- 탄수화물은 지방으로 전환된 후 저장되기 때문에 체내에 일정량 이상 저장될 수 없다. 또한 지방은 장시간 사용할 수 있는 에너지를 생산할 수 있으나 탄수화물은 1시간 30분 이상 사용할 수 없는데, 이는 탄수화물은 지방과 혼합되지 않아도 연소되지만 지방은 탄수화물과 혼합되지 않으면 연소되지 않기 때문이다. 따라서 운동을 지속적으로 실시하기 위해서 탄수화물 섭취가 반드시 필요하다.

표 4-1. 심혈관계 운동에 필요한 1일 비타민과 무기질

비타민				무기질		
A	B_1	B_2	C	식염	칼슘	철분
6.600I.U	5mg	2mg	100mg	20~30g	1.0g	20mg

식품 섭취요령

- 하루 식사비율은 아침 30%, 점심 30%, 저녁 30% 그리고 간식을 10%로 한다.
- 영양적으로 균형 잡힌 식사를 위해서는 매끼 곡류 및 전분류에 해당하는 식품을 주식과 채소 반찬 2~3가지, 단백질 반찬 1~2가지를 섭취하는 것이 권장되며, 음식을 조리할 때 유지 및 당류를 소량씩 이용하고 간식으로 우유와 과일류를 하루 1회 이상 섭취한다.
- 하루 소금 섭취는 8.7g 이하로 줄인다.
- 활동량이 적은 경우, 지방 섭취를 줄이고 운동을 매일 실시하는 경우에도 과다 지방 섭취는 심장 질환의 위험이 있다.
- 발효식품(김치, 요구르트, 치즈 등) 섭취를 증가하면, 비타민 B의 합성을 촉진시키고 혈중 콜레스테롤을 줄인다.
- 하루 3식으로, 저혈당과 체지방 축적을 예방한다.
- 가공식품과 인스턴트식품 섭취를 최소화하여 영양소의 불균형과 열량 과다 섭취를 예방한다.

- 근력 운동을 할 경우, 체중 1kg당 하루 2.5g의 단백질 섭취가 권장된다.
- 식사와 간식 횟수를 운동 사이사이에 적절하게 배분하고 1회 식사량은 적게, 간식 횟수는 1일 2~3회 한다.
- 격렬한 운동 시에는 소화가 빠른 식품을 섭취한다.
- 식사 2시간 후 운동하는 것이 위장에 부담을 덜어 소화에 지장을 주지 않는다.
- 운동 중 땀을 흘려 수분이 손실되면 혈액량이 증가되므로 수분 섭취량을 증가한다. 즉 운동 중이라도 목이 마르면 물을 마시고 운동 후에도 충분히 물을 섭취한다.

열량 및 영양 관리

A씨(남성, 31세, 60kg)의 1일 섭취 및 소비 열량(기초대사량+운동 · 활동대사량)을 알아보자.

1 섭취 열량

다음 표에 의하면 A씨는 하루 2,410kcal의 열량을 섭취하였다.

표 4-2. A씨의 1일 섭취 식품 및 열량

아침		간식		점심		간식		저녁	
음식	열량	음식	열량	음식	열량	음식	열량	음식	열량
김치찌개 김구이 배추김치	450 10 20	우유 (200mL)	125	돈까스	980	커피 (384mL)	155	된장찌개 닭찜 부추김치	390 250 40
소계	470	소계	125	소계	980	소계	155	소계	680
1일 총 섭취 열량: 2,410kcal									

2 소비 열량

A씨의 1일 기초대사량은 기초대사량 공식 3(체중 × 24 × 1)에 따라 60 × 24 × 1 = 1,440kcal이다. 또한 다음 A씨의 1일 운동(활동)에 따라 A씨는 1,350kcal의 열량을 소비하였다.

표 4-3. A씨의 1일 활동 및 운동 소비 열량

주요활동	소비 열량
출퇴근 걷기(20분)	70kcal
지하철 서 있기(60분)	130kcal
사무 보기(7시간)	1,000kcal
운동/파워 워킹(30분)	150kcal
계	1,350kcal

A씨는 1일 2,410kcal의 열량을 섭취하고, 2,790kcal(기초대사량 1,440kcal + 운동·활동대사량 1,350kcal)를 소비하여, 섭취 열량보다 380kcal를 초과 소비하였다. A씨가 초과 소비한 열량 380kcal는 체내 지방 49.35g이 연소(지방 1g이 9kcal의 열량을 갖고 있지만 지방조직의 수분과 결체조직의 열량을 제외하면 지방 1g을 7.7kcal로 계산한다. 따라서 380kcal ÷ 7.7kcal = 49.35g) 되었고, 이는 체중 49.35g이 감량되었다는 의미이다.

tip

운동강도에 따른 열량 소비

운동 중 사용되는 에너지원은 운동강도에 따라 사용되는 비율이 다르다. 저강도(최대 운동능력의 25%) 운동에서는 1시간당 24g, 중강도(최대 운동능력의 60%) 운동에서는 37g 그리고 고강도(최대 운동능력의 85%) 운동에서는 23g의 지방이 소비된다. 따라서 체중 감량을 목적으로 실시하는 운동은 최대운동 능력의 60% 범위에서 중강도 운동으로 실시하는 것이 지방 연소(체중 감량)에 효과적이다.

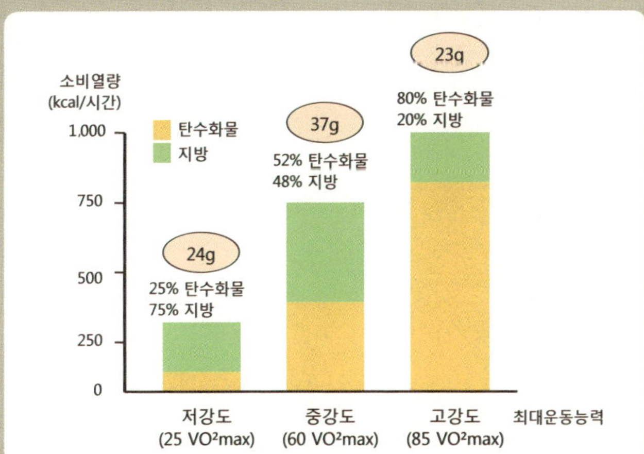

그림 4-2. 운동강도에 따른 탄수화물 연소

열량과 영양 섭취 프로그램

1. 1일 기초대사량

- 건강한 일반인: 체중×24(시간)×(남성 1, 여성 0.9)
- 체중 감량 희망자(목표체중): 목표체중×24(시간)×(남성 1, 여성 0.9)
- 운동자: 체중×24(시간)×(남성 1, 여성 0.9)×(1.5~1.7/활동계수)

2. 운동에 따른 열량 소비와 영양 섭취요령

① 심폐지구력 운동
8~10kcal/1분 소모, 탄수화물 섭취량의 30~50% 복합탄수화물 섭취

② 근력 운동
10~13kcal/1분 소모, 단백질 섭취량의 30~50% 동물성 단백질 섭취

③ 유연성 운동

④ 체중 감량
- 1일 500kcal 소모(여: 300kcal) → 1개월 1.5~2kg 감량 목표
- 30~60분/유산소성 운동/250~500kcal 소모(1주 4~5일 운동)
- 탄수화물 · 동물성 지방질 및 간식 섭취 축소(250~500kcal)
- 비타민, 미네랄, 단백질은 정상 섭취

1일 섭취 영양 및 열량

1. 이름: 홍 길 동
2. 운동 일시: 년 월 일
3. 체력단계: 생활체력, 기초체력, 운동체력
4. 운동종목: 조깅
5. 1일 운동시간: 40~60분
6. 1일 총 섭취열량: kcal
7. 실천 프로그램: 2 - ①

▶ 1일 섭취 및 소비열량

1) 섭취열량: kcal

아침		간식		점심		간식		저녁	
음식	열량	음식	열량	음식	열량	음식	열량	음식	열량
소계		소계		소계		소계		소계	
1일 총 섭취열량: kcal									

2) 소비열량(기초대사량 + 운동 · 활동대사량): kcal

주요 활동	소비열량(kcal)
1일 총 소비열량: kcal	

3) 1일 섭취 및 소비열량 차: 섭취열량 – 소비열량 = kcal

부록

인체 앞면 근육도

인체 뒷면 근육도

한국인 1일 섭취 열량 권장량

100kcal를 소모하는 데 요구되는 활동량

인체 앞면 근육도

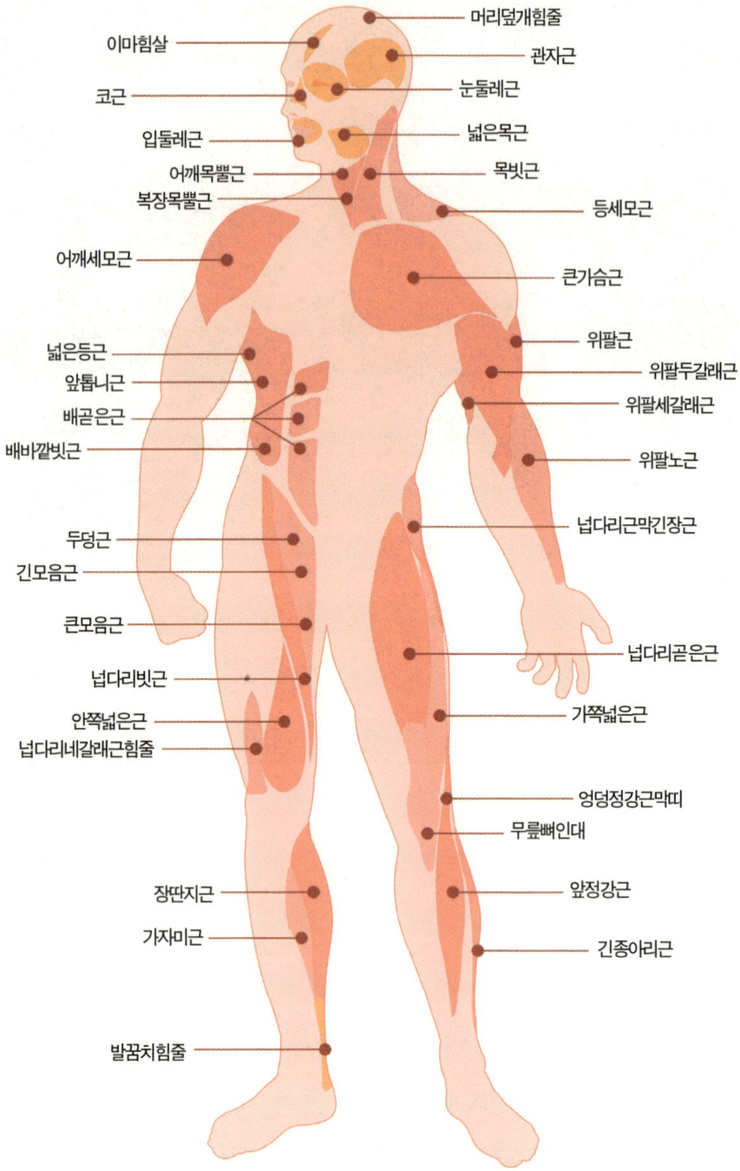

머리덮개힘줄
이마힘살
관자근
코근
눈둘레근
입둘레근
넓은목근
어깨목뿔근
목빗근
복장목뿔근
등세모근
어깨세모근
큰가슴근
위팔근
넓은등근
위팔두갈래근
앞톱니근
배곧은근
위팔세갈래근
배바깥빗근
위팔노근
넙다리근막긴장근
두덩근
긴모음근
큰모음근
넙다리곧은근
넙다리빗근
가쪽넓은근
안쪽넓은근
넙다리네갈래근힘줄
엉덩정강근막띠
무릎뼈인대
장딴지근
앞정강근
가자미근
긴종아리근
발꿈치힘줄

인체 뒷면 근육도

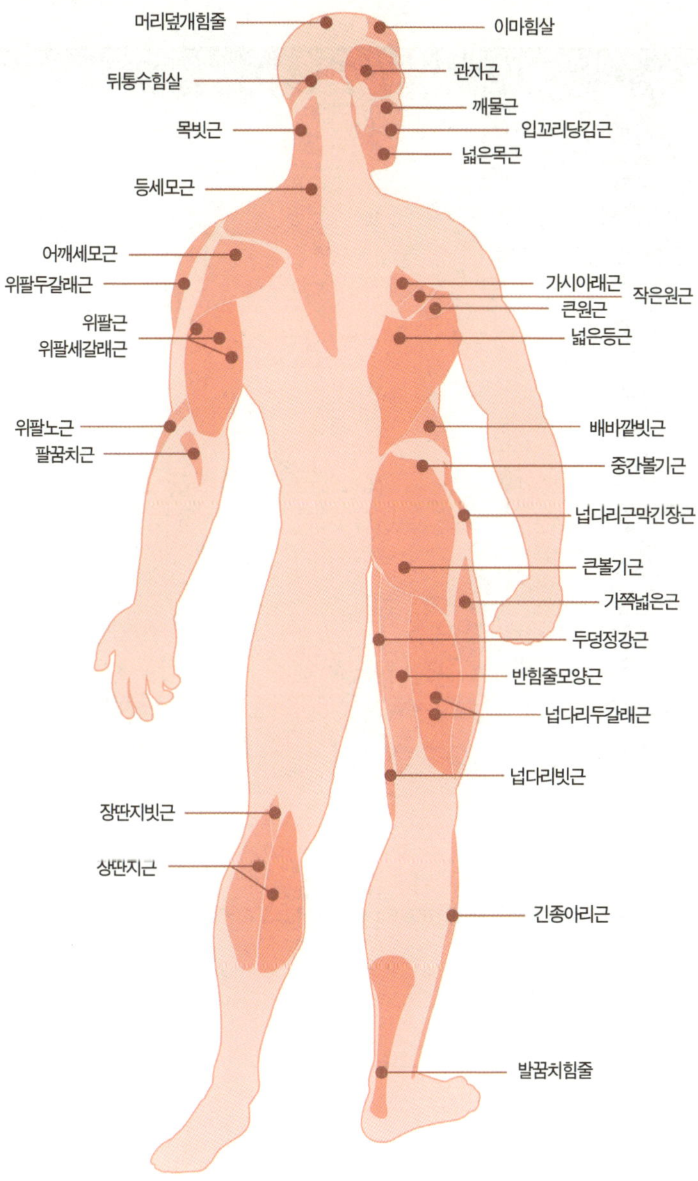

머리덮개힘줄
이마힘살
뒤통수힘살
관자근
깨물근
목빗근
입꼬리당김근
넓은목근
등세모근
어깨세모근
위팔두갈래근
가시아래근
작은원근
큰원근
위팔근
위팔세갈래근
넓은등근
위팔노근
팔꿈치근
배바깥빗근
중간볼기근
넙다리근막긴장근
큰볼기근
가쪽넓은근
두덩정강근
반힘줄모양근
넙다리두갈래근
넙다리빗근
장딴지빗근
장딴지근
긴종아리근
발꿈치힘줄

한국인 1일 섭취 열량 권장량

구분	연령(세)	체중(kg)	신장(cm)	에너지(kcal)
영아	0~4(개월) 5~11(개월)	6.0 9.1	59 71	650 850
소아	1~3 4~6 7~9	13.3 18.5 26.6	91 108 126	1,200 1,600 1,800
남자	10~12 13~15 16~19 20~29 30~49 50~64 65~74 75 이상	37 50 63 66 67 67 64 60	142 159 172 172 170 168 167 166	2200 2400 2600 2500 2500 2400 2000 1800
여자	10~12 13~15 16~19 20~29 30~49 50~64 65~74 75 이상	36 48 54 53 55 57 54 51	142 155 160 160 158 157 154 152	1900 2000 2100 2000 2000 2000 1700 1600
임신	전반 후반			+150 +350
수유				+500

100kcal를 소모하는 데 요구되는 활동량

(단위 : 분)

활 동	성별		활 동	성별	
	남	여		남	여
다림질	33	44	럭 비	11	14
목 욕	25	34	배 구	24	30
재 봉	52	70	배드민턴	26	32
아이 등에 업고 걷기	25	34	볼 링	26	32
음식 만들기	32	42	빨리 걷기	18	20
청소(전기청소기)	30	41	산 책	33	44
세탁(손으로)	25	34	수 영	9	12
당 구	45	58	스케이트	16	21
라켓볼	11	13	스 키	11	14
수영(평영)	8	10	윗몸일으키기	10	13
스쿼시	10	13	자전거	20	25
운 전	52	70	조 깅	9	12
계단 오르기	15	20	줄넘기	9	13
골 프	25	32	체 조	20	25
농 구	14	18	탁 구	20	25
달리기	6	8	테니스	14	18
댄 스	15	19	하이킹	15	19
등 산	12	16	핸드볼	10	13

참고문헌

고병규 외. 『2009 국민체력 실태 조사』. 국민체육진흥공단 체육과학연구원, 2009.

구교만 외 역. 『건강한 삶을 위한 운동』. 서울: 대한미디어, 2009.

김기영. 『경기력 향상을 위한 트레이닝의 이론과 실제』. 서울: 북코리아, 2010.

김복현 외. 『몸짱 다이어리』. 서울: 대경북스, 2006.

김창국 외. 『인체해부학』. 서울: 대경북스, 2005.

박승순 외 역. 『내방에서 하는 필라테스』. 서울: 대한미디어, 2006.

박재현 역. 『자전거로 몸 만들기 4주 혁명』. 경기도: 아우름, 2009.

백영호 외. 『실버 운동영양학』. 부산: 부산대학교출판부, 2011.

이명천 외 역. 『운동영양학』. 서울: 라이프사이언스, 2009.

이시하라 유미. 『암보다 더 무서운 운동부족증』. 서울: 랜덤하우스, 2006.

이신언 역. 『근육운동가이드』. 서울: 삼호미디어, 2006.

장경태 외. 『운동프로그램의 과학적 기초』. 서울: 대한미디어, 2006.

정연진 역. 『내 몸에 맞는 운동법』. 서울: JOYOON, 2007.

정일규. 『휴먼 퍼포먼스와 운동영양학』. 서울: 대경북스, 2009.

한영실. 『쉽게 찾는 칼로리 북』. 서울: 현암사, 2002.

Launder, A. *The Games Approach to teaching and coaching sport*. Champaign, IL.: Human Kinetics, 2001.

Michael, L. P. *Exercise in health and disease*, 3rd ed. W.B. SAUNDERS COMPANY, 1999.

Pat Croce, L. *Stretching for athletics*. New York: Leisure press, 1987.

Powers, S., & Howley, E. *Exercise Physiology*. McGrew-Hill, 2001.

http://4herennow.blog.me/130071885047

http://blog.daum.net/dry3869/12568251

http://blog.daum.net/freesia9453/5886717

http://blog.daum.net/mohwpr/12878148

http://blog.iseverance.com/intestine/trackback/44

http://blog.naver.com/csi1199/50008829132

http://blog.naver.com/dalcomliz/20103004277

http://blog.naver.com/idylos/110102802912

http://cafe.daum.net/ppl100/XUy5/525

http://cafe.naver.com/chohyunjun/21114

http://cafe.naver.com/lovetownhouse/3346

http://cafe.naver.com/ulsanspine/50

http://cafe.naver.com/yokinet/7953

http://health.naver.com/medical/disease/detail.nhn

http://kr.blog.yahoo.com/hoikman/15

http://www.greenexercise.org/Walks_for_Mental_Health.html

http://www.sportsnine.com

찾아보기

ㄹ

ㅁ

ㅂ

ㅍ

ㅎ